DOENÇAS
GLOMERULARES

Disciplina de Nefrologia da FMUSP

A Medicina é uma área do conhecimento em constante evolução. Os protocolos de segurança devem ser seguidos, porém novas pesquisas e testes clínicos podem merecer análises e revisões, inclusive de regulação, normas técnicas e regras do órgão de classe, como códigos de ética, aplicáveis à matéria. Alterações em tratamentos medicamentosos ou decorrentes de procedimentos tornam-se necessárias e adequadas. Os leitores, profissionais da saúde que se sirvam desta obra como apoio ao conhecimento, são aconselhados a conferir as informações fornecidas pelo fabricante de cada medicamento a ser administrado, verificando as condições clínicas e de saúde do paciente, dose recomendada, o modo e a duração da administração, bem como as contraindicações e os efeitos adversos. Da mesma forma, são aconselhados a verificar também as informações fornecidas sobre a utilização de equipamentos médicos e/ou a interpretação de seus resultados em respectivos manuais do fabricante. É responsabilidade do médico, com base na sua experiência e na avaliação clínica do paciente e de suas condições de saúde e de eventuais comorbidades, determinar as dosagens e o melhor tratamento aplicável a cada situação. As linhas de pesquisa ou de argumentação do autor, assim como suas opiniões, não são necessariamente as da Editora.

Esta obra serve apenas de apoio complementar a estudantes e à prática médica, mas não substitui a avaliação clínica e de saúde de pacientes, sendo do leitor – estudante ou profissional da saúde – a responsabilidade pelo uso da obra como instrumento complementar à sua experiência e ao seu conhecimento próprio e individual.

Do mesmo modo, foram empregados todos os esforços para garantir a proteção dos direitos de autor envolvidos na obra, inclusive quanto às obras de terceiros e imagens e ilustrações aqui reproduzidas. Caso algum autor se sinta prejudicado, favor entrar em contato com a Editora.

Finalmente, cabe orientar o leitor que a citação de passagens desta obra com o objetivo de debate ou exemplificação ou ainda a reprodução de pequenos trechos desta obra para uso privado, sem intuito comercial e desde que não prejudique a normal exploração da obra, são, por um lado, permitidas pela Lei de Direitos Autorais, art. 46, incisos II e III. Por outro, a mesma Lei de Direitos Autorais, no art. 29, incisos I, VI e VII, proíbe a reprodução parcial ou integral desta obra, sem prévia autorização, para uso coletivo, bem como o compartilhamento indiscriminado de cópias não autorizadas, inclusive em grupos de grande audiência em redes sociais e aplicativos de mensagens instantâneas. Essa prática prejudica a normal exploração da obra pelo seu autor, ameaçando a edição técnica e universitária de livros científicos e didáticos e a produção de novas obras de qualquer autor.

Editora Manole

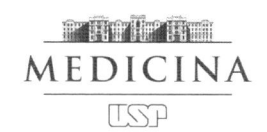
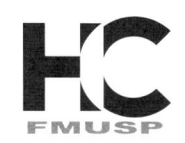

DOENÇAS GLOMERULARES

Disciplina de Nefrologia da FMUSP

ORGANIZADORES

Cristiane Bitencourt Dias
Viktoria Woronik
Roberto Zatz
Rui Toledo Barros
Lectícia Barbosa Jorge

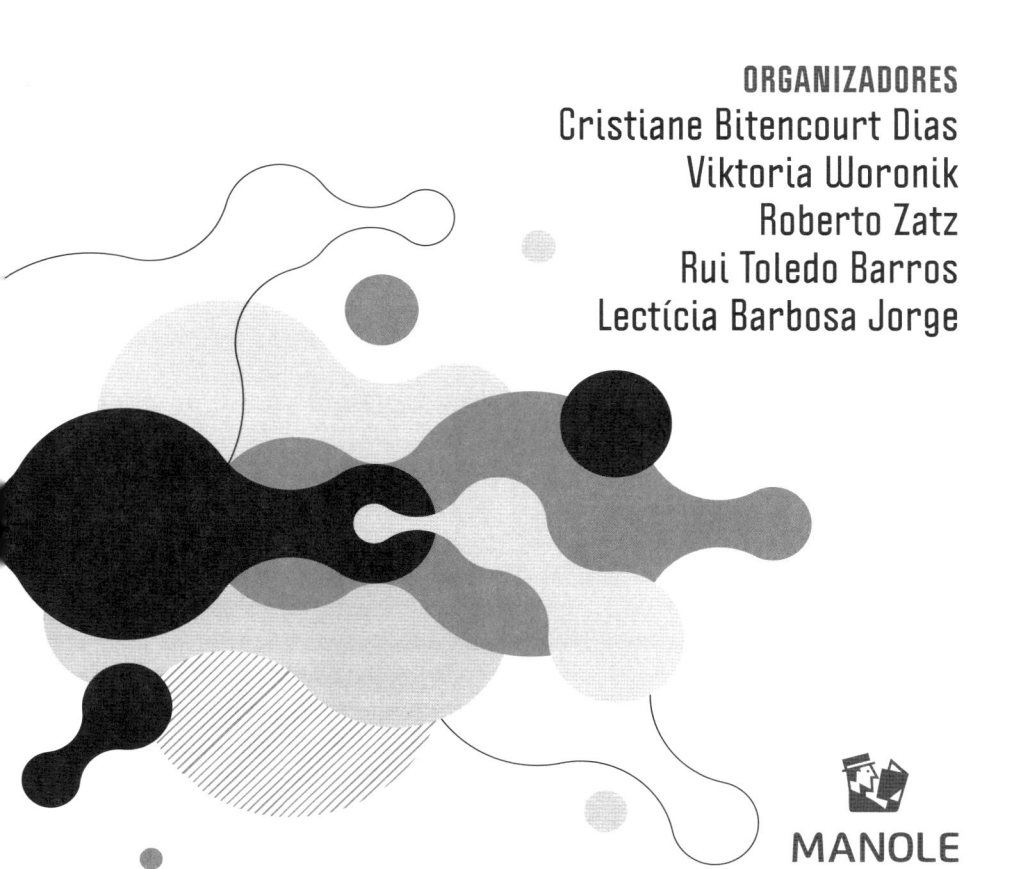

MANOLE

Copyright © Editora Manole Ltda., 2021, por meio de contrato com os organizadores.

A edição desta obra foi financiada com recursos da Editora Manole Ltda., um projeto de iniciativa da Fundação Faculdade de Medicina em conjunto e com a anuência da Faculdade de Medicina da Universidade de São Paulo – FMUSP.

Logotipos *Copyright* © Faculdade de Medicina da Universidade de São Paulo
             Copyright © Hospital das Clínicas – FMUSP

Editora: Ana Cristina Garcia
Capa: Ricardo Yoshiaki Nitta Rodrigues
Imagem de capa: iStock
Projeto gráfico: Departamento Editorial da Editora Manole
Diagramação: Formato Editoração

CIP-BRASIL. CATALOGAÇÃO NA PUBLICAÇÃO
SINDICATO NACIONAL DOS EDITORES DE LIVROS, RJ

D672
Doenças glomerulares / Cristiane Bitencourt Dias et al. – 1. ed. – Barueri [SP]: Manole, 2021.

Inclui bibliografia e índice
ISBN 9786555760521

1. Glomerulonefrite. 2. Glomérulos renais - Doenças. I. Dias, Cristiane Bitencourt.

20-66758   CDD: 616.612
                 CDU: 616.611

Meri Gleice Rodrigues de Souza – Bibliotecária – CRB-7/6439

Edição – 2021

Editora Manole Ltda.
Al. América, 876 – Tamboré
06543-315 – Santana de Parnaíba – SP – Brasil
Tel.: (11) 4196-6000
www.manole.com.br
https://atendimento.manole.com.br/

Impresso no Brasil
Printed in Brazil

AGRADECIMENTOS

Agradeço a todos pela dedicação e concretização deste livro de Doenças Glomerulares do HC-FMUSP. À Dra. Viktoria Woronik e ao Dr. Rui Barros por todo o conhecimento produzido e dedicado ao estudo das Glomerulopatias e pela minha formação. Agradeço aos meus pais, Ana e Antonio, por me proporcionarem tantas oportunidades na vida e por todo amor que me dão.

Cristiane Bitencourt Dias

A elaboração deste livro nasceu da vasta experiência clínica da Dra. Cristiane Bitencourt Dias e de sua incessante motivação ao ensino. Assim sendo, a presença do jovem nefrologista em coautoria de vários capítulos é o marcante diferencial desta publicação. Agradeço à Dra. Cristiane Bitencourt Dias pelo convite em participar do corpo editorial deste manual, cujo objetivo maior está no ensino de Glomerulopatia sob o aspecto prático da visão de um residente em Nefrologia. Muito me honra essa participação.

Viktoria Woronik

Quero expressar aqui meu profundo agradecimento ao grupo de Glomerulopatias do Hospital das Clínicas da FMUSP, que tem tido uma atuação extraordinária no atendimento aos nossos pacientes, no ensino de nossos estudantes e na contínua geração de novos conhecimentos.

Roberto Zatz

Agradeço a meus pais, Solange e Heleno, por terem me ensinado que a maior herança são o conhecimento e o estudo, e por estarem sempre ao meu lado em todos os meus projetos, incondicionalmente. Agradeço também à Profa. Dra. Viktoria Woronik pelo exemplo de profissional e pessoa, que me inspirou demais nessa jornada.

Lectícia Barbosa Jorge

SOBRE OS ORGANIZADORES

Cristiane Bitencourt Dias
Médica-Assistente Doutora da Disciplina de Nefrologia do Hospital das Clínicas da Faculdade de Medicina da Universidade de São Paulo (HC-FMUSP). Médica Preceptora do Serviço de Clínica Médica do Hospital do Servidor Público Estadual (HSPE).

Viktoria Woronik
Professora-Assistente Doutora da Disciplina de Nefrologia da Faculdade de Medicina da Universidade de São Paulo (FMUSP).

Roberto Zatz
Professor Titular da Disciplina de Nefrologia da Faculdade de Medicina da Universidade de São Paulo (FMUSP).

Rui Toledo Barros
Professor da Faculdade de Medicina da USP (FMUSP). Editor de Seção do *Brazilian Journal of Nephrology*. Coeditor da série *Atualidades em Nefrologia*.

Lectícia Barbosa Jorge
Médica Nefrologista e Intensivista. Assistente Doutora do Serviço de Nefrologia do Hospital das Clínicas da Faculdade de Medicina da Universidade de São Paulo (HC-FMUSP), grupo de Glomerulopatias.

SOBRE OS AUTORES

Adriana Fernandes
Enfermeira especialista em Unidade de Terapia Intensiva pelas Faculdades Metropolitanas Unidas (FMU). Enfermeira do Serviço de Nefrologia do Hospital das Clínicas da Faculdade de Medicina da Universidade de São Paulo (HC-FMUSP).

Aline Lázara Resende
Médica e Especialista em Clínica Médica e Nefrologia pela Universidade Federal de Goiás (UFGO). Doutora em Nefrologia pela Universidade de São Paulo (USP).

Andrés Santiago Bueno Castro
Médico pela Universidade Católica de Cuenca (Equador). Médico Nefrologista pelo Hospital das Clínicas da Faculdade de Medicina da Universidade de São Paulo (HC-FMUSP). Médico Residente do Grupo de Nefroagudos no HC-FMUSP.

Beatriz Azevedo de Miranda
Médica pela Universidade Federal do Rio Grande do Norte (UFRN). Clínica Geral pela Irmandade da Santa Casa de Misericórdia de São Paulo. Nefrologista pelo Hospital das Clínicas da Faculdade de Medicina da Universidade de São Paulo (HC-FMUSP). Médica-Assistente na UTI da Disciplina de Nefrologia da FMUSP.

Carla Paulina Sandoval Cabrera
Médica Nefrologista pelo Hospital das Clínicas da Faculdade de Medicina da Universidade de São Paulo (HC-FMUSP).

Denise Avancini Malheiros
Professora de Patologia do Departamento de Patologia da Faculdade de Medicina da Universidade de São Paulo (FMUSP) e do Curso de Graduação em Medicina na Faculdade Israelita de Ciências da Saúde Albert Einstein.

Elerson Costalonga
Doutor em Nefrologia pela Faculdade de Medicina da Universidade de São Paulo (FMUSP). Coordenador da Nefrologia no Instituto do Câncer do Estado de São Paulo (Icesp).

Elieser Hitoshi Watanabe
Nefrologista da Unidade de Nefropatias Hereditárias do Serviço de Nefrologia do Hospital das Clínicas da Faculdade de Medicina da Universidade de São Paulo (HC-FMUSP). Nefrologista do Hospital Sírio-Libanês.

Fabio de Azevedo Reis
Médico pela Universidade de Brasília (UnB). Residente em Clínica Médica e em Nefrologia pela Faculdade de Medicina da Universidade de São Paulo (FMUSP).

Fabio Morbin Torres
Médico pela Universidade Nove de Julho. Residente em Nefrologia no Hospital das Clínicas da Faculdade de Medicina da Universidade de São Paulo (HC-FMUSP). Nefrologista responsável pelo serviço de Lesão Renal Aguda da Santa Casa de Maringá-PR.

Gabriela Cardoso Segura
Médica Nefrologista pelo Hospital das Clínicas da Faculdade de Medicina da Universidade de São Paulo (HC-FMUSP). Médica-Assistente da Unidade de Emergência do Hospital Universitário da USP. Preceptora da Disciplina de Nefrologia do HC-FMUSP.

Gianella Stefany Lavanda Delgado
Médica Nefrologista pelo Hospital das Clínicas da Faculdade de Medicina da Universidade de São Paulo (HC-FMUSP).

Gillene Santos
Enfermeira pela UniABC-Santo André. Pós-graduada em UTI pela Universidade Bandeirante de São Paulo (Uniban). Pós-graduada em Nefrologia pela Universidade Federal de São Paulo (Unifesp). MBA em Administração pela

Fundação Getulio Vargas (FGV). Enfermeira do Serviço de Nefrologia do Hospital das Clínicas da Faculdade de Medicina da Universidade de São Paulo (HC-FMUSP).

Glauce Rejane dos Santos
Especialista em Psicologia Hospitalar e Mestre em Psicoterapia Breve Psicanalítica pela Faculdade de Ciências Médicas da Universidade Estadual de Campinas (Unicamp). Psicóloga da Divisão de Psicologia do Hospital das Clínicas da Faculdade de Medicina da Universidade de São Paulo (HC-FMUSP), Clínica de Diálise e Nefrologia.

Guilherme Parise Santa Catharina
Médico pela PUC-Campinas. Clínico Geral pela Santa Casa de Misericórdia de São Paulo. Médico-Assistente da Unidade de Terapia Intensiva da Disciplina de Nefrologia do Hospital das Clínicas da Faculdade de Medicina da Universidade de São Paulo (HC-FMUSP). Médico-Assistente da Clínica de Nefrologia e Transplante Renal do Hospital Beneficência Portuguesa de São Paulo.

Igor Smolentzov
Médico Clínico Geral pela Santa Casa de São Paulo e Médico Nefrologista pelo Hospital das Clínicas da Faculdade de Medicina da Universidade de São Paulo (HC-FMUSP).

Jeison de Oliveria Gois
Médico-Assistente da Unidade de Terapia Intensiva da Disciplina de Nefrologia do Hospital das Clínicas da Faculdade de Medicina da Universidade de São Paulo (HC-FMUSP). Preceptor da Disciplina de Nefrologia e Nefrologista pelo HC-FMUSP.

Ligia Battaini
Médica Nefrologista pelo Hospital das Clínicas da Faculdade de Medicina da Universidade de São Paulo (HC-FMUSP). Doutoranda do serviço de Nefrologia do HC-FMUSP.

Ligia Secco
Enfermeira com Especialização em Terapia Intensiva pelo Hospital das Clínicas da Faculdade de Medicina da Universidade de São Paulo (HC-FMUSP). Especialista em Administração Hospitalar pela Escola de Administração de Empresas de São Paulo da Fundação Getulio Vargas (FGV-EAESP). Mestre em

Administração em Enfermagem pela Escola de Enfermagem da Universidade de São Paulo (EEUSP).

Lívia Barreira Cavalcante
Médica Patologista da Divisão de Anatomia Patológica do Hospital das Clínicas da Faculdade de Medicina da Universidade de São Paulo (HC-FMUSP). Médica Patologista do Centro de Imuno-Histoquímica Citopatologia e Anatomia Patológica (CICAP) do Hospital Alemão Oswaldo Cruz e do Hospital do Coração (HCor).

Luis Yu
Professor associado da Disciplina de Nefrologia da Faculdade de Medicina da Universidade de São Paulo (FMUSP).

Luiz Fernando Onuchic
Professor Titular da Disciplina de Medicina Molecular do Departamento de Clínica Médica da Faculdade de Medicina da Universidade de São Paulo (FMUSP).

Luiz Villanova e Affonso
Médico pela Faculdade de Medicina Estadual de Marília (FAMEMA). Clínico Geral pela Universidade Estadual de Campinas (Unicamp). Nefrologista pelo Hospital das Clínicas da Faculdade de Medicina da Universidade de São Paulo (HC-FMUSP).

Pablo Andrade Vale
Médico Nefrologista pelo Hospital das Clínicas da Faculdade de Medicina da Universidade de São Paulo (HC-FMUSP).

Precil Diego Miranda de Menezes Neves
Médico Nefrologista e Doutorando pelo Hospital das Clínicas da Faculdade de Medicina da Universidade de São Paulo (HC-FMUSP). Médico do Centro de Nefrologia e Diálise do Hospital Alemão Oswaldo Cruz. Médico Pesquisador do Centro Internacional de Pesquisa do Hospital Alemão Oswaldo Cruz.

Rafael Alencar Soares de Souza
Especialista em Clínica Médica pela Universidade Estadual Paulista (Unesp). Médico Nefrologista pelo Hospital das Clínicas da Faculdade de Medicina da Universidade de São Paulo (HC-FMUSP).

Raquel Megale Moreira
Médica pela Universidade José do Rosário Velano. Clínica Geral e Nefrologista pelo Hospital das Clínicas da Faculdade de Medicina da Universidade de São Paulo (HC-FMUSP).

Renata de Cássia Zen
Médica Nefrologista da Irmandade da Santa Casa de Misericórdia de São Paulo e do Hospital do Servidor Público Municipal (HSPM). Pós-graduanda da Faculdade de Medicina da Universidade de São Paulo (FMUSP).

Tomás Didier de Moraes Ferreira
Médico e Clínico Geral pela Universidade Estadual de Campinas (Unicamp). Nefrologista pelo Hospital das Clínicas da Faculdade de Medicina da Universidade de São Paulo (HC-FMUSP).

Valkercyo Araújo Feitosa
Médico Nefrologista pelo Hospital das Clínicas da Faculdade de Medicina da Universidade de São Paulo (HC-FMUSP). Especialista em Clínica Médica pelo Hospital das Clínicas da Universidade Federal de Pernambuco (HC-UFPE). Doutorando em Nefrologia pela FMUSP.

Wesley Fagundes Diniz
Médico pela Universidade Potiguar. Clínico Geral pelo Hospital Santa Marcelina. Médico Nefrologista pelo Hospital das Clínicas da Faculdade de Medicina da Universidade de São Paulo (HC-FMUSP).

SUMÁRIO

APRESENTAÇÃO

Este livro é direcionado aos nefrologistas e aos residentes de Nefrologia e Clínica Médica que queiram se aprofundar no conhecimento das doenças glomerulares.

O texto elaborado visando ao aprendizado a partir de uma realidade simulada por casos clínicos baseados em fatos reais, seguidos de breve discussão sobre possibilidades diagnósticas, diagnóstico pela histologia renal e ampla revisão da literatura.

Para melhor aproveitamento do livro, sugerimos que o leitor explore o conteúdo seguindo estes passos:

1. primeiro, ler somente o caso clínico com seus exames complementares e iniciar uma discussão com residentes e alunos sobre diagnóstico sindrômico das doenças glomerulares; por exemplo: síndrome nefrótica, alterações menores de exame de urina, síndrome nefrítica, etc.;
2. após a definição do diagnóstico sindrômico, estabelecer as melhores etiologias para a síndrome estabelecida, observando faixa etária, ancestralidade, sexo e possibilidade de ser doença primária do rim ou secundária a alguma doença sistêmica;
3. após essa discussão, seguir a leitura do capítulo analisando cuidadosamente a descrição da biópsia renal e imaginando qual será o laudo final a partir do descritivo da biópsia; e
4. terminar a leitura avaliando a parte referente ao diagnóstico.

Embora seja um livro que use casos baseados em fatos reais, os organizadores e os autores garantiram o anonimato de cada um dos pacientes.

Boa leitura!

Os Organizadores

Síndrome nefrítica-nefrótica em mulher jovem

Pablo Andrade Vale
Rui Toledo Barros

Mulher de 20 anos, parda, referindo quadro de artralgia de início há 15 dias e diarreia com 8 a 10 episódios de evacuações diárias, líquidas, mas sem produtos patológicos. Evoluiu com redução importante do volume urinário, anasarca (ganho ponderal de 10 kg no período) e urina escura intermitente.

Antecedentes pessoais: tem diagnóstico de lúpus eritematoso sistêmico (LES) há 3 anos, com manifestação articular (poliartrite migratória simétrica), renal (com hematúria e proteinúria), hematológica (anemia hemolítica e plaquetopenia), cutânea (lesões papulares nas mãos e nos pés) e imunológica (fator antinuclear – FAN – positivo, padrão nuclear homogêneo em título 1/1.280 e hipocomplementemia). Fez uso, ao diagnóstico, de prednisona 60 mg/dia, hidroxicloroquina 400 mg/dia e azatioprina 100 mg/dia, porém com desmame total de corticoide no mesmo ano do diagnóstico de LES e retirada da hidroxicloroquina 6 meses antes do início do quadro atual. Nega outras comorbidades, vícios, transfusão de sangue ou gestações. No momento, em uso de azatioprina 100 mg/dia e hidroxicloroquina 400 mg/dia. **Antecedentes familiares** – História de doença imunológica e doença renal crônica na família. Ao **exame físico**, estava em bom estado geral, **hipocorada (2+/4+)**, anictérica, acianótica, afebril. Ausculta cardíaca e pulmonar normais. Frequência cardíaca de 90 bpm, **PA 170 × 102 mmHg**. Abdome plano, flácido, indolor à palpação, sem massas ou visceromegalias palpáveis. Extremidades com **edema simétrico com cacifo 3+/4+ até joelhos bilateralmente**, sem sinais de trombose venosa profunda.

Aos exames laboratoriais da admissão atual tem: urina I – densidade 1.005; pH 6,0; leucócitos 10/c; hemácias 100/c; nitrito negativo, ausência de hemácias dismórficas, cilindros e cristais ausentes. Relação proteinúria/creatinúria de 4,37 g/g, hemoglobina 9,7 g/dL, leucócitos 11,980 mil/mm³, linfócitos 1,540 mil/mm³ e plaquetas 313 mil/mm³. Eletrólitos normais. Gasometria venosa com pH 7,315 e bicarbonato de 17,8 mmol/L. Eletroforese de proteínas séricas destacando proteína total 4,9 g/dL (valor de referência de 6,0 a 8,0 g/dL), albumina 2,4 g/dL (valor de referência de 3,2 a 5,0 g/dL), demais frações sem alterações. Proteína C reativa 12,2 (normal < 5,0 mg/L) e velocidade de hemossedimentação 58 (normal 5,1-10,7 mm). Coagulograma, enzimas hepáticas canaliculares e hepatocelulares normais. Sorologias para vírus B, C, HIV e VDRL negativos. Colesterol LDL 140 mg/dL, HDL 51 mg/dL, triglicerídeos 202 mg/dL. Ultrassom renal sem alterações.

Na tabela a seguir, estão os exames em destaque.

TABELA 1   Exames à admissão

	Valores à admissão		Valores à admissão
Ureia (mg/dL)	54	ANCA	NR
Creatinina (mg/dL)	1,62	C3 (mg/dL)	40
FAN	1/80 (nuclear homogêneo)	C4 (mg/dL)	2,9
Anti-DNA (UI/mL)	> 200	Anticoagulante lúpico	NR
Anti-SM	NR	Anticardiolipina	NR
Anti-SSA	NR	Coombs direto	Negativo
Anti-SSB	NR	Vitamina D (ng/mL)	15
FR (UI/mL)	< 10	Haptoglobina (mg/dL)	236,70

ANCA – anticorpo citoplasmático antineutrófilo; NR – não reagente; anti-DNA – positivo: > 28 UI/mL; FR – fator reumatoide (normal: < 14 UI/mL); C3 – normal: 67-149 mg/dL; C4 – normal: 10-38 mg/dL; vitamina D – deficiência: < 10 ng/mL, insuficiência: 10-30 ng/mL, suficiência: 30-100 ng/mL; haptoglobina – normal: 30-200 mg/dL.
Fonte: elaborada pelos autores.

Diagnóstico sindrômico: síndrome mista (nefrítica nefrótica) + consumo de complemento sérico + FAN positivo + anti-DNA positivo + artralgias em paciente com história de LES.

Hipóteses diagnósticas:

1. **Nefrite lúpica: prós** – paciente já possui diagnóstico de LES e, no momento, está em plena atividade imunológica (C3, C4 reduzidos, anti-DNA positivo em altos títulos) e com atividade articular. Apresenta síndrome mista, que pode ser observada na nefrite lúpica com formas proliferativas (classe III ou IV).
2. **Glomerulonefrite** pós-infecciosa**: prós** – paciente com quadro de diarreia há 2 semanas, sendo em geral o tempo mínimo observado em glomerulonefrites pós-infecciosas; há redução do complemento associada. **Contra** – não tão comum com quadros diarreicos (porém, pode estar associada a bactérias como *Klebsiella pneumoniae* e *Escherichia coli*); não é comum a

redução de ambos os fatores de complemento. Além disso, apesar de poder evoluir com quadro misto, em geral somente há quadro nefrítico bastante proeminente. Pensando em tal hipótese, não conseguiríamos explicar a artralgia da paciente, nem um anti-DNA em altos títulos.

3. **Síndrome hemolítico-urêmica (SHU) típica: prós** – paciente com quadro de diarreia e com espaço temporal compatível para ocorrência de quadro (2 a 14 dias após). **Contra** – paciente não representa a faixa etária mais comum de SHU típica (em geral, lactentes e pré-escolares), anemia hemolítica (bilirrubinas normais, haptoglobina normal) e trombocitopenia. Novamente, não conseguiríamos explicar títulos tão altos de anti-DNA, a queda de complemento, nem o quadro nefrótico da paciente.

Procedeu-se à biópsia renal diagnóstica. Na tabela a seguir, há a descrição da biópsia renal da paciente.

TABELA 2   Descrição de biópsia renal

Microscopia óptica
Glomérulos: 16 – volume aumentado, hipercelularidade mesangial, hipercelularidade epitelial, hipercelularidade endotelial, presença de linfócitos e hipertrofia de podócitos **Cápsula de Bowman** – preservada parcialmente **Espaço de Bowman** – com crescentes celulares difusas em 12 glomérulos e crescentes circunferenciais **Capilar glomerular** – proliferação endocapilar global e difusa **Matriz mesangial** – com expansão dos eixos
Túbulos – dilatados com epitélio regenerativo, com linfócitos agredindo a membrana basal
Interstício – infiltrado linfocitário, plasmocitário e neutrofílico
Vasos – arteríolas (4) com hipertrofia da túnica muscular **Imunofluorescência com ausência de glomérulos** Pelos achados da microscopia óptica e clínico-laboratoriais, o diagnóstico é de **nefrite lúpica classe IV**
Índice de atividade: 14 Índice de cronicidade: 0

Fonte: elaborada pelos autores.

Evolução: por conta de PCR discretamente elevado, associado com neutrofilia e leucocitose, optou-se pelo tratamento de diarreia com ciprofloxacino, com melhora dos sintomas. Após controle infeccioso, foi iniciada pulsoterapia com metilprednisolona 1 g endovenosa por 3 dias, com prednisona oral 1mg/kg/dia no quarto dia e primeiro pulso de ciclofosfamida (1 g/m^2). Recebeu alta ambulatorial 7 dias após pulsoterapia com ciclofosfamida, sem novos quadros infecciosos, com melhora de débito urinário (2.000 mL/dia), melhora de quadro edemigênico e creatinina de 1,5 mg/dL, em uso de anti-hipertensivos, diurético, prednisona 1 mg/kg, hidroxicloroquina 400 mg/dia e sem o uso da azatioprina.

Realizou ambulatorialmente pulsos mensais de ciclofosfamida por mais 5 meses (total de 6 doses) e desmame progressivo da prednisona oral após um mês da dose inicial. No sétimo mês, foi iniciada terapia de manutenção, com prednisona 5 mg/dia e micofenolato de mofetila 2 g/dia. Laboratório do sexto mês com anti-DNA negativo; C3 de 120 mg/dL; C4 de 23,70 mg/dL; FAN positivo 1/160, padrão nuclear pontilhado fino; creatinina de 0,90 mg/dL; albumina sérica de 4,2 g/dL; urina tipo I sem hematúria (0 hemácia/campo) e relação proteinúria/creatinina urinária de 0,22 g/g.

LÚPUS ERITEMATOSO SISTÊMICO E NEFRITE LÚPICA

O LES é uma doença crônica, inflamatória, de etiologia autoimune, que pode afetar virtualmente qualquer órgão[1-3]. A prevalência mundial estimada é de cerca de 30-50 a cada 100.000 habitantes, afetando principalmente as mulheres entre 16 e 55 anos de idade, com razão entre mulheres e homens variando de 8:1 a 15:1 nessa faixa etária[2-4]. As manifestações clínicas podem abranger um amplo espectro, em geral incluindo sintomas constitucionais, rash cutâneo e artrite. No entanto, os pacientes podem ter complicações severas, com importantes riscos a órgãos ou mesmo à vida, como no caso das citopenias, e acometimento do sistema nervoso central ou renal[3], que será nosso enfoque a partir de então.

Epidemiologia

A nefrite lúpica é uma manifestação comum da doença: cerca de 40 a 70% dos pacientes lúpicos vão apresentar ao longo da vida algum quadro renal[4]. Segundo dados do LUMINA[5], a nefrite lúpica é mais frequente entre a população negra (afro-americanos), os asiáticos e os hispânicos, inclusive com início em idade mais precoce[2,6]. Segundo diferentes estudos, homens com lúpus têm mais quadros de nefrite lúpica do que as mulheres e, normalmente, com pior prognóstico renal[6,7]. Acredita-se que esse pior prognóstico deva-se a maior prevalência de classe IV, na biópsia renal, e a maior atividade da doença glomerular[7]. No Brasil, mais especificamente no estado de São Paulo, segundo o Registro Paulista de Glomerulopatias, dos pacientes que realizaram biópsia renal e que apresentavam quadro clínico de patologia secundária, 66% dos diagnósticos foram de nefrite lúpica[8].

Patogenia

A agressão renal no lúpus é iniciada por genes que rompem a tolerância imunológica e promovem a produção de autoanticorpos. A patogênese da doença renal no LES é complexa e com uma série de mecanismos envolvidos, os quais produzem lesões histológicas de vários graus de severidade. O envolvimento glomerular no LES tem sido considerado um exemplo de nefropatia humana por imunocomplexos[9].

A formação de autoanticorpos no LES é consequência direta da hiperatividade de linfócitos B, a qual, por sua vez, pode decorrer de distúrbios regulatórios de subpopulações de linfócitos T, da ativação autógena dos próprios linfócitos B ou, mesmo, de disfunções mais complexas da imunorregulação. Os autoanticorpos produzidos incluem aqueles contra DNA de hélice simples (SS-DNA) ou hélice dupla (DS-DNA), ribonucleoproteínas, histonas e proteínas da matriz extracelular (laminina, colágeno IV, heparan sulfato). A deposição crônica de imunocomplexos circulantes assume grau de importância em certos padrões histológicos de nefrite lúpica, representados pelas lesões mesangiais e proliferativas endocapilares. Uma vez depositados, os complexos ativam a cascata do sistema complemento e toda a série de eventos que daí decorre: ativação de fatores pró-coagulantes, infiltração de leucócitos, liberação de enzimas proteolíticas e ativação de citocinas pró-inflamatórias. Por sua vez, na glomerulopatia membranosa (classe V da nefrite lúpica), a agressão imunológica provavelmente decorre da formação *in situ* de imunocomplexos no espaço subepitelial do capilar glomerular, não havendo, entretanto, influxo de mediadores celulares, resultando em uma inflamação local mais branda[10].

É interessante lembrar que nem todos os anticorpos anti-DNA são nefritogênicos e que não somente os anticorpos anti-DNA são contribuintes para doença renal[11,12]. Sabe-se que os anticorpos anti-DNA capazes de fixar o complemento são os mais nefritogênicos[12]; porém, ainda mesmo sem formar complexos imunes, algumas formas de anti-DNA possuem atividade, *in vitro*, contra células mesangiais, com produção de citocinas pró-inflamatórias[2]. Além disso, outra informação que contribui para doença renal é que dados mais atuais sugerem que a produção de anticorpos por células plasmáticas não ocorre somente em nível de baço e medula óssea, mas também no próprio rim[13].

Quadro clínico, laboratorial e diagnóstico

Em 2019, a avaliação de critérios diagnósticos para lúpus, promovidos pela European League Against Rheumatism/American College of Reumatology (EULAR/ACR), sofreu modificações, visando ao diagnóstico mais precoce da doença[1]. No entanto, esses critérios estão sendo ainda avaliados em diferentes grupos populacionais[14]. Na ACR ou Systemic Lupus International Collaborating Clinics (SLICC)[15], para o diagnóstico de LES são necessários 4 critérios, incluindo pelo menos um critério clínico e um critério imunológico, e o acometimento renal é definido pela presença de relação proteína/creatinina uriná-rias (ou proteinúria de 24 horas) ≥ 500 mg ou cilindros hemáticos. No SLICC, o paciente com uma biópsia renal compatível com nefrite lúpica e um FAN ou anti-DNA positivo não precisa dos demais critérios para o diagnóstico de LES.

As manifestações clínicas da nefrite lúpica em geral são descobertas em pacientes lúpicas assintomáticas através de exames urinários alterados e/ou elevação de creatinina sérica. Recomenda-se, por conta de tais dados, a realização de exames periódicos de urina tipo I para uma estimativa da proteinúria (urina de 24 horas ou relação proteinúria/creatinina em amostra urinária) e da creatinina sérica[2,12]. Outros exames (dosagem sérica de C3, C4 e títulos de anticorpo anti-DNA) estão associados comumente com atividade renal no lúpus[12].

Maiores detalhes de quadro clínico e laboratorial serão dados com as informações de patologia renal.

Indicações de biópsia renal

A biópsia renal na paciente com LES deve ser realizada para diagnóstico sempre que:

- proteinúria estiver acima de 500 mg/dia, independente da presença de cilindros celulares ou hematúria, ou alteração de creatinina sérica;
- houver aumento de creatinina sem alteração do exame de urina, desde que essa alteração não possa ser atribuída a outra causa (sepse, hipovolemia ou medicação, por exemplo).

Essas indicações mais precoces influenciam a diferença entre formas leves (classe II) e formas graves da nefrite lúpica (classe III), e a terapia imunossupressora é distinta entre essas classes[16]. Outra informação importante da biópsia renal é a avaliação de sinais de cronicidade e atividade, principalmente naqueles casos em que houve demora na instituição do tratamento imunossupressor[2,16] e na avaliação de todos os compartimentos do rim, pois, apesar de na maioria dos casos o compartimento glomerular ser o mais acometido, há lesão de vasos por microangiopatia trombótica (em até 24% das nefrites lúpicas, associadas ou não a síndrome do anticorpo antifosfolípide), lesão por podocitopatia lúpica (1,3% dos casos – processo em que não há depósitos subendoteliais nem subepiteliais; há somente apagamento difuso dos processos podocitários e, clinicamente, apresenta-se como síndrome nefrótica) e, mais raramente, nefrite tubulointersticial isolada[2,17-20].

Em nosso serviço, nós optamos pela realização da biópsia renal ao diagnóstico de nefrite lúpica, contudo há centros de pesquisa que repetem a biópsia renal após o tratamento por indução (seis meses após o diagnóstico renal) e outros, ao final do tratamento de manutenção (2 a 3 anos do diagnóstico renal)[21]. As justificativas são de que, clinicamente, não é possível prever se, após o tratamento por indução, há ainda lesões renais ativas ou não; em cerca de 2 a 50% dos pacientes que apresentaram resposta clínica, ainda há evidência histológica de doença ativa, e, em 40 a 60% dos pacientes com proteinúria elevada, não há mais atividade de doença à biópsia[22]. A realização de biópsia renal ao "final" do tratamento de manutenção ajuda na definição de postergamento da retirada dos imunossupressores[23,24].

Em pacientes com recidiva da doença renal, a biópsia necessita ser individualizada. Nos casos em que não há dúvida da recidiva como na volta de síndrome nefrítica ou nefrótica, ou ainda em alterações menores de exame de urina com ativação imunológica, não devemos postergar o início do tratamento imunossupressor aguardando uma biópsia renal. No entanto, caso o paciente apresente somente aumento de creatinina sérica progressiva ou piora de proteinúria sem marcadores imunológicos, a biópsia pode ajudar no diagnóstico de lesões crônicas e doença inativa, inclusive com indicação para redução de imunossupressores direcionados à nefrite[2].

Patologia

A nefropatia do LES caracteriza-se pela heterogeneidade de sua apresentação histológica, pela frequente superposição das várias lesões e pelo potencial de transformação de determinada classe em outra, que, em diferentes relatos, atingem de 15 a 30% dos pacientes. A variabilidade histológica da nefrite lúpica tem como implicação certa dificuldade na escolha da classificação morfológica que seja reproduzível e clinicamente relevante. Por esse motivo, visando uniformizar opiniões clínico-patológica, a International Society of Nephrology, com a Renal Pathology Society (ISN/RPS), propuseram em 2003 uma nova classificação, descrita a seguir[25]:

Classe I – glomérulos normais à microscopia óptica, mas com depósitos imunes na região mesangial à imunofluorescência (IF) e/ou microscopia eletrônica (ME). Na prática clínica e nos relatos da literatura, raramente se observa a classe I, porque, de modo geral, os pacientes não apresentam alterações urinárias ou de creatinina.

Classe II – glomérulos com hipercelularidade mesangial e depósitos de imunocomplexos nesse compartimento. A nefrite lúpica proliferativa mesangial é relativamente comum em pacientes ambulatoriais apresentando-se com função renal normal, proteinúria e hematúria discretas. Em geral, as alterações histológicas permanecem estáveis na maioria dos pacientes, porém em aproximadamente 20% dos casos pode haver transformação para as formas proliferativas mais graves (classes III e IV). Pacientes com hematúria e proteinúria > 500 mg/dia podem fazer parte dessa classe, porém também podem ser uma classe III – por isso a indicação de biópsia nesses casos considerados "leves", pois o erro diagnóstico com base na clínica e no laboratório pode chegar a 50%.

Classe III – carateriza-se pela hipercelularidade endocapilar de células endoteliais, neutrófilos e/ou monócitos em menos de 50% do total do número de glomérulos. Essa classe pode ser classificada com lesões ativas e/ou crônicas (classe IIIA, classe IIIA/C ou classe IIIC), sendo as lesões ativas a necrose fibrinoide, picnose nuclear, infiltração de neutrófilos, depósitos subendoteliais em "alça de arame", corpos hematoxilínicos e ruptura da membrana basal glomerular com formação de crescentes. A IF mostra depósitos de imunoglobulinas e frações do complemento, distribuídos difusamente no mesângio e nas alças capilares. Clinicamente, o paciente nessa classe pode se apresentar com alterações menores de exame de urina, ou síndrome nefrítica ou mista, além de se esperar consumo de complemento sérico na maioria dos casos.

Classe IV – nessa classe, a hipercelularidade endotelial acomete mais de 50% do total de glomerulares, com acometimento segmentar (classe IV-S) ou global (classe IV-G) do glomérulo. As lesões a exemplo da classe III também podem ser ativas e/ou crônicas. A IF é habitualmente rica (*full-house*), com a presença de imunoglobulinas (IgG, IgA, IgM) e frações do complemento (C1q, C4, C3). A nefrite lúpica difusa é a classe histológica mais frequentemente encontrada em biópsias de pacientes com LES, manifestando-se, em geral, por proteinúria nefrótica, hematúria, perda da função renal e consumo de complemento sérico.

Classe V – padrão histológico caracterizado por depósitos imunes predominantes no espaço subepitelial do glomérulo, em geral associados à hipercelularidade mesangial, com depósitos de imunoglobulinas e complemento nessas regiões. Nas fases iniciais da classe V, a membrana basal pode parecer normal à microscopia óptica; com a evolução da doença, a membrana basal torna-se espessada e revela a típica formação de espículas (*spikes*) quando se usa a coloração pela prata. Pacientes com a classe V habitualmente têm síndrome nefrótica e função renal preservada, mesmo na evolução em longo prazo. Pode haver associação dessa classe com as formas proliferativas, classe III+V ou classe IV+V.

Classe VI – esse padrão se caracteriza pela presença de lesões cicatriciais e esclerosantes avançadas em mais de 90% dos glomérulos. O quadro clínico correspondente é o da doença renal crônica, sem indicação de tratamento imunossupressor, exceto se ocorrerem manifestações de atividade sistêmica extrarrenal do lúpus.

Índices de atividade e cronicidade

Tendo em vista a grande variabilidade histológica encontrada na nefropatia lúpica, vários pesquisadores têm proposto um sistema semiquantitativo de graduação das lesões ativas, potencialmente reversíveis, e das lesões cronificadas, que representam dano renal irreversível. Um dos sistemas mais utilizados é o que classifica as lesões ativas e crônicas em, respectivamente, 6 e 4 parâmetros histológicos. Cada parâmetro pode receber uma nota na escala de 1 a 3, exceto as crescentes epiteliais e a necrose fibrinoide, que, por sua importância prognóstica, recebem notas de 2 a 6. Desse modo, o índice de atividade (IA) pode ter valor de 0 a 24, e o índice de cronicidade (IC), de 0 a 12. Com a aplicação desses índices, alguns autores têm observado que pacientes com IC acima de 5 apresentam pior prognóstico em termos de sobrevida renal em longo prazo. Apesar de não haver consenso quanto à interpretação desses índices, em casos individuais, tal sistema de avaliação histológica pode ser bastante útil, principalmente quando aplicado em biópsias sequenciais.

TABELA 3 Índices de atividade e cronicidade

Índices de atividade
Hipercelularidade endocapilar – 0 a 3
Infiltração de leucócitos/cariorrexe – 0 a 3
Depósitos hialinos subendoteliais – 0 a 3
Necrose fibrinoide – (0 a 3) × 2
Crescentes celulares – (0 a 3) × 2
Infiltrado intersticial – 0 a 3

Índices de cronicidade
Esclerose glomerular – 0 a 3
Crescentes fibróticas – 0 a 3
Atrofia tubular – 0 a 3
Fibrose intersticial – 0 a 3

Fonte: elaborada pelos autores.

Tratamento

O tratamento da nefrite lúpica depende não apenas de sua classe histológica, como descrito anteriormente, mas também de sua expressão clínica, e visa evitar a progressão para doença renal crônica[16,25,26]. O tratamento abrange medidas imunossupressoras e não imunossupressoras.

Tratamento não imunossupressor

É comum a todas as classes de nefrite lúpica. Assim como em todos os pacientes com doença renal crônica, independente da causa, tal tratamento visa ao controle de fatores não imunológicos que levam à progressão para doença renal crônica, em especial aqueles fatores implicados na gênese da hipertensão glomerular[26].

A. Recomenda-se o tratamento da hipertensão e, se possível, a introdução de drogas inibidoras do sistema renina-angiotensina-aldosterona (inibidores da enzima conversora de angiotensina – IECA – e bloqueadores do receptor de angiotensina II – BRA) pelo efeito antiproteinúrico, renoprotetor e modulador da atividade inflamatória tecidual[25-27].

B. O uso de estatinas é indicado para melhor controle da dislipidemia, uma vez que a própria doença renal crônica já é fator de risco para morbimortalidade cardiovascular[25,26].

C. Os antimaláricos são indicados para todos os pacientes com nefrite lúpica, pois já foi mostrado que pacientes que os usam evoluem mais lentamente para doença renal crônica, apresentam menos atividade renal, usam corticoides em doses mais baixas e têm menor possibilidade de eventos trombóticos[25,28]. A paciente mencionada no início do capítulo, quando começou o acompanhamento com a Nefrologia, já estava fazendo uso de hidroxicloroquina.

Tratamento imunossupressor
Nefrite lúpica classes I e II

Não há evidências que sustentem o tratamento da classe I, sendo então o tratamento ditado pelas manifestações extrarrenais do paciente[28,30]. No entanto, há casos que apresentam proteinúria acima de 3 g/dia; nessa situação, o paciente pode ter podocitopatia lúpica associada.

Na podocitopatia lúpica, há apagamento difuso dos processos podocitários na ausência de deposição imune na parede do vaso ou de proliferação endocapilar. Esses pacientes devem receber IECA ou BRA para redução da proteinúria e, nos casos em que não há redução, deve-se recorrer a tratamento de doença de lesão mínima/glomeruloesclerose segmentar e focal, com corticosteroides ou inibidores da calcineurina[28].

Nefrite lúpica classes III e IV

A terapia para essas classes é dividida em terapia por indução, que visa reduzir a inflamação renal, com controle da agressão imune, e terapia de manutenção, que visa prevenir as recidivas[26].

A **terapia por indução** é feita com corticoides e uma segunda droga[28,31]. Para pacientes com doença severa (quadro de insuficiência renal aguda, doença extrarrenal severa ou glomerulonefrite crescêntica), a terapia inicial inclui pulsos de metilprednisolona endovenosa, de 500 a 1.000 mg, de 1 a 3 dias (em geral, realizada com 1.000 mg/dia por 3 dias), seguidos de conversão para prednisona 1 mg/kg de peso ideal (máximo de 80 mg) e desmame a partir do segundo mês, devendo chegar a 5 mg/dia no sexto mês – contudo, a depender da resposta do paciente, esses intervalos podem ser estendidos. Pacientes sem doença severa podem não realizar o pulso, iniciando com prednisona 1 mg/kg de peso ideal[2,26,28].

Associada ao corticoide, é usada na terapia por indução a ciclofosfamida ou o micofenolato de mofetila. Em um estudo, a ciclofosfamida com doses mensais associada a prednisona foi empregada para fins de comparação com azatioprina e prednisona ou somente com prednisona (National Institutes of Health/NIH – *trials*). Observou-se que o uso da ciclofosfamida evitava a evolução para insuficiência renal em 10 anos em 90% dos casos; o da azatioprina, em 60% dos casos; e o da prednisona isolada, em 20% dos casos[31,32]. A dose utilizada nesse estudo foi de 500-1.000 mg/m^2 de ciclofosfamida, mensais, por 6 meses. Pacientes com doença grave participaram do programa, tendo sido efetivo para brancos, negros, chineses e hispânicos[28,32]. A paciente do exemplo citado apresentava um quadro grave (tinha uma piora importante da função renal), sendo esse o motivo de indicarmos a pulsoterapia com metilprednisolona por 3 dias, seguida de 6 meses de ciclofosfamida endovenosa.

No entanto, por conta de toxicidade gonadal (principalmente em mulheres), do risco de desenvolver malignidades (em especial hematológicas) em longo prazo e de toxicidade vesical, outros estudos foram realizados, visando avaliar a eficácia de doses menores de ciclofosfamida[26,28].

O *Euro-Lupus Nephritis Trial* (ou somente Euro-Lupus) comparou, em caucasianos com disfunção renal leve a moderada, o uso de ciclofosfamida em baixa dose (500 mg a cada duas semanas, com 6 doses no total) com o esquema NIH. Não houve diferença estatística, nem após seguimento por 10 anos[33]. O estudo ACESS (*Abatacept and Cyclophosphamide Combination Efficacy and Safety Study*) também recorreu a doses mais baixas de ciclofosfamida, com bons resultados (sendo 37% dos pacientes do estudo negros e 41% hispânicos)[34].

Outra opção de medicação para ser associada com a corticoterapia no tratamento por indução é o micofenolato de mofetila. O estudo Aspreva (*Aspreva Lupus Management Study*) comparou micofenolato de mofetila com ciclofosfamida em 370 pacientes com nefrite lúpica, sendo 68% com forma proliferativa difusa associada ou não à nefropatia membranosa lúpica, 16% com forma prolifetativa focal associada ou não à nefropatia membranosa lúpica e 16% com forma pura de nefrite lúpica membranosa. Após 24 semanas, não houve diferenças estatísticas entre os grupos em relação à queda de proteinúria, à melhora ou à estabilização de função renal, à segurança, à atividade de doença sistêmica ou à remissão completa. Em análise *post hoc*, micofenolato de mofetila parece ser associado com maior taxa de resposta em negros e hispânicos. No entanto, ainda faltam estudos para avaliação comparativa em longo prazo de ambas as drogas[26,36,37].

A dose do micofenolato de mofetila, para reduzir os efeitos colaterais, é introduzida de maneira paulatina: inicia-se com 500 mg 2×/dia por uma semana; depois, aumenta-se para 1.000 mg 2×/dia por mais uma semana e, então, 1.500 mg 2×/dia, mantendo tal dose por 6 meses. Caso o paciente não tolere 1.500 mg 2×/dia, pode-se tentar alterar para 1.000 mg 3×/dia e, se ainda assim não tolerando, a dose diária deve ser reduzida para 2.000 mg ou deve ser realizada mudança para ciclofosfamida[36,37].

O uso de rituximab, avaliado no estudo *Lupus Nephritis Assessment with Rituximab* (LUNAR), e o de abatacept, avaliado no *Abatacept and Cyclophosphamide Combination Efficacy and Safety Study* (ACCESS), não mostraram benefícios no tratamento inicial da nefrite lúpica proliferativa[35].

O **tratamento de manutenção** da nefrite lúpica, classes proliferativas, é feito com prednisona 5 mg/dia e micofenolato de mofetila (2 g/dia) por 2 a 3 anos. Pode-se pensar em retirada completa da imunossupressão após 3 a 5 anos de tratamento de manutenção se o paciente não apresentar nenhuma recidiva nesse período e se houver normalização do nível de complemento sérico. O uso de ciclofosfamida (pulsos a cada 3 meses com 0,5 g-1,0 g/m² mais 6 pulsos) para terapia de manutenção foi avaliado em um estudo que mostrou que tal medicação causava mais efeitos adversos, além de evoluir mais frequentemente para doença renal crônica e morte do que nos grupos com uso de micofenolato de mofetila ou de azatioprina[39].

Comparando a azatioprina e o micofenolato de mofetila como terapias de manutenção, o The MAINTAIN Nephritis Trial avaliou tais drogas em uma população predominantemente caucasiana, que havia sido tratada a princípio com ciclofosfamida. Após 3 anos, não houve diferença estatística de recidiva entre os grupos[40,41]. Após 10 anos, não houve diferença em relação ao tempo para a ocorrência de recidiva renal, evolução para doença renal crônica terminal ou morte[42].

Outro estudo, o Aspreva, já descrito antes na fase de indução, comparou, na fase de manutenção, micofenolato de mofetila com azatioprina em pacientes que apresentaram remissão parcial ou completa após 6 meses de terapia inicial. Após 3 anos, a falha da terapia – definida como recidiva renal, necessidade de intensificação da terapia, creatinina mantendo o dobro da basal e morte – foi significativamente menor no grupo de micofenolato de mofetila (16%) em comparação com o da azatioprina (32%), mantendo-se a superioridade do micofenolato independente da raça, da região ou da terapia por indução utilizada[43].

Dessa forma, recomenda-se que a terapia de manutenção seja realizada com micofenolato de mofetila (1 g 2×/dia) ou azatioprina 2 mg/kg/dia, com dose máxima de 150-200 mg. A escolha deve ser feita baseada em perfil de efeitos colaterais, uso de outras medicações (azatioprina não deve empregada com inibidor da xantina oxidase – mais comum: alopurinol) e desejo da paciente de engravidar (preferir azatioprina). O tratamento de manutenção deve ser mantido por pelo menos 2 a 3 anos[26,28].

Quanto aos pacientes em fase de manutenção, recomenda-se acompanhá-los, em média, a cada 3 meses, para verificar ocorrência de recidivas ou toxicidades da terapia. Deve-se avaliar história e exame físico, proteinúria, urina tipo I, creatinina sérica, dosagem de níveis de C3, C4 e anti-dsDNA e exames laboratoriais para verificação de toxicidade das drogas.

Nefrite lúpica classe V

Cerca de 10 a 20% dos pacientes com nefrite lúpica apresentam a forma membranosa isolada (nefrite lúpica classe V)[28,37]. Nas classes III+V ou IV+V, o tratamento é semelhante ao das classes proliferativas isoladas, pois contam com prognóstico semelhante ao de tais classes[28,37].

Há intensa discussão acerca de indicar ou não o tratamento imunossupressor para pacientes com nefropatia membranosa por LES: alguns autores afirmam que todos os pacientes devem receber tratamento imunossupressor, enquanto outros advogam que somente os casos com síndrome nefrótica ou proteinúria nefrótica sem resposta a tratamento antiproteinúrico quando ocorrer piora da função renal (em relação ao basal do próprio paciente) ou, como descrito anteriormente, os pacientes com quadro proliferativo associado[28,37].

O tratamento por indução em pacientes com nefrite lúpica membranosa pode ser à semelhança das formas proliferativas, porém, após o estudo Aspreva, o micofenolato de mofetila tem sido uma das drogas de preferência para muitos autores.

Os inibidores de calcineurina podem ser empregados. A ciclosporina, em geral, é usada na dose de 100 a 150 mg 2×/dia, visando manter o nível sérico entre 100 a 180 ng/mL; o tacrolimus pode ser iniciado na dose de 1 a 2 mg 2×/dia, visando manter um nível de 5 a 10 ng/mL. O tratamento é mantido de 6 a 12 meses, quando poderá ser descontinuado[37,38]. A outra opção corresponde ao uso de corticoide com azatioprina, na dose de 1 a 2,5 mg/kg/dia, tanto na indução como na manutenção, mantendo-se tal esquema por 2 a 3 anos[10,37].

Nefrite lúpica classe VI

Pacientes cuja biópsia evidencia classe VI da nefrite lúpica não devem ser imunossuprimidos para melhora de lesão renal: a classe VI reflete uma injúria crônica, com esclerose glomerular, fibrose intersticial e atrofia tubular, sem lesão ativa imunomediada; no entanto, caso o paciente apresente manifestações extrarrenais, tais manifestações devem ditar o tratamento imunossupressor. Além disso, como para toda doença renal crônica, os pacientes devem receber tratamento antiproteinúrico e anti-hipertensivos, visando retardar a perda de função renal e a evolução para doença renal terminal[28].

CONSIDERAÇÕES FINAIS

- A nefrite lúpica é uma manifestação comum em pacientes com lúpus.
- A biópsia renal é uma ferramenta importante, pois ajuda na determinação histológica (que interfere no tratamento a ser utilizado) e tem implicação prognóstica, podendo, inclusive, ser realizada em mais de uma ocasião.
- O tratamento das classes III e IV consiste em uma fase de indução e uma de manutenção. Na fase de indução, em geral usa-se ciclofosfamida ou micofenolato de mofetila por um período de 3 a 6 meses, e, na de manutenção, azatioprina ou micofenolato de mofetila. O tempo da fase de manutenção não é bem definido, mas alguns autores advogam entre 2 e 3 anos.
- O tratamento somente com corticoterapia em um paciente com nefrite lúpica é insuficiente. Nesse caso, há recidivas mais precocemente, que evoluem com mais rapidez para doença renal crônica terminal.
- O tratamento da nefrite lúpica classe V é controverso, devendo-se evitar a imunossupressão agressiva, exceto quando ocorrer síndrome nefrótica persistente, com risco de eventos tromboembólicos.
- Além do tratamento imunossupressor, deve-se introduzir, sempre que possível, antimaláricos, inibidores do sistema renina-angiotensina-aldosterona e estatinas, além de mudanças no estilo de vida, com destaque para controle dos fatores de risco cardiovascular.

REFERÊNCIAS

1. Aringer M, Costenbader K, Daikh D, et al. 2019 European League Against Rheumatism/American College of Rheumatology classification criteria for systemic lupus erythematosus. Ann Rheum Dis 2019;78(9):1.151-9.
2. Almaani S, Meara A, Rovin BH. Update on lupus nephritis. Clin J Am Soc Nephrol 2017;12(5):825-35.
3. Dörner T, Furie R. Novel paradigms in systemic lupus erythematosus. Lancet 2019;393(10188):2.344-58. Disponível em: http://dx.doi.org/10.1016/S0140-6736(19)30546--X. 4. Acesso em: 10.01.2020.

4. Tamirou F, Arnaud L, Talarico R, et al. Systemic lupus erythematosus: State of the art on clinical practice guidelines. RMD Open 2018;4(2):1-6.
5. Bastian HM, Roseman JM, McGwin Jr G, et al. Systemic lupus erythematosus in three ethnic groups. XII. Risk factors for lupus nephritis after diagnosis. Lupus 2002;11(3):152-60.
6. Seligman VA, Lum RF, Olson JL, et al. Demographic differences in the development of lupus nephritis: A retrospective analysis. Am J Med 2002;112(9):726-9.
7. Schwartzman-Morris J, Putterman C. Gender differences in the pathogenesis and outcome of lupus and of lupus nephritis. Clin Dev Immunol 2012;2012:1-9.
8. Malafronte P, Mastroianni-Kirsztajn G, Betônico GN, et al. Paulista registry of glomerulonephritis: 5-year data report. Nephrol Dial Transplant 2006;21(11):3.098-105.
9. Appel G, Radhakrishnam J, D'Agatti V. Secondary glomerular diseases. In: Skorecki K, Chertow G, Marsden P, Yu A, Taal M, editors. Brenner and Rector's The Kidney. 10 ed. Philadelphia: Elsevier; 2016. p. 1.091-160.
10. Appel G, Jayne D, Rovin B. Lupus nephritis. In: Feehally J, Floege J, Tonelli M, Johnson RJ, editors. Comprehensive clinical nephrology. 6 ed. Philadelphia: Elsevier; 2019. p. 306-19.
11. Davidson A. What is damaging the kidney in lupus nephritis? Nat Rev Rheumatol 2016;12(3):143-53.
12. Diagnosis and classification of renal disease in systemic lupus erythematosus. UpToDate. Disponível em: https://www.uptodate.com/contents/diagnosis-and-classification-of-renal-disease-in-systemic-lupus-erythematosus. 13. Acesso em: 09.01.2020.
13. Espeli M, Bökers S, Giannico G, et al. Local renal autoantibody production in lupus nephritis. J Am Soc Nephrol 2011;22(2):296-305.
14. Pons-Estel GJ, Ugarte-Gil MF, Harvey GB, et al. Applying the 2019 EULAR/ACR lupus criteria to patients from an established cohort: a Latin American perspective. Rheum Musculoskelet Dis Open 2020;6:1-6.
15. Petri M, Orbai AM AG. Derivation and validation of systemic lupus international. Arthritis Rheum 2012;64(8):2677-86.
16. Indications for renal biopsy in patients with lupus nephritis. UpToDate. Disponível em: https://www.uptodate.com/contents/indications-for-renal-biopsy-in-patients-with-lupus-nephritis. 17. Acesso em: 09.01.2020.
17. Song D, Wu L hua, Wang F mei, et al. The spectrum of renal thrombotic microangiopathy in lupus nephritis. Arthritis Res Ther 2013;15(1):1-12.
18. Hu W, Chen Y, Wang S, Chen H, et al. Clinical-morphological features and outcomes of lupus podocytopathy. Clin J Am Soc Nephrol 2016;11(4):585-92.
19. Singh AK, Ucci A, Madias NE. Predominant tubulointerstitial lupus nephritis. Am J Kidney Dis 1996;27(2):273-8.
20. Hahn BH, McMahon MA, Wilkinson A, et al. American College of Rheumatology guidelines for screening, treatment, and management of lupus nephritis. Arthritis Care Res 2012;64(6):797-808.
21. Hill GS, Delahousse M, Nochy D, et al. Predictive power of the second renal biopsy in lupus nephritis: Significance of macrophages. Kidney Int 2001;59(1):304-16.
22. Malvar A, Pirruccio P, Alberton V, et al. Histologic versus clinical remission in proliferative lupus nephritis. Nephrol Dial Transplant 2017;32(8):1338-44.
23. Haładyj E, Cervera R. Do we still need renal biopsy in lupus nephritis? Reumatologia 2016;54(2):61-6.
24. Alvarado AS, Malvar A, Lococo B, et al. The value of repeat kidney biopsy in quiescent Argentinian lupus nephritis patients. Lupus 2014;23(8):840-7.
25. Weening JJ, D'Agati VD, Schwartz MM, et al. The classification of glomerulonephritis in systemic lupus erythematosus revisited. J Am Soc Nephrol 2004;15(2):241-50.
26. Colares VS, Barros RT. Nefrite lúpica. In: Barros RT, Alves MAVFR, Dantas M, Mastroianni-Kirsztajn G, Sens YAS, editors. Glomerulopatias: patogenia, clínica e tratamento. 3. ed. São Paulo: Sarvier; 2012. p. 355-71.

27. Treatment and prognosis of diffuse or focal proliferative lupus nephritis. UpToDate. Disponível em: https://www.uptodate.com/contents/treatment-and-prognosis-of-diffuse-or-focal--proliferative-lupus-nephritis. 28. Acesso em: 20.01.2020.

28. Antunes I; Woronik V; Sabbaga E; Machado MM; Barros R. ACE inhibition reduces proteinuria, hematuria and renal expression of inflammatory mediators in human lupus nephritis. Proceedings of the ASN/ISN World Congress of Nephrology; 2001 Oct 13-17; San Francisco, United States of America. J Am Soc Nephrol. 2001;12:90.

29. Cattran DC, Feehally J, Cook HT, et al. Kidney disease: Improving global outcomes (KDIGO) glomerulonephritis work group. KDIGO clinical practice guideline for glomerulonephritis. Kidney Int Suppl 2012;2(2):139-274.

30. Chen YE, Korbet SM, Katz RS, et al. Value of a complete or partial remission in severe lupus nephritis. Clin J Am Soc Nephrol 2008;3:46-53.

31. Reveille JD, Danila MI, Pons-Estel GJ, et al. Renal damage is the most important predictor of mortality within the damage index : data from LUMINA LXIV, a multiethnic US cohort 2009;48:542-5.

32. Gourley MF, Austin HA, Scott D, et al. Methylprednisolone and cyclophosphamide, alone or in combination, in patients with lupus nephritis: a randomized, controlled trial. Ann Intern Med 1996;125(7):549-57.

33. Steinberg AD. The treatment of lupus nephritis. Kidney Int 1986;30:769-87.

34. Wofsy D. Treatment of lupus nephritis with abatacept: The abatacept and cyclophosphamide combination efficacy and safety study. Arthritis Rheumatol 2014;66(11):3096-104.

35. Houssiau FA, Vasconcelos C, D'Cruz D, et al. Immunosuppressive therapy in lupus nephritis: The Euro-Lupus Nephritis Trial, a randomized trial of low-dose versus high-dose intravenous cyclophosphamide. Arthritis Rheum 2002;46(8):2121-31.

36. McKinley A, Park E, Spetie D, et al. Oral cyclophosphamide for lupus glomerulonephritis: An underused therapeutic option. Clin J Am Soc Nephrol 2009;4(11):1754-60.

37. Appel GB, Contreras G, Dooley MA, et al. Mycophenolate mofetil versus cyclophosphamide for induction treatment of lupus nephritis. J Am Soc Nephrol 2009;20(5):1103-12.

38. Grootscholten C, Bajema IM, Florquin S, et al. Treatment with cyclophosphamide delays the progression of chronic lesions more effectively than does treatment with azathioprine plus methylprednisolone in patients with proliferative lupus nephritis. Arthritis Rheum 2007;56(3):924-37.

39. Rovin BH, Furie R, Latinis K, et al. Efficacy and safety of rituximab in patients with active proliferative lupus nephritis: the Lupus Nephritis Assessment with Rituximab study. Arthritis Rheum 2012;64(4):1215-26.

40. Contreras G, Pardo V, Leclercq B, et al. Sequential therapies for proliferative lupus nephritis. N Engl J Med 2004;350(10):971-80.

41. Houssiau FA, D'Cruz D, Sangle S, et al. Azathioprine versus mycophenolate mofetil for long--term immunosuppression in lupus nephritis: Results from the MAINTAIN Nephritis Trial. Ann Rheum Dis 2010;69(12):2083-9.

42. Stoenoiu MS, Aydin S, Tektonidou M, et al. Repeat kidney biopsies fail to detect differences between azathioprine and mycophenolate mofetil maintenance therapy for lupus nephritis: data from the MAINTAIN Nephritis Trial. Nephrol Dial Transplant 2012;27(5):1924-30.

43. Tamirou F, D'Cruz D, Sangle S, et al. Long-term follow-up of the MAINTAIN Nephritis Trial, comparing azathioprine and mycophenolate mofetil as maintenance therapy of lupus nephritis. Ann Rheum Dis 2016;75(3):526-31.

44. Dooley MA, Jayne D, Ginzler EM, et al. Mycophenolate versus azathioprine as maintenance therapy for lupus nephritis. N Engl J Med 2011;365:1886-95.

Síndrome nefrítica em mulher jovem

Luiz Villanova e Affonso
Lívia Barreira Cavalcante
Rui Toledo Barros

Mulher de 18 anos com diagnóstico de lúpus eritematoso sistêmico (LES) há 6 meses, caracterizado por úlceras orais, eritema malar, artrite, FAN e anti-DNA positivos, além de proteinúria 550 mg/24 h. Relata que fez uso de corticoide oral intermitente, porém nunca fez pulsoterapia com solumedrol ou uso de outro imunossupressor. Encaminhada à nefrologia com piora de proteinúria, agora de 2,3 g/24 h e aparecimento de hematúria, mantendo função renal estável.

Antecedentes pessoais: tem hipertensão arterial diagnosticada ao início dos sintomas. Nega alergias, etilismo e tabagismo. **Antecedentes familiares:** sem história de doenças renais ou autoimunes na família. Atualmente está em uso de 60 mg/dia de prednisona há 2 meses. Ao **exame** físico, encontra-se em bom estado geral, consciente, orientada, hidratada, acianótica, anictérica, fácies cushingoide. Auscultas pulmonar e cardíaca normais, pressão arterial de 140 x 100 mmHg e frequência cardíaca de 117 bpm. Abdome normal. Membros inferiores com edema +/4. Aos **exames laboratoriais** destacamos: creatinina sérica 1,2 mg/dL (basal era 0,8 mg/dL); ureia 58 mg/dL; urina I com pH 6, densidade 1025, hemácias 100/campo (normal para o método até 3/campo), leucócitos 6/campo, proteína ++; proteinúria de 24 h de 2,3g/dia; hemoglobina de 9g/dL; haptoglobina normal; linfócitos 700/mm^3; plaquetas 140 mil/mm^3; C3 29 mg/dL (normal 67-149 mg/dL); C4 5 (normal 10-38 mg/dL); FAN positivo com anti-DNA de 847 UI/mL (positivo > 28 IU/mL), anti-SSb e SSa positivos; anticardiolipina negativo; ANCA negativo.

Hipóteses diagnósticas: síndrome nefrítica (hematúria, proteinúria < 3,5g/dia, edema, hipertensão arterial e alteração do ritmo de filtração glomerular) em paciente com diagnóstico confirmado de LES. **A hipótese é de nefrite lúpica.** Aqui a biópsia renal não é diagnóstica e sim para avaliar grau de atividade e acometimento dos diversos compartimentos do rim, como explicado no Capítulo 1. **Pela apresentação nefrítica, a forma de nefrite lúpica esperada será de formas proliferativas, classe III ou IV.**

Laudo da biópsia renal: amostra de cortical com 23 glomérulos (1 globalmente esclerótico) com volume aumentado, hipercelularidade endocapilar, com participação de neutrófilos, e mesangial global e difusa. Os espaços de Bowman eram ocupados focalmente por crescentes celulares e fibroblásticas, havendo ruptura focal da membrana basal glomerular. Túbulos exibindo tubulite, alguns cilindros hemáticos e atrofia focal. Artérias sem alterações histológicas significativas e arteríolas com depósitos hialinos murais. O exame de imunofluorescência indireta revelou, em amostra com 6 glomérulos, depósitos granulares de IgA ++/3+, C3 ++/3+ e cadeias leves kappa +/3+ e lambda ++/3+ sobre alças de capilares glomerulares e mesângio, e de IgG ++/3+, IgM +++/3+ e C1q +++/3+ em alças de capilares glomerulares, com distribuição global e difusa (padrão *full house*).

Conclusão diagnóstica: nefrite lúpica, forma difusa com crescentes (classe IV da ISN/RPS, 2018). Índice de atividade 12 e índice de cronicidade 3 (NIH, 2018).

Evolução: paciente recebeu tratamento de indução com metilprednisona 1g/dia por 3 dias, seguida de prednisona 1 mg/kg/dia e pulsos mensais de ciclofosfamida por 6 meses. A posologia alta da prednisona foi mantida por 1 mês com posterior desmame até atingir 5 mg/dia no 6º mês. **Contudo, os exames do sexto mês mostravam uma piora da proteinúria para 4,9 g/dia, manutenção da creatinina sérica em 1,2 mg/dL e hematúria de 16/campo.** Paciente foi submetida a nova biópsia renal com o seguinte resultado: **nefrite lúpica, forma difusa com crescentes celulares em cerca de 70% dos glomé-**

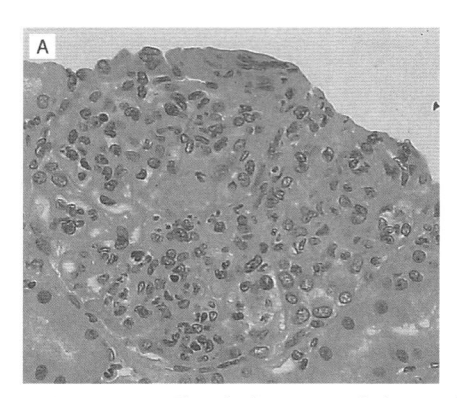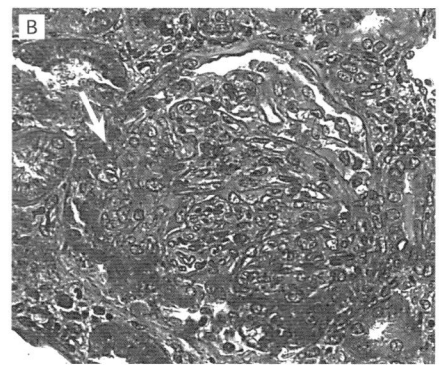

FIGURA 1 **A.** Glomérulo mostrando hipercelularidade mesangial e endocapilar global (HE, 400x). **B.** Crescente celular (seta) (Tricrômico de Masson, 400x). (Veja imagens coloridas no encarte ao final do livro.)
Fonte: imagens de arquivo dos autores.

rulos (classe IV da ISN/RPS, 2018), com índice de atividade 16 e índice de cronicidade 3 (NIH, 2018). Exame de imunofluorescência com padrão *full house.*

Paciente foi retratada com o esquema de corticoide da indução e mantidos mais três pulsos mensais de ciclofosfamida. Como a paciente não atingiu resposta completa ou parcial, foi associado rituximabe e trocada ciclofosfamida para micofenolato. Os últimos exames da paciente são de creatinina sérica de 1,9 mg/dL, proteinúria de 0,4g/dia e ausência de hematúria.

NEFRITE LÚPICA REFRATÁRIA

O uso corrente de corticosteroides e imunossupressores, como ciclofosfamida e micofenolato de mofetil (MMF), mudou profundamente o prognóstico da nefrite lúpica (NL). No entanto, entre 20 e 70% dos pacientes podem ser refratários à terapia imunossupressora. As taxas de resposta são variáveis na literatura em decorrência de vários fatores, incluindo a duração do acompanhamento, as diferentes definições de respostas clínicas utilizadas e a etnia em estudo[1]:

A. Definição de doença refratária

Um grande desafio na determinação de NL refratária é a falta de consenso para definir resposta completa após o tratamento de indução. A maioria dos critérios para resposta completa ou parcial é composta de índices clínicos, incluindo creatinina sérica, proteinúria e hematúria.

1. O Kidney Disease Improving Global Outcomes (KDIGO) define remissão completa da NL como retorno da creatinina sérica à linha de base anterior e um declínio na relação proteína/creatinina urinária (uPCR) para valores menores que 500 mg/g. Remissão parcial é definida por estabilização da creatinina e diminuição de mais de 50% na proteinúria de 24 h e menos de 3.000 mg/g de creatinina em amostra isolada de urina.
2. O Joint European League Against Rheumatism and European Dialysis and Transplant Association (EULAR/ERA-EDTA) considera NL refratária aquela que não tiver resposta parcial após 6 a 12 meses da terapia de indução. A remissão parcial foi definida como redução em mais de 50% da proteinúria inicial com valor menor que 3 g/24 h ou uPCR menor que 3.000 mg/g, taxa de filtração glomerular (TFG) normal ou redução menor que 10% do valor prévio do paciente e urinálise normal. Remissão completa ocorre se a proteinúria for menor que 0,5 g/24 h ou uPCR < 500 mg/g e

TFG normal ou redução menor que 10% do valor prévio do paciente, com urinálise normal[2].

B. Cuidados de interpretação de doença refratária

Alguns detalhes na evolução da NL precisam ser avaliados para não diagnosticar de forma errada uma NL como refratária: 1) A hematúria pode persistir em decorrência de lesão vesical induzida pela ciclofosfamida e não por refratariedade. Nosso serviço dilui a ciclofosfamida em 1000 ml de soro fisiológico nos pacientes que não têm restrição hídrica, pois a hidratação é a melhor forma de prevenir cistite hemorrágica pela medicação. 2) A creatinina sérica e a proteinúria podem não normalizar devido à evolução para glomerulosclerose sequelar com ausência de inflamação, cuja característica é a proteinúria não nefrótica, a exemplo do que ocorre ao final da maioria das nefropatias crônicas progressivas. 3) Embora a proteinúria reduzida seja um marcador importante de uma resposta bem sucedida à terapia imunossupressora, a redução máxima na excreção de proteínas é tipicamente vista de forma muito mais tardia (em geral de 3 a 12 meses) em relação a resolução da atividade do sedimento urinário.

O declínio na proteinúria e na creatinina sérica, vistos como marcadores de remissão, nem sempre se correlacionam com remissão da atividade histológica. Dados obtidos de biópsias sequenciais, realizadas após remissão clínica completa, mostram histologia com atividade imunológica persistente em um número significativo de pacientes.

C. Prognóstico e fatores de risco para doença renal crônica (DRC)

Pacientes com NL refratária apresentam piores resultados em seguimentos de longo prazo. Em pacientes com nefrite lúpica classe III ou IV, um dos preditores de risco para doença renal crônica (terminal ou não) ou morte é a creatinina sérica no momento do diagnóstico[3,4]. Estudos retrospectivos sugerem que os principais fatores relacionados a ausência de remissão são a creatinina sérica elevada no início do tratamento, a magnitude de aumento da creatinina durante recidivas, a severidade da proteinúria e o retardo por mais de três meses em iniciar a terapia após o diagnóstico de nefrite lúpica[4]. Em estudo de 86 pacientes com NL proliferativa, a sobrevida em 10 anos foi de 95% para remissão completa, 76% para remissão parcial e 46% para os casos sem remissão. Dessa forma, mesmo uma remissão parcial na NL está associada a resultados significativamente melhores do que nos casos onde não houve remissão[5].

Em pacientes com classe V, de um modo geral, há menos atividade renal e sorológica e a sobrevida renal em 10 anos varia de 72 a 98%. Tal variabilidade decorre do uso de diferentes protocolos de imunossupressão utilizados (inclusive, em algumas ocasiões, com a imunossupressão sendo ditada por manifestações extrarrenais) e pela inclusão, em algumas ocasiões, de pacientes com formas proliferativas associadas à classe V[6-8]. Sabe-se claramente que a associação com formas proliferativas reduz a sobrevida renal dos doentes (o risco de ocorrer a associação é em torno de 35% em 10 anos)[8,9]. Outros fatores de mau prognóstico nesses pacientes é a presença de síndrome nefrótica persistente (pois aumenta o risco de tromboembolismo, hiperlipidemia e aterosclerose acelerada) e piora da função renal[9].

Além de os pacientes com classes proliferativas terem maior chance de evoluir para refratariedade e, portanto, DRC, outros fatores importantes são a presença de microangiopatia trombótica[7,8], gravidade da doença túbulo--intersticial, tanto aguda como crônica, bem como a presença de crescentes celulares[10,11].

A probabilidade de remissão inicial é maior se a terapia para a NL for iniciada precocemente, logo após o diagnóstico. Retardo no início do tratamento, por presunção de doença leve, pode estar associado a piora da inflamação glomerular, fibrose túbulo-intersticial progressiva, glomerulosclerose e, portanto, menor resposta a imunossupressores[12]. Em relação a biópsia renal pós-tratamento, uma atividade persistente (índice de atividade maior que 2) e uma cronicidade elevada (índice de cronicidade maior ou igual a 6) também conferem um prognóstico renal pior a longo prazo.

D. Papel da etnia na sobrevida renal

Outro fator associado à remissão é a etnia. Enquanto na população chinesa a remissão (parcial e completa) pode atingir acima de 90%[13], outros estudos observaram piores resultados em pacientes negros (afro-americanos ou afro--caribenhos) e hispânicos.

- No relatório da Glomerular Disease Collaborative Network, por exemplo, a taxa de sobrevida renal após terapia com ciclofosfamida para NL proliferativa foi de 95% em 5 anos em pacientes caucasianos *vs.* 58% em pacientes negros, independentemente de outros fatores de risco[14].
- Achados semelhantes foram relatados no Grupo de Estudo Colaborativo sobre Nefrite Lúpica em 86 pacientes com formas graves de lesões glomerulares. Após 10 anos, os negros tinham, em comparação com os brancos, taxas significativamente mais baixas de sobrevida renal (38% *vs.* 68%) e de sobrevida do paciente (59% *vs.* 81%)[15].

E. Recidivas

Em uma série de 70 pacientes, a probabilidade de duplicar a creatinina sérica foi maior em pacientes com recidivas nefríticas (risco relativo 6,8), principalmente quando foram associadas a elevação aguda da creatinina (risco relativo 27). Recidivas tendem a ocorrer nos primeiros 5 anos após o tratamento de indução, sendo a taxa média de aproximadamente 8% de pacientes-ano, condicionada a natureza da terapia de manutenção e se foi obtida uma resposta completa ou parcial durante a indução[16]. Portanto, o alto risco de recidiva justifica a terapia imunossupressora de manutenção.

F. Tratamento

No fluxograma[17] abaixo colocamos o tratamento imunossupressor, abordado no Capítulo 1, e depois discutiremos sobre terapias alternativas e doença refratária.

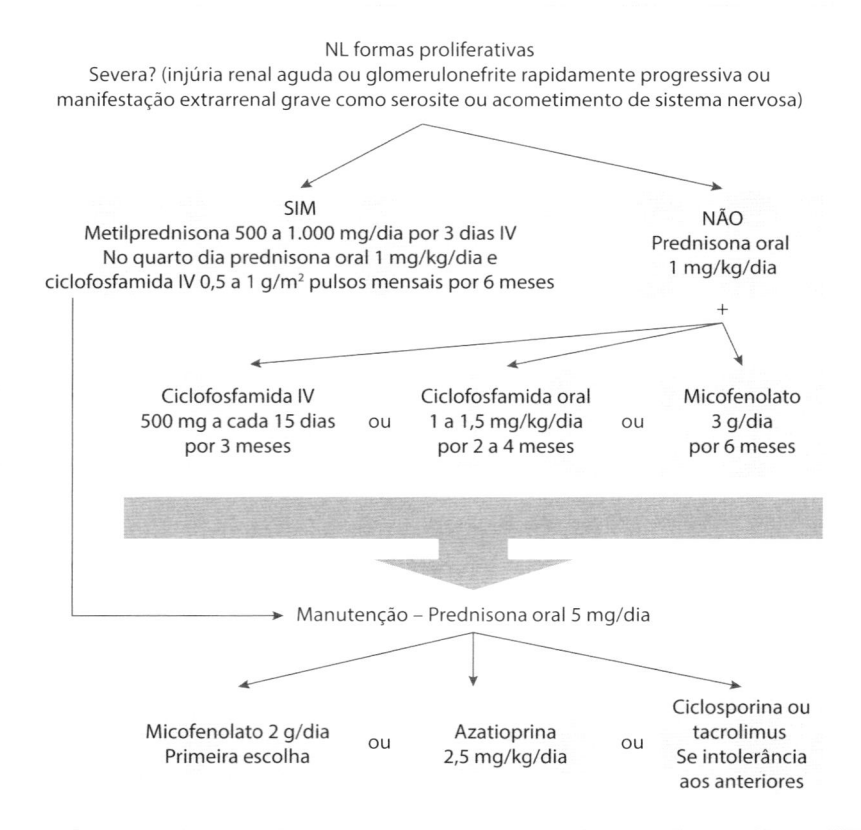

FIGURA 2   Fluxograma de tratamento imunossupressor.

Terapias alternativas de indução

Um regime *multitarget* combinou: tacrolimus (4 mg/dia divididos a cada 12 h), baixa dose de MMF (1 a 2 g/dia, divididos a cada 12 h) e prednisona, sendo comparado com ciclofosfamida e prednisona em 368 pacientes com NL (47% com classes III/IV, 19% com classe V e 34% com ambas). Em 24 semanas, a taxa de resposta completa, definida como proteinúria < 0,4 g/dia, albumina sérica > 3,5 g/dL, creatinina normal e ausência de sedimento urinário ativo, foi significativamente maior no grupo *multitarget* (46% *vs.* 26%). A taxa de resposta geral (resposta completa ou parcial) também foi significativamente maior com a terapia *multitarget* (84% *vs.* 63%). Eventos adversos graves, particularmente infecções, foram mais comuns com a terapia *multitarget* (7% *vs.* 3%), assim como o abandono devido a eventos adversos (6% *vs.* 2%). Esse estudo tem sua interpretação limitada, pelo fato de o tacrolimus poder reduzir a proteinúria por mecanismos não imunológicos, isto é, estabilização do citoesqueleto podocitário. Dessa forma, a redução da proteinúria poderia ter sido decorrente de efeito local sobre as células podocitárias, e não na resolução do processo inflamatório de causa imunológica. Para ensaios clínicos com inibidores da calcineurina na NL, é recomendável o uso de biópsias renais sequenciais para se comprovar a resolução da inflamação renal[18].

Em uma extensão desse estudo, os pacientes que alcançaram uma resposta completa ou parcial em 24 semanas foram alocados para receber terapia de manutenção por 18 meses. Os pacientes tratados com o regime *multitarget* receberam tacrolimus, MMF e prednisona, e aqueles tratados com ciclofosfamida receberam azatioprina (2 mg/kg/dia) e prednisona. Aos 6, 12 e 18 meses não houve diferença significativa no número de pacientes com resposta completa entre os dois grupos. A creatinina e a TFG também permaneceram estáveis em ambos os grupos[19,20].

Rituximabe

A terapia com rituximabe combinada com glicocorticoides e micofenolato mofetila (MMF) na indução de NL proliferativa foi avaliada no estudo multinacional de Avaliação da Nefrite por Lúpus com Rituximabe (LUNAR). Os pacientes (n = 144) com NL classe III ou IV foram aleatoriamente designados para receber uma infusão intravenosa de placebo ou 1 g de rituximabe no primeiro dia, aos 15 dias e, a seguir, em 24 e 26 semanas. Todos os pacientes também receberam MMF até 1g administrado 3 vezes ao dia por pelo menos 52 semanas e glicocorticoides. Após 52 semanas verificou-se que:

- A incidência de resposta completa ou parcial foi numericamente maior com o rituximabe em comparação com o placebo (57% *vs.* 46%), porém estatisticamente não significativa.
- O rituximabe produziu maiores reduções nos títulos de anti-dsDNA e maiores níveis de complemento em comparação com o placebo.
- No grupo rituximabe, dois pacientes morreram de causas não relacionadas à medicação. A frequência de infecções graves e hospitalizações a curto prazo foi semelhante.

Assim, os dados deste protocolo são insuficientes para apoiar o uso do rituximabe como terapia inicial de indução na NL proliferativa.

Pacientes refratários à terapia inicial

Alguns pacientes são verdadeiramente resistentes aos tratamentos imunossupressores iniciais, apesar da total adesão ao regime prescrito. A abordagem desses casos (ou seja, com evidências clínicas ou histológicas de nefrite ativa) é variável, sendo levado em conta o agente usado na terapia de indução e a gravidade da doença renal.

Em geral, tratamos pacientes que se mostraram resistentes à ciclofosfamida com MMF e pacientes resistentes à MMF com ciclofosfamida, de acordo com as recomendações do KDIGO/2012. Pacientes que falham no tratamento com ciclofosfamida e MMF podem ser tratados com rituximabe, embora seja preciso ter em mente que a eficácia e toxicidade a longo prazo do rituximabe ainda não foram totalmente definidas. Outra opção para os casos refratários à indução convencional seria o esquema *multitarget*.

Resistência à ciclofosfamida

Dados limitados de pequenas séries de casos sugerem que o MMF pode ser eficaz no tratamento de pacientes resistentes à ciclofosfamida. Como exemplo, uma série avaliou 12 pacientes resistentes ou recidivados após ciclofosfamida[21,22]. Os resultados observados em um acompanhamento médio de 13 meses foram:

- A proteinúria diminuiu em 10 pacientes, com uma redução média de 2,5 g. A proteinúria < 3,5 g/dia ocorreu em 7 pacientes que tinham proteinúria nefrótica no início do estudo.
- 6/10 pacientes que apresentavam hematúria e/ou cilindros celulares tiveram normalização do sedimento urinário.
- A creatinina foi estável em 10 pacientes.

Resistência ao MMF

Poucos estudos examinaram a eficácia da ciclofosfamida em pacientes resistentes ao MMF. No entanto, ciclofosfamida e MMF são os únicos agentes que demonstraram bons resultados em grandes estudos randomizados e multicêntricos de pacientes com NL grave. Sugere-se um regime de ciclofosfamida de curta duração para minimizar a toxicidade, quando se optar por este agente em casos de NL refratários ao MMF.

No quadro a seguir resumimos a postura a ser adotada na presença de formas de NL refratária[23].

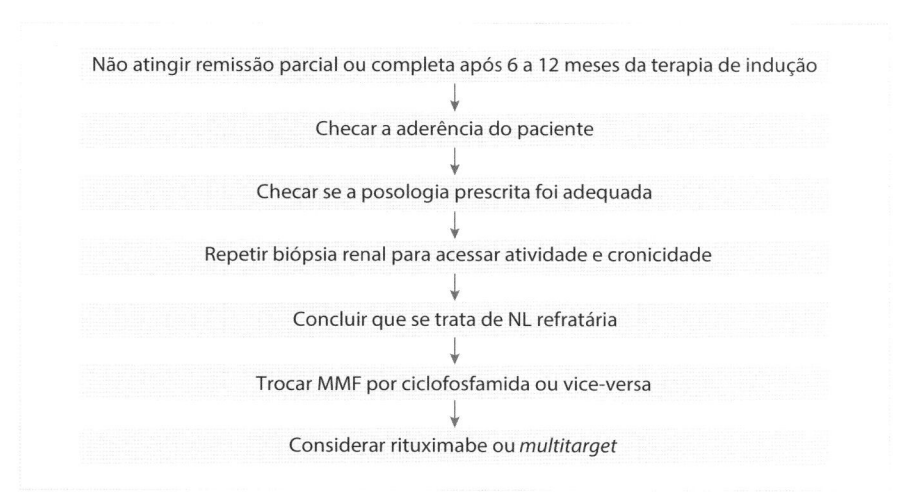

Não atingir remissão parcial ou completa após 6 a 12 meses da terapia de indução

↓

Checar a aderência do paciente

↓

Checar se a posologia prescrita foi adequada

↓

Repetir biópsia renal para acessar atividade e cronicidade

↓

Concluir que se trata de NL refratária

↓

Trocar MMF por ciclofosfamida ou vice-versa

↓

Considerar rituximabe ou *multitarget*

FIGURA 3   Conduta diante de formas de NL refratária.

G. Condutas na recidiva leve

A recidiva leve da NL é definida como surgimento de sedimento urinário ativo e/ou leve aumento da proteinúria, com função renal estável. As taxas de recidiva com estas características na nefrite lúpica variam entre 35% e 60%, dependendo da população estudada, dos critérios para definição da recidiva e da terapia de manutenção[24,25]. A abordagem ideal para esses pacientes não é bem estabelecida. Sugerimos as seguintes recomendações, baseadas na experiência de nosso serviço:

- Para aqueles pacientes inicialmente tratados com ciclofosfamida e que se encontram sob manutenção com azatioprina, é recomendável aumentar a dose de prednisona e azatioprina. Se a azatioprina se mostrou ineficaz, pode-se mudar para o MMF.

- Para aqueles casos tratados inicialmente com ciclofosfamida e que se encontram sob manutenção com MMF, pode-se aumentar a dose do MMF, da prednisona, ou trocar para azatioprina, se ocorreu falha de resposta com o MMF.
- Para aqueles pacientes tratados inicialmente com MMF, mas que agora usam azatioprina (p. ex., porque desejam engravidar), é possível aumentar a dose de azatioprina para um máximo de 2 a 3 mg/kg/dia, conforme tolerado, até que ocorra uma resposta clínica.

H. Condutas na recidiva moderada a grave

A recidiva moderada a grave pode ser definida como surgimento de sedimento urinário ativo com aumento da proteinúria e piora da função renal. Alguns pacientes com NL proliferativa podem apresentar uma recidiva proteinúrica, caracterizada pelo aumento de mais de 2 g/dia na excreção de proteínas acima do valor basal, além de sedimento urinário inativo e creatinina estável. A repetição da biópsia renal nesses casos poderá ser útil, para esclarecer uma possível transformação das classes III/IV para uma classe V, ou uma combinação de classes IV + V. Nas recidivas moderadas a graves, optamos por reindução com MMF ou ciclofosfamida, incluindo dose máxima de prednisona e pulso com metilprednisona em recidivas severas, seguida por novo período de manutenção.

🎓 REFERÊNCIAS

1. Moroni G, Ponticelli C. The multifaceted aspects of refractory lupus nephritis. Expert Rev Clin Immunol 2015;11:281-8.
2. Gordon C, Jayne D, Pusey C, et al. European consensus statement on the terminology used in the management of lupus glomerulonephritis. Lupus 2009;18(3):257-63.
3. Bao H, Liu ZH, Xie HL, et al. Successful treatment of class V+IV lupus nephritis with multitarget therapy. J Am Soc Nephrol 2008;19(10):2001-10.
4. Contreras G, Pardo V, Cely C, et al. Factors associated with poor outcomes in patients with lupus nephritis. Lupus 2005;14(11):890-5.
5. Yo JH, Barbour TD, Nicholls K. Management of refractory lupus nephritis: Challenges and solutions. Open Access Rheumatol Res Rev 2019;11:179-88.
6. Cameron JS. Lupus nephritis. J Am Soc Nephrol 1999;10(2):413-24.
7. Sun HO, Hu WX, Xie HL, et al. Long-term outcome of Chinese patients with membranous lupus nephropathy. Lupus 2008;17(1):56-61.
8. Mercadal L. Factors affecting outcome and prognosis in membranous lupus nephropathy. Nephrol Dial Transplant 2002;17(10):1771-8.

9. Appel GB, Contreras G, Dooley MA, Ginzler EM, Isenberg D, Jayne D, et al. Mycophenolate mofetil versus cyclophosphamide for induction treatment of lupus nephritis. J Am Soc Nephrol 2009;20(5):1103-12.
10. Schwartz MM, Lan S-P, Bernstein J et al. Role of pathology indices in the management of severe lupus glomerulonephritis. Kidney Int 1992;42(3):743-8.
11. Hsieh C, Chang A, Brandt D, et al. Predicting outcomes of lupus nephritis with tubulointerstitial inflammation and scarring. Arthritis Care Res 2011;63(6):865-74.
12. Faurschou M, Starklint H, Halberg P, Jacobsen S. Prognostic factors in lupus nephritis: diagnostic and therapeutic delay increases the risk of terminal renal failure. J Rheumatol 2006;33(8):1563-9.
13. Antunes I, Woronik V, Sabbaga E, Machado MM, Barros R. ACE inhibition reduces proteinuria, hematuria and renal expression of inflammatory mediators in human lupus nephritis. Proceedings of the ASN/ISN World Congress of Nephrology 2001 Oct 13-17. São Francisco, Estados Unidos da América. J Am Soc Nephrol 2001;12:90.
14. Dooley MA, Hogan S, Jennette C, Falk R. Cyclophosphamide therapy for lupus nephritis: poor renal survival in black Americans. Kidney Int 1997;51(4):1188-95.
15. Korbet SM, Schwartz MM, Evans J, Lewis EJ. Severe lupus nephritis: racial differences in presentation and outcome. J Am Soc Nephrol 2007;18(1):244-54.
16. Moroni G, Quaglini S, Maccario M, et al. "Nephritic flares" are predictors of bad long-term renal outcome in lupus nephritis. Kidney Int 1996;50(6):2047-53.
17. Almaani S, Meara A, Rovin BH. Update on Lupus Nephritis. Clin J Am Soc Nephrol 2017; 12:825-35.
18. Liu Z, Zhang H, Liu Z, Xing C, Fu P, Ni Z, et al. Multitarget Therapy for Induction Treatment of Lupus Nephritis: A Randomized Trial. Ann Intern Med 2015;162(1):18-26.
19. Zhang H, Liu Z, Zhou M, et al. Multitarget therapy for maintenance treatment of lupus nephritis. J Am Soc Nephrol 2017;28(12):3671-8.
20. Ayoub I, Rovin BH. Calcineurin inhibitors in the treatment of lupus nephritis: a hare versus turtle story? J Am Soc Nephrol 2017;28(12):3435-7.
21. Dooley MA, Cosio FG, Nachman PH, et al. Mycophenolate mofetil therapy in lupus nephritis: clinical observations. J Am Soc Nephrol 1999;10(4):833-9.
22. Glicklich D, Acharya A. Mycophenolate mofetil therapy for lupus nephritis refractory to intravenous cyclophosphamide. Am J Kidney Dis 1998;32(2):318-22.
23. Yo JH, Barbour TD, Nicholls K. Management of refractory lupus nephritis challenges and solutions. Open Access Rheumatology: Research and Reviews 2019;11:179-188.
24. Mosca M, Bencivelli W, Neri R, et al. Renal flares in 91 SLE patients with diffuse proliferative glomerulonephritis. Kidney Int 2002;61(4):1502-9.
25. Ponticelli C, Moroni G. Flares in lupus nephritis: Incidence, impact on renal survival and management. Lupus 1998;7(9):635-8.

3

Síndrome nefrótica em jovens e sua resposta ao corticoide

Rafael Alencar Soares de Souza
Aline Lázara Resende
Fabio Morbin Torres
Denise Avancini Malheiros
Viktoria Woronik

CASO 1

Homem de 26 anos, negro. Paciente referiu que, há 45 dias, iniciou quadro de dispneia, ortopneia, aumento do volume abdominal, edema de membros inferiores com ganho de 9 Kg, além de oligúria e urina espumosa. Negava hematúria macroscópica. Referiu que há um ano teve quadro semelhante associado a hematúria macroscópica. Iniciou tratamento com prednisona 60 mg/dia, dose esta que foi reduzida nos meses seguintes para 5 mg/dia (dose mantida até os dias atuais), relatando remissão clínica, porém sem exames para avaliar se houve remissão laboratorial. **Antecedentes pessoais e familiares:** nada digno de nota. **Exame físico:** regular estado geral, taquipneico, anictérico, acianótico, descorado 1+/4+, afebril. Ausculta cardíaca normal. Ausculta pulmonar com murmúrio vesicular abolido até terço médio bilateralmente. PA = 160 × 90 mmHg, FC = 86 bpm. Abdome: em batráquio, com edema de parede, macicez móvel presente, indolor à palpação, sem visceromegalias ou massas palpáveis. Extremidades com edema até raiz de coxa 4+/4+ simétrico e bilateral, sem sinais de trombose venosa profunda.

Aos exames laboratoriais à admissão apresentavam: urina I – densidade < 1030; pH 7,0; proteinúria ++++, leucócitos 18/c; hemácias 7/c; nitrito negativo, ausência de hemácias dismórficas, presença de cilindros lipoides refringentes e raros hialinos, cristais ausentes. Eletrólitos e gasometria venosa normais. Hemograma e coagulograma normais, enzimas canaliculares e hepatocelulares normais. Sorologias para vírus B, C e HIV negativas. VDRL negativo. Autoanticorpos não reagentes, complemento normal. Eletroforese de proteínas séricas destacando proteína total 3,7 g/dL (6 a 8 g/dL); albumina de 1,3 g/dL (3,2 a

5 g/dL), alfa-1 0,1 g/dL (0,2 a 0,4 g/dL), alfa-2 1,1 g/dL (0,5 a 0,9 g/dL), beta-1 0,8 g/dL (0,6 a 1,1 g/dL) e gamaglobulina de 0,3 mg/dL (0,7 a 1,5 g/dL).

TABELA 1 Exames em destaque

	Valores à admissão		Valores à admissão
Ureia (mg/dL)	65	Colesterol total (mg/dL)	414
Creatinina (mg/dL)	0,72	Triglicérides (mg/dL)	271
CKD-EPI (mL/min/1,73 m²)	148,8	LDL (mg/dL)	269
Proteinúria 24 h (g)	27,37	Vitamina D (ng/mL)	7
Albumina (g/dL)	1,3	Hb (g/dL)	16,4

Fonte: elaborada pelos autores.

Ultrassom renal: rins tópicos, de dimensões normais e contornos lobulados, parênquima renal com ecogenicidade preservada e boa diferenciação corticomedular. Rim direito mede 10,4 cm com espessura do parênquima de 1,8 cm e rim esquerdo mede 10,8 cm com espessura do parênquima de 1,7 cm. Ausência de evidências de imagens calculosas ao método e ausência de dilatação pielocalicinal.

Diagnóstico sindrômico: síndrome nefrótica.

Hipóteses diagnósticas:

1. **Glomeruloesclerose segmentar e focal: prós** – principal causa de síndrome nefrótica no adulto (30 a 40% das glomerulopatias primárias), faixa etária compatível (20 a 40 anos), raça negra, complemento normal, pode ser córtico-sensível.
2. **Nefropatia membranosa: prós** – segunda causa mais comum de síndrome nefrótica no adulto, apresentação com proteinúria elevada sem piora de função renal, complemento normal; **contra** – mais comum em caucasianos e não responde a corticoide isoladamente.
3. **Doença por lesão mínima: prós** – terceira causa mais comum de síndrome nefrótica no adulto, altamente córtico-sensível, alta frequência de recidivas, complemento normal; **contra** – faixa etária não usual.

Procedeu-se à biópsia renal diagnóstica com o seguinte laudo: o exame histológico mostrou 12 glomérulos. Os tufos exibem discreta proliferação mesangial, com expansão leve e segmentar da matriz em três glomérulos, formando sinéquias em região do polo urinário (porção da cápsula de Bowman junto ao túbulo proximal). Os capilares têm luz pérvia e a membrana basal não apresenta alterações significativas. Túbulos e interstício sem alterações. Duas

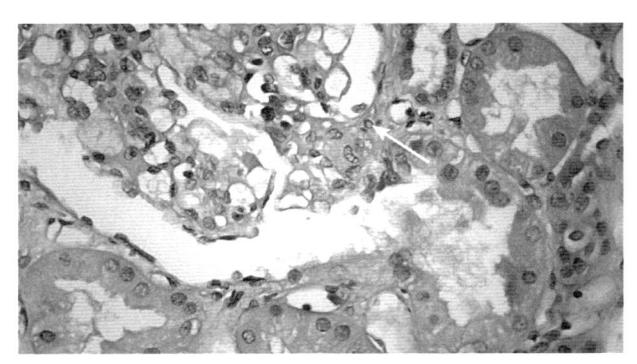

FIGURA 1   Glomeruloesclerose segmentar e focal variante apical (HE). (Veja imagem colorida no encarte ao final do livro.)
Fonte: imagem de arquivo dos autores.

artérias interlobulares revelam fibrose intimal. O exame de imunofluorescência em fragmento renal com oito glomérulos resultou negativo na totalidade da amostra. **Conclusão:** glomeruloesclerose segmentar e focal, variante apical (TIP LESION).

Evolução: foi administrada prednisona via oral 1 mg/kg/dia e o paciente teve resposta completa da proteinúria (proteinúria de 0,3 g/dia) em um mês do uso da medicação. Ao iniciar o desmame da medicação, o paciente teve recidiva da doença e foi considerado como síndrome nefrótica responsiva a corticosteroide, porém, córtico-dependente.

GLOMERULOESCLEROSE SEGMENTAR E FOCAL (GESF)

O termo glomeruloesclerose segmentar e focal (GESF) refere-se a uma síndrome clínico-patológica que se caracteriza por: a) proteinúria usualmente nefrótica; b) apagamento/ fusão dos processos podocitários; c) lesões escleróticas que inicialmente acometem porções do tufo glomerular (segmentar) e de parte dos glomérulos (focal), porém, com a progressão da doença, a esclerose pode evoluir, assumindo um padrão difuso e global.

Epidemiologia

Existe uma grande variação na frequência das glomerulopatias primárias entre as populações geográficas e raças, porém a prevalência de GESF em relação às outras glomerulopatias parece estar aumentando no mundo todo e é uma das principais contribuintes para a doença renal crônica dialítica (DRCT)[1]. No Brasil, uma casuística local[2] mostrou que a GESF é a principal glomerulopatia primária neste país, responsável por 29,7% dos casos. Essa prevalência parece ser estável em qualquer faixa etária, contudo, é dita a principal causa de síndrome nefrótica em adolescentes e adultos jovens, pela queda da incidência de doença de lesões mínimas a partir dos 10 anos de idade e do fato de a glomerulopatia membranosa primária iniciar a partir dos 30 anos e ter seu pico a partir dos 50 anos.

Sua incidência em crianças e adultos é maior em negros e descendentes do que em brancos ou asiáticos. Essa maior prevalência provavelmente está relacionada à presença de mutação no exon sete do gene da apolipoproteína L-1 (APOL1) que ocorreu para proteção contra o Trypanosoma (que provoca a doença do sono). Uma das mutações é resultado de duas substituições de aminoácidos, serina para glicina e isoleucina para metionina, mutação chamada G1. A outra é uma deleção de dois aminoácidos, asparagina e tirosina, chamada G2[3]. A concomitância de dois alelos de risco (G1/G1 ou G2/G2 ou G1/G2) conferem maior chance de GESF e talvez outras doenças renais. A GESF dita primária é mais comum em homens do que em mulheres e a incidência de DRCT por GESF em homens de todas as raças é 1,5 a 2 vezes maior do que em mulheres[4].

Classificação etiológica

As etiologias da GESF são várias e merecem muita atenção do nefrologista. Existem as formas primárias, genéticas e secundárias (Tabela 2). As formas secundárias podem e devem ser investigadas através de sorologias, anamnese e exame físico do paciente.

Apresentação clínica

De modo geral, a incidência de proteinúria na faixa nefrótica no início do quadro varia de 70 a 90% dos casos em crianças a 50 a 70% em adultos. A hipertensão é encontrada em 30-65% dos pacientes, hematúria microscópica em 30 a 75% e redução da taxa de filtração glomerular em 20 a 50%. Os níveis de complemento são normais, assim como os resultados dos demais testes imunológicos[4]. Contudo, a depender da etiologia, alguns padrões podem ser esperados:

1. Em pacientes com GESF primária, a apresentação clínica esperada é de síndrome nefrótica.
2. As formas de GESF adaptativas, associadas à hiperfiltração ou redução de massa renal, não se apresentam com síndrome nefrótica, isto é, esperam-se níveis mais baixos de proteinúria e, às vezes, há níveis mais elevados, porém, sempre com albumina sérica normal e ausência de edema.

TABELA 2 Classificação etiológica da GESF[5]

GESF primária (idiopática) – relacionada a um fator circulante
GESF genética
A. Mutações α actinina 4
B. Mutações na podocina
C. Mutações na WT-1
D. E muitas outras já descritas
GESF secundária
1. Infecções
A. HIV-1
B. Parvovírus B19
C. Citomegalovírus
D. Esquistossomose
2. Drogas
A. Heroína
B. Interferon-α
C. Lítio
D. Pamidronato
E. Anabolizantes
F. Sirolimos, evorolimus
3. Mediadas por respostas adaptativas estruturais e funcionais
A. Redução da massa renal
Agenesia renal unilateral
Displasia renal
Ablação renal cirúrgica
Refluxo vesico-ureteral
Doenças renais avançadas, evoluindo com redução do número de néfrons funcionantes
B. Massa renal inicialmente normal (hiperfluxo)
Hipertensão
Ateroembolismo
Obesidade
Anemia falciforme
Cardiopatias congênitas cianóticas
4. GESF relacionada a alelos de risco da Apolipoproteína L-1 (APOL1)

Fonte: elaborada pelos autores.

Etiopatogenia

Existem várias controvérsias com relação à etiopatogenia da GESF primária, especialmente no que se refere à existência e relevância dos fatores circulantes. Algumas evidências a favor desta teoria incluem: a recorrência precoce da proteinúria após transplante renal e melhora do quadro com uso de plasmaferese ou imunoadsorção para seu tratamento, além de indução de proteinúria em modelos animais mediante injeção de plasma de pacientes com GESF. Um dos candidatos a fator circulante envolvido na patogênese da GESF é a *cardiotrophin-like cytokine-1* (CLC-1), uma citocina membro da família da IL-6, que foi recentemente identificada no fluido da plasmaférese de pacientes com GESF recorrente pós-transplante. Estudos experimentais evidenciam que o CLC-1 aumenta a permeabilidade glomerular e reduz a expressão de nefrina nos glomérulos[6]. O fator circulante mais conhecido na atualidade é a forma solúvel do ativador do receptor do plasminogênio do tipo uroquinase (suPAR). Nos podócitos o suPAR seria capaz de ativar a integrina $\alpha v\beta 3$, promovendo a motilidade celular, passando de um fenótipo estacionário para móvel, o que culmina no desabamento do podócito[7].

Dentre os mecanismos fisiopatológicos envolvidos na GESF adaptativa, deve-se ressaltar alterações da hemodinâmica glomerular, tais como, vasodilatação intrarrenal, aumento do fluxo plasmático renal e da pressão nos capilares glomerulares.

Classificação morfológica

Em 2004, D'Agati et al. publicaram uma classificação histológica de GESF, conhecida como Classificação de Columbia, na qual foram definidas 5 categorias mutuamente excludentes. Desde a sua proposta inicial, acreditava-se que as diferenças nos padrões morfológicos poderiam refletir particularidades na patogênese e etiologia das lesões, determinando, portanto, implicações relevantes no manejo terapêutico e prognóstico de pacientes[8]. Os resultados mais consistentes dos trabalhos clínico-laboratoriais já realizados utilizando as variantes histológicas de GESF estão sumarizados abaixo[9] e na Tabela 3.

- **Variante colapsante**
Descrita em casos de GESF idiopática, associada a APOL1 e secundária a infecções por HIV, parvovírus B19, toxicidade por pamidronato, interferon, nefropatia crônica do enxerto, ateroembolismo, dentre outras. Caracteriza-se pelo aparecimento de síndrome nefrótica com proteinúria maciça, ausência de resposta ao corticoide e baixa resposta também a outros tratamentos imunossupressores (< 20% de remissão total) e pior prognóstico renal. Existe uma forte associação entre os genótipos de risco de APOL1 encontrados em alta frequência em populações de afrodescendentes. Atualmente, a literatura passa a chamar esta forma de glomerulopatia colapsante, por associar-se a outras etiologias além das descritas acima e, portanto, aparecer em conjunto com outras glomerulopatias e doenças renais. Caracteriza-se a microscopia óptica por

hiperplasia e hipertrofia de podócitos, em geral ao redor de alças capilares glomerulares em colapso. A lesão tem caráter segmentar e focal: basta uma só área do tufo de um único glomérulo para caracterizar a lesão e fazer diagnóstico.

- **Variante TIP**

A lesão esclerótica ocorreria próximo à emergência do túbulo proximal devido o estresse imposto nestes segmentos pelo filtrado glomerular rico em proteínas. Também é caracterizada pelo aparecimento de síndrome nefrótica, porém, com boa resposta ao corticoide e prognóstico renal similar a doença de lesões mínimas.

- **Variante celular**

Trata-se da variante menos frequente de GESF, definida por pelo menos um glomérulo com hipercelularidade endocapilar, podendo ocorrer hiperplasia/hipertrofia de podócitos. Em função dessas características histológicas, alguns autores acreditam que seja possível o diagnóstico errôneo da variante celular em alguns casos de tip e colapsante, a depender da amostragem disponível. A apresentação clínica é de síndrome nefrótica e em um dos maiores estudos atuais foi evidenciado que a variante celular apresenta taxas de remissão total e parcial em torno de 38%, com sobrevida renal de 70% em 20 meses.

- **Variante peri-hilar**

Apesar de ser possível sua ocorrência na GESF primária, esta variante é mais comum nas formas GESF adaptativas, mediadas por respostas à perda de néfrons ou hipertensão glomerular. Para diagnosticar essa variante tem-se o achado de esclerose peri-hilar excluindo as variantes tip, celular e colapsante. Outros achados são de glomerulomegalia e hialinose arteriolar. A predisposição para esclerose no segmento peri-hilar pode estar relacionada a uma maior pressão de filtração nas porções proximais dos leitos capilares. O achado de síndrome nefrótica é incomum como reforçado anteriormente. As taxas de resposta total e parcial giram em torno de 10% (cada), com sobrevida renal estimada em 89% (1 ano) e 75% (3 anos).

- **Variante NOS**

É a variante mais comum e diagnosticada a partir da exclusão de todas as outras formas. Acredita-se que outros padrões histológicos possam evoluir para NOS durante o seu curso de progressão. Geralmente, apresenta características clínico-laboratoriais intermediárias entre as variantes tip e colapsante e semelhantes à variante peri-hilar.

Na Tabela 3 colocamos a porcentagem diagnóstica de cada variante em nosso serviço e em serviço norte-americano.

TABELA 3 Frequência das variantes de GESF no departamento de Patologia do HC-FMUSP comparada com outra série publicada[10]

	HC-FMUSP (1996-2006) N = 131 (%)	North Carolina (1982-2001) N = 197 (%)
NOS	50 (38,2)	83 (42)
Colapsante	48 (36,6)	22 (11)
Celular	5 (3,8)	6 (3)
TIP	19 (14,5)	34 (17)
Peri-hilar	9 (6,9)	52 (26)

Fonte: elaborada pelos autores.

Independentemente da variante de GESF, espera-se uma imunofluorescência com ausência de depósitos ou a presença de IgM, C3 ou ambos nas áreas escleróticas. **O exame por microscopia eletrônica demonstra a ausência de depósitos imunes ou fibrilares.**

Tratamento

O uso de medicações que atuam sobre o sistema renina-angiotensina-aldosterona (inibidores da enzima conversora de angiotensina ou bloqueadores dos receptores de angiotensina) está indicado em todos os pacientes com doença renal proteinúrica. Resultados de vários trabalhos clínicos sugerem que o uso destas medicações está associado a uma redução da proteinúria e da taxa de progressão da doença renal. Pacientes com síndrome nefrótica persistente pode ser indicado o uso de hipolipemiantes pelo risco de doença renal e cardiovascular. O efeito anti-inflamatório das estatinas permanece controverso na literatura.

A decisão quanto à utilização do tratamento imunossupressor depende do grau de proteinúria e da função renal dos pacientes. Não há indicação de tratamento imunossupressor nos seguintes contextos:

- **Proteinúria não nefrótica independente da função renal.** No caso de função renal normal, tem evolução indolente e bom prognóstico. E no caso de disfunção renal, pode representar fase avançada da doença renal ou casos de GESF adaptativa onde não há benefício de imunossupressão.
- **Síndrome nefrótica com disfunção renal.** Taxa de filtração glomerular estimada < 30 mL/min/1,73 m^2 atribuída a doença renal crônica, com acha-

dos histológicos sugestivos de cronicidade (como lesões túbulo-intersticiais, fibrose ≥ 50%).
- **Doença viral com carga viral positiva.** Exemplo: HIV, que deve tratar o vírus para negativar carga viral.

Tratamento imunossupressor é sempre indicado em síndrome nefrótica com função renal normal ou disfunção renal por evento agudo.

- Corticoide
É a medicação de primeira escolha para o tratamento da GESF com síndrome nefrótica como detalhado acima. No entanto, as recomendações para uso de corticosteroides são fundamentalmente baseadas na experiência da comunidade científica e em estudos observacionais. Nesses estudos, o uso de prednisona está associado à remissão completa ou parcial em 40 a 80% dos casos. A dose e a duração do tratamento permanecem controversas. Acredita-se que seja razoável o uso de prednisona 1 mg/kg/dia (máximo 80 mg/dia). Se o paciente atingir o valor de proteinúria < 1g/dia (normalmente em GESF respondedora a corticoide, isso irá ocorrer por volta de 8 semanas), iniciamos desmame lento da prednisona, chegando ao sexto mês de uso com 5 mg seguindo com retirada total da medicação. Se, entre 12 a 16 semanas de 1 mg/kg/dia, tivermos resposta parcial da proteinúria, isto é, proteinúria menor que 3,5 g/dia, porém maior que 1g dia, também iniciamos o desmame como descrito acima. Nos casos de não resposta, proteinúria mantida nefrótica após 12 a 16 semanas, consideramos o paciente córtico-resistente, retiramos total e rapidamente o corticoide.
Em pacientes que apresentam alto risco para complicações relacionadas ao uso de corticoide (obesos, idosos, portadores de diabetes, intolerância à glicose ou osteoporose), o uso de baixas doses de prednisona (0,15 mg/kg/dia) associado a inibidores de calcineurina é considerado razoável como tratamento inicial.

- Inibidores de calcineurina
A utilização de inibidores de calcineurina no contexto das doenças glomerulares foi assunto bastante discutido durante vários anos. Um estudo recentemente publicado demonstrou que a ação anti-proteinúrica da ciclosporina pode ser atribuída à estabilização do citoesqueleto de actina do podócito, um efeito independente de sua função imunossupressora sobre células T[4]. As principais indicações de inibidores de calcineurina na GESF são: córtico-resistência, córtico-dependência, recidivante frequente e toxicidade/contraindicação ao uso de corticoide. A córtico-dependência é quando o paciente responde ao

corticoide, porém no desmame ou até um mês da retirada dessa medicação ocorre a recidiva da doença. O recidivante frequente é quando a volta da proteinúria ocorre entre o segundo mês e o sexto mês da retirada do corticoide.

A dose inicial de ciclosporina é 2 a 3 mg/kg/dia, dividida em duas tomadas, podendo ser aumentada até um máximo de 5 mg/kg/dia ou 125 mg 12/12 h. A monitorização dos níveis séricos de ciclosporina e da função renal dos pacientes é fundamental devido à grande variação interpessoal na absorção da ciclosporina e ao risco de nefrotoxicidade aguda (atribuído a alterações funcionais). De modo geral, medimos o nível 12 h após tomada noturna (C_0), níveis C_0 entre 125 e 175 ng/mL são considerados adequados[11]. Diante de uma resposta completa ou parcial, a dose de ciclosporina pode ser reduzida (0,5 mg/kg/mês) até a menor dose efetiva, que deve ser mantida por 1 a 2 anos. Se não houver resposta após 3 meses de uso da ciclosporina, deve-se considerar outros agentes (citotóxicos, micofenolato).

É importante ressaltar que, devido ao risco de nefrotoxicidade, a ciclosporina deve ser evitada em pacientes que apresentam significativo comprometimento vascular ou intersticial, ou ainda uma taxa de filtração glomerular estimada inferior a 50 mL/min/1,73 m².

O tratamento imunossupressor da GESF primária em adulto foi assunto de uma revisão na qual foram analisados dados de 4 estudos, totalizando 108 pacientes. O tratamento combinado com uso de ciclosporina associado a baixas doses de prednisona foi associado a um aumento significativo no número de remissões completa e parcial quando comparado ao tratamento isolado com prednisona (RR 8,85, IC 95% 1,22 – 63,92)[12].

O tacrolimus também é uma opção de inibidor da calcineurina, doses de 0,05 mg/kg/dia, divididos em duas tomadas, com nível entre 5 a 8 ng/mL.

- Citotóxicos

O uso de drogas citotóxicas (ciclofosfamida 2 mg/kg/dia ou clorambucil 0,1 a 0,2 mg/kg/dia, via oral 1 x dia por 2 a 3 meses, associado ao corticoide) nos casos de recidivas frequentes ou córtico-dependentes está associado a taxas de remissão completa e parcial de 51% e 23%, respectivamente. O principal alvo do tratamento é diminuir a incidência de recidivas, reduzindo a necessidade de uso de corticosteroides. Em função das baixas taxas de remissão completa e parcial (17% e 7%) e do risco de efeitos colaterais, estas medicações não são indicadas em pacientes córtico-resistentes.

- Micofenolato de mofetila (MMF)

Alguns autores relatam alguma resposta benéfica no uso de MMF isoladamente, no entanto, Hogg et al. relatam uma melhor resposta no uso de MMF associado à dexametasona[13]. Esse uso poderia ser tentado nas mesmas indicações de inibidor de calcineurina em paciente com clearance de creatinina < 50 mL/min/1,73 m². A posologia dos autores é: MMF 25–36 mg/kg/dia (máximo 2 g/dia, fracionados de 12/12 h) e dexametasona, 0.9 mg/kg por dose (máximo 40 mg), em dois dias consecutivos e depois 1 x semana nas semanas 1, 2, 3, 4, 5, 6, 7, 8, 10, 12, 14, 16, 18, 20, 22, 24, 26, 30, 34, 38, 42, 46 e 50.

- Rituximabe
  A eficácia desta terapia parece ser limitada a pacientes com dependência de corticoide, com poucos relatos de sucesso em pacientes córtico-resistentes. Os dados publicados sugerem que o Rituximabe é eficaz na redução do número de recidivas, poupando ainda imunossupressão em pacientes com síndrome nefrótica córtico-dependente e recidivantes frequentes[14].

Prognóstico

Dentre os principais preditores de prognóstico renal na GESF podemos citar:

- Severidade da proteinúria – Em pacientes com síndrome nefrótica, a sobrevida renal é 60 a 90% após 5 anos, e 30 a 55% após 10 anos. Na ausência de síndrome nefrótica, a sobrevida renal em 10 anos chega a 85%.
- Disfunção renal – Quando excluídos fatores de agravo agudo, a perda de função renal na apresentação da GESF está associada a uma maior lesão túbulo-intersticial, menor taxa de resposta ao tratamento e pior sobrevida renal.
- Achados histológicos – A presença de fibrose intersticial é associada a um pior prognóstico renal. Com relação às variantes histológicas, acredita-se que a GESF colapsante esteja associada a uma pior sobrevida renal, enquanto a variante tip lesion apresenta uma melhor resposta a corticoide e um melhor prognóstico renal.
- Resposta ao tratamento – É tido como o melhor preditor de prognóstico renal. Remissões completas ou parciais estão associadas a uma sobrevida renal estimada em 80% em 10 anos, enquanto em pacientes não respondedores esta taxa é inferior a 50%.

CASO 2

Mulher, 36 anos, negra. Paciente referiu que há 1 mês iniciou quadro de edema generalizado (membros inferiores, abdome e periorbitário), associado a astenia, dispneia aos médios esforços, diminuição do volume urinário e urina com espuma. Negou hematúria e disúria. Relatou ainda que uma semana antes do surgimento dos sintomas teve quadro gripal com melhora espontânea. **Antecedentes pessoais e familiares:** referia anemia em seguimento em UBS, com necessidade de reposição de ferro. Teve gestações sem intercorrências, última há 4 anos. Parente em segundo grau com anemia falciforme. Negou tabagismo, etilismo e uso de drogas ilícitas. **Exame físico:** bom estado geral, descorada 2+/4+, hidratada, afebril, acianótica, anictérica. Exame cardíaco e pulmonar sem alterações. Pressão arterial de 100×70 mmHg. Frequência cardíaca de 80 bpm. Exame abdominal algo globoso com macicez móvel dos flancos. Extremidades com edema com cacifo 2+/4+ até joelhos. IMC de 27. A Tabela 4 apresenta os **exames complementares:**

TABELA 4   Exames em destaque

	Valores à admissão		Valores à admissão
Ureia (mg/dL)	31	Albumina (g/dL)	1,3
Creatinina (mg/dL)	1,78	LDL colesterol (mg/dL)	336
MDRD (mL/min/1,73 m²)	34,2	Triglicérides (mg/dL)	264
Proteinúria relação P/C	8,1	HDL colesterol (mg/dL)	50
Proteinúria 24 horas (g)	11,6	Hemoglobina (g/dL)	10,8
FAN nuclear pontilhado fino	1/160	Plaquetas (/mm³)	266000
Anti-DNA	NR	25-OH-vitamina D (ng/mL)	< 4

Fonte: elaborada pelos autores.

Complementos C3 e C4 normais (127 e 46 mg/dL, respectivamente). Eletroforese de hemoglobina com traço falcêmico (hemoglobina S 30%). Exame de urina com pH 7,0 densidade 1010 proteína +++, 3 hemácias/campo e 4 leucócitos/campo. **Sorologias:** HIV não reagente, HCV não reagente, HbsAg não reagente, anti-Hbs reagente. VDRL não reagente. **Ultrassom de rins e vias urinárias:** sem alterações, rins com tamanho normal e ecogenicidade preservada.

Diagnóstico sindrômico: Síndrome nefrótica com perda de função renal

Hipóteses diagnósticas:

1. **Glomeruloesclerose segmentar e focal: prós** – principal causa de síndrome nefrótica em adulto jovem, principal glomerulopatia causadora de doença renal crônica e ancestralidade.
2. **Doença de lesões mínimas: prós** – causa comum de síndrome nefrótica, início súbito, sem hipertensão e hematúria; **contra** – idade.

3. **Nefropatia membranosa: prós** – causa comum de síndrome nefrótica em adultos acima de 40 anos, no entanto, a forma secundária associada ao lúpus pode incidir em pacientes mais jovens (como no caso) e não apresentar hematúria, **contra** – sem critérios diagnósticos para lúpus, apenas o achado de FAN positivo.

4. **Glomerulonefrite** p**ós-infecciosa : prós** – história de infecção recente prévia ao quadro renal, piora de função renal; contra – síndrome nefrótica é incomum como apresentação dessa glomerulopatia, sem hematúria e complemento normal.

Indicada biópsia renal para elucidação diagnóstica.

TABELA 5 Biópsia renal

Compartimentos			
Glomerular	Tubular	Intersticial	Artérias e arteríolas
17 (1 deles globalmente esclerótico) Volume – normal **Celularidade – hipertrofia e hiperplasia de podócitos** Cápsula de Bowman – preservada Membrana basal – preservada **Capilar glomerular – colapso de alça** Matriz mesangial – expansão segmentar em alguns glomérulos	Dilatados com epitélio regenerativo Dilatação microcística Atrofia focal	Fibrose < 10% Infiltrado neutrofílico e linfocitário	Sem alterações
Imunofluorescência: 16 glomérulos com IgM 1+/3+ e C3 3+/3+ **segmentar e focal**			
Conclusão: Glomeruloesclerose segmentar e focal variante colapsante e necrose tubular aguda (NTA)			

Fonte: elaborada pelos autores.

Evolução clínica

Após resultado de biópsia, a paciente manteve acompanhamento ambulatorial com investigação de possíveis causas secundárias e para iniciar tratamento. **Investigação complementar:** realizadas pesquisas para parvovirus B19 e citomegalovírus que resultaram negativas. Realizado teste genético que revelou que a paciente tinha 2 alelos de risco para APOL1. Outro aspecto interessante a se comentar nessa paciente é ela ser portadora de traço falciforme. São descritos na literatura raros casos de associação de doença falciforme e glomerulopatia colapsante: 1 caso em rim primitivo e 6 casos pós-transplante renal. No entanto, não há relato de tal associação com traço falciforme. Assim sendo, consideramos tal associação sem significado clínico.

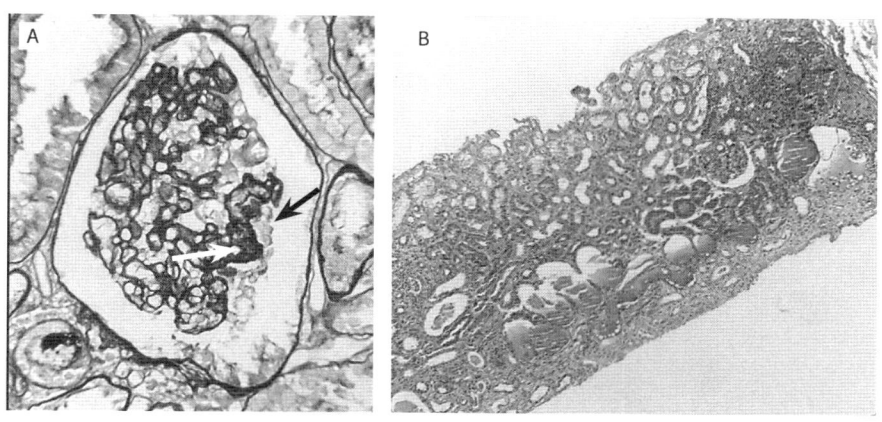

FIGURA 2 **A.** Coloração pela prata mostrando colapso de alças (seta branca) e hiperplasia e hipertrofia de podócito (seta preta). **B.** Compartimento túbulo-intersticial mostrando dilatações microcísticas. (Veja imagens coloridas no encarte ao final do livro.)
Fonte: imagens de arquivo dos autores.

Tratamentos utilizados: após investigação e com resultado da biópsia renal, foi iniciado tratamento clínico da paciente, incluindo uso de agentes antiproteinúricos (losartana), controle da dislipidemia com atorvastatina e indicada terapia imunossupressora inicialmente com uso de corticoterapia (prednisona) 1 mg/kg sem resposta após 16 semanas (córtico-resistente). Foi retirada completamente a prednisona e como a paciente teve melhora em *clearance* de creatinina após resolução de NTA foi iniciado inibidor de calcineurina (tacrolimus), durante o período de 3 meses em nível sérico adequado, e também sem resposta. A paciente foi então mantida somente em tratamento conservador e em dois anos evoluiu para o estágio V da DRC. Entrou em programação de transplante renal, com doador vivo relacionado, liberada para doação após análise genética do doador que demonstrou que esta possuía apenas 1 alelo de risco para APOL1, sendo assim apta a doar.

GLOMERULOPATIA COLAPSANTE

Definição e histórico

A glomerulopatia colapsante (GC) teve sua primeira descrição em 1978, denominada como "GESF maligna" por se tratar de uma síndrome nefrótica com perda rápida de função renal e achado histológico compatível com GESF[15]. Após alguns anos, na década de 80, com a pandemia do HIV, a GESF com lesão colapsante entrou novamente em destaque, com aumento da frequência do diagnóstico, e agora denominada de Nefropatia do HIV (HIVAN) pela associação com carga viral positiva nos pacientes com HIV. Em 1986, lesão semelhante foi descrita em pacientes HIV negativo, com história natural parecida com a descrição inicial de 1978, momento em que o nome Glomerulopatia Colapsante foi usado pela primeira vez[15,16].

Algum tempo após, a GC foi englobada na classificação de Columbia para GESF, sendo classificada como uma variante histológica. Porém, após análises fisiopatológicas e prognósticas, concluíram que a GC deve ser encarada como uma doença com características próprias e não mais uma variante histológica de GESF, porque possui evolução, resposta terapêutica e mecanismos fisiopatológicos distintos de uma GESF[15,16]. Enquanto a GESF é caracterizada pela podocitopenia, a GC apresenta caracteristicamente uma proliferação e diferenciação podocitária entre outros mecanismos, que serão detalhados adiante[16].

Epidemiologia

A incidência da GC não está bem estabelecida. Numa das maiores casuísticas relatadas, a GC compreende 1,4% dos diagnósticos de biópsias renais em 15 anos de um centro único nos Estados Unidos. Isso corresponde a 88 casos com idade média dos pacientes de 44 anos (11-83), distribuição semelhante entre sexo e clara relação com a etnia afro-americana (84%) contra caucasianos (13%) e hispânicos (1%)[16]. Desses casos, 77% foram considerados idiopáticos (sem teste genético), 17% associados ao HIV e os demais à doença isquêmica crônica, uso de drogas e hepatite C. Quando se analisa a frequência da forma colapsante em casuísticas de GESF, a incidência varia entre 10 e 24%, com notado aumento nos últimos anos[16]. No Brasil, o único dado disponível até o momento sobre GC é proveniente do estudo de Testagrossa et al., em 2012, de biópsias renais com diagnóstico de GESF em pacientes HIV negativos do HC--FMUSP, entre 1996 e 2006 (n = 131), que mostrou a forma colapsante como a segunda mais frequente (n = 48/36,6%), perdendo apenas para o subtipo NOS. No mesmo estudo, há uma comparação com casuística de North Carolina (EUA), em um total de 197 biópsias, entre 1982 e 2001, o subtipo colapsante ocupava apenas o 4.º lugar (11%)[10]. Esse dado chama a atenção para prováveis fatores genéticos ou até mesmo ambiental da população brasileira, que façam com que a incidência desta grave doença seja maior.

Genética

O acometimento predominantemente em afrodescendentes em casuísticas americanas chama a atenção para um fator genético envolvido na fisiopatologia. A recente descoberta da apolipoproteina L-1 (APOL1) e seus alelos de risco (G1 e G2) trouxeram importantes informações sobre a fisiopatologia da GC, pois a presença desses alelos de risco foi associada a um aumento de incidência de doença renal afetando pacientes afro-americanos[16].

Já foi demonstrada associação entre GC e homozigose para APOL1 em casos de GC associado a HIV, nefrite lúpica, nefropatia membranosa, drogas e pós-transplante renal. Admite-se que um mecanismo de *second-hit* ("gatilho", como infecções, drogas, etc.) em pacientes com variantes genéticas de risco propicie o desenvolvimento da doença renal[16]. O mecanismo como a APOL1 causa dano renal ainda é desconhecido, mas alterações em nível mitocondrial já foram descritas.

Fisiopatologia

O que leva o podócito a se proliferar, diferente da apoptose observada na GESF, ainda não está bem estabelecido. O mecanismo provavelmente seja diferente nas diversas etiologias da GC, por esse motivo há uma proposta na literatura para dividir a GC em três categorias: idiopática, genética e secundária ou reativa (Tabela 6)[15].

TABELA 6   Classificação de GC baseada em etiologia

Idiopática	Genética	Secundária
GC idiopática	A. Genótipos de risco da APOL1 B. Nefropatia associada à mutação CoQ2 C. GC familiar (gene desconhecido) D. Síndromes: Displasia mandíbulo-acral, *Action Myoclonus-renal Failure*	i. Infecções: HIV, Parvovirus B19, CMV, Campylobacter etc. ii. Doenças autoimunes iii. Microangiopatia trombótica iv. Neoplasias hematológicas v. Guillain-Barré vi. Medicações: interferon, bifosfonados, ácido valproico

Fonte: adaptada de Albaqumi et al., 2008.[15]

O mecanismo de lesão podocitária na GC associado ao HIV (HIVAN) provavelmente seja diretamente relacionado a presença intracelular do vírus no podócito, com transcrição de proteínas virais que direta ou indiretamente levam à doença. Mecanismo semelhante deve estar associado a GC secundária a infecção pelo parvovírus B19, porém a relação da infecção viral e a GC ainda permanece controversa[15]. Outro mecanismo estudado na fisiopatologia da GC propõe que uma desregulação em fatores de crescimento vasculares como o Fator de Crescimento Vascular Endotelial (VEGF) e processos isquêmicos agudos sejam gatilhos para a alteração no metabolismo mitocondrial e lesão colapsante, corroborando a associação de Microangiopatia Trombótica e GC[15].

O espectro de lesão da GC não se limita apenas ao glomérulo, atinge também todas as células epiteliais renais, com dano tubular direto que induz proliferação, apoptose, translocação de proteínas da membrana tubular, contribuindo com achados à histologia de atrofia tubular e formações microcísticas[15,16].

História natural da doença

Os pacientes apresentam inicialmente um quadro de síndrome nefrótica com proteinúria importante, geralmente > 5 g/24 h, hipertensão como achado frequente, e piora rápida de função renal. Possui baixa taxa de resposta ao tratamento imunossupressor e rápida evolução para DRC terminal. A variante colapsante possui pior prognóstico renal quando comparada com outras variantes descritas de GESF[17,18,19]. Em estudo retrospectivo de biópsias de pacientes com GESF, resistentes a corticoides, em sua maioria crianças e adultos jovens, D'Agatti et al. demonstraram que a variante colapsante confere pior prognóstico, com 47% dos pacientes atingindo DRC terminal em até 3 anos[17]. Em outro estudo, Kukull et al. analisaram o prognóstico apenas de pacientes com mais de 65 anos, com síndrome nefrótica e diagnóstico de GESF variante colapsante, e encontrou uma sobrevida renal e geral em média de 14 meses após o diagnóstico, sem diferença estatística em relação ao tratamento imunossupressor[5]. Esses estudos corroboram o que é observado na prática médica no acompanhamento desses pacientes, que evoluem rapidamente para DRC terminal e necessidade de diálise.

Tratamento

O tratamento inicial é semelhante ao usado para outras formas de GESF e síndromes nefróticas, com controle adequado de pressão arterial, dislipidemia, agentes antiproteinúricos. Não existem estudos clínicos que definam com segurança o melhor tratamento para GC, os tratamentos usados hoje em dia são baseados em análises retrospectivas e dados clínicos de grandes centros especializados. Existe a dúvida na literatura se a evolução é melhor em pacientes que recebem terapia imunossupressora quando comparados com aqueles que não recebem. Na maior casuística, com 61 pacientes, 36 tratados com terapia imunossupressora, foi observada maior taxa de remissão total + parcial (70% *vs.* 40%) e menor taxa de evolução para DRC terminal (35% *vs.* 70%) em relação aos não tratados[19].

Em geral, a maioria dos pacientes com GC recebem terapia imunossupressora, com exceção dos pacientes onde a imunossupressão está contraindicada como infecções ativas ou pacientes com achados de biópsia renal que indiquem alta cronicidade e provável pouco benefício em tratamentos agressivos.

O tratamento imunossupressor inicial empregado na maioria dos serviços consiste na administração de corticoides, geralmente prednisona 1 mg/kg (60 a 80 mg) com redução gradual até 20 mg e manutenção por 6 meses. Alguns centros preferem usar doses mais altas, porém, em dias alternados. Em pacientes com proteinúrias maciças (> 10g), hipoalbuminemia grave e sem alteração da função renal uma boa opção está em associar um inibidor de calcineurina, tacrolimus ou ciclosporina, com intuito de acelerar a recuperação da proteinúria.

Monitorização do tratamento: não existem regras bem definidas, podendo variar entre centros, porém, usualmente, monitora-se o paciente com função renal, relação proteinúria/creatinina urinária e nível sanguíneo de tacrolimus ou ciclosporina (alvo tacrolimus 5-10 e ciclosporina C0 80-150), a cada 15 dias no primeiro mês de tratamento, passando para acompanhamento mensal, trimestral e até semestral no caso dos respondedores e nível sérico de medicação estável. Pacientes que remitem a doença, porém, apresentam recidivas podem ser tratados com esquema semelhante ao usado primariamente.

Transplante renal

Com a característica de ser uma doença com rápida progressão para DRC terminal, o transplante renal se mostra uma boa alternativa para estes pacientes, porém na avaliação de possíveis doadores e no acompanhamento destes pacientes deve-se ter em mente o alto risco de recorrência das GC, com taxas semelhantes aos outros padrões histológicos de GESF, em torno de 30% em alguns estudos[7]. Cabe ressaltar também a existência da GC *de novo* pós-transplante renal, com fisiopatologia semelhante, porém com algumas características distintas.

A GC *de novo* está associada a infecções virais (CMV, principalmente), eventos isquêmicos pós-transplante (microangiopatia trombótica, necrose cortical e ateroembolismo) e episódios de rejeição ao enxerto. Acredita-se que tais fatores funcionem como "second-hits" assim como hipotetizado nos casos de rim primitivo[7]. Apresenta-se com menor proteinúria e menor frequência de síndrome nefrótica quando comparada aos casos em rim primitivo. Confere pior prognóstico em relação à função do enxerto e o estudo de Santoriello et al. demonstraram associação entre a presença de alelos de risco para APOL1 no doador e menor sobrevida do enxerto e maior taxa de rejeição. Além de observar que tais pacientes tiveram maior proteinúria e biópsias com maior número de glomérulos colapsados[20].

No *guideline* do KDIGO 2017 para avaliação do doador de rim para transplante renal intervivos existe a recomendação de oferecer o teste genético para APOL1 para doadores de origem africana e informar sobre o risco de sobrevida menor do enxerto e de doença renal crônica no doador associado a presença de 2 alelos de risco para APOL1[21].Quando sabidamente o receptor possui os alelos e recebe o rim de um doador relacionado, é prudente a pesquisa antes de efetuar a doação, como foi feito no caso descrito neste capítulo[21,22].

CONSIDERAÇÕES FINAIS

- GESF colapsante é uma glomerulopatia que apresenta quadro clínico de GESF de má evolução com colapso de alça à histologia (variante colapsante). A apresentação clínica da doença idiopática caracteriza-se por uma síndrome nefrótica grave com perda de função e evolução rápida para DRC. A resposta terapêutica é ruim.
- Na patogênese da lesão, o podócito é a célula primariamente acometida sofrendo uma desdiferenciação, perdendo sua característica de célula madura e adquirindo a capacidade de hiperplasia.
- Lesões colapsantes já foram descritas em doenças sistêmicas como diabetes, nefrite lúpica, hepatites B e C, malignidades (câncer de próstata, carcinoma hepatocelular), etc.
- Associação com genótipos de risco de APOL-1, descrita em afro-americanos, traz importantes questionamentos quanto à escolha de doador no transplante renal tanto intervivos como de doador falecido.
- A glomerulopatia colapsante em pacientes idosos (acima de 65 anos) apresenta à histologia associação frequente com lesões vasculares moderadas/severas, microangiopatia trombótica, lesões ateroembólicas e NTA.

REFERÊNCIAS

1. Rosenberg AZ, Kopp JB. Focal segmental glomerulosclerosis. Clin J Am Soc Nephrol 2017;12:502-17.
2. Malafronte P, Alves MAR, Barros RT, et al. Paulista registry of glomerulonephritis: 5-year data report. Nephrology Dialysis Transplantation 2006;21(11), 3098-105.
3. Siemens TA, Riella MC, Moraes TP, Riella CV. APOL1 risk variants and kidney disease: what we know so far. Braz. J. Bras. Nefrol 2018; 40(4):388-402.
4. D'Agati VD, Kaskel FJ, Falk RJ. Focal segmental glomerulosclerosis. N Engl J Med 2011;365:2398-411.
5. De Vriese AS, Sethi S, Nath KA, et al. Differentiating primary, genetic, and secondary FSGS in adults: A clinicopathologic approach. J Am Soc Nephrol 2018; 29:759-74.

6. McCarthy ET, Sharma M, Savin VJ. Circulating permeability factors in idiopathic nephrotic syndrome and focal segmental glomerulosclerosis. Clin J Am Soc Nephrol 2010; 5(11), 2115-121.

7. Kronbichler A, Saleem MA, Meijers B et al. Soluble urokinase receptors in focal segmental glomerulosclerosis: A review on the scientific point of view. J Immunol Res 2016, id 2068691.

8. D'Agati VD, Fogo AB, Bruijn JÁ, et al. Pathologic classification of focal segmental glomerulosclerosis: A working proposal. Am J Kidney Dis 2004; 43:368-82.

9. Thomas DB, Franceschini N, Hogan SL, et al. Clinical and Pathologic Characteristics of Focal Segmental Glomerulosclerosis Pathologic Variants. Kidney Int 2006; 69(5), 920-6.

10. Testagrossa L, Azevedo Neto R, Resende A, et al. Immunohistochemical expression of podocyte markers in the variants of focal segmental glomerulosclerosis. Nephrol Dial Transplant 2012; 28(1), 91-8.

11. Cattran DC, Alexopoulos E, Heering P, et al. Cyclosporin in idiopathic glomerular disease associated with the nephrotic syndrome: Workshop recommendations. Kidney Int 2007; 72(12), 1429-47.

12. Braun N, Schmutzler F, Lange C, et al. Immunosuppressive treatment for focal segmental glomerulosclerosis in adults. Cochrane Database of Systematic Reviews 2008, doi 101002.

13. Hogg RJ, Friedman A, Greene T, et al. Renal Function and proteinuria after successful immunosuppressive therapies in patients with FSGS. Clin J Am Soc Nephrol 2013; 8(2), 211-18.

14. Kronbichler A, Kerschbaum J, Fernandez-Fresnedo G, et al. Rituximab treatment for relapsing minimal change disease and focal segmental glomerulosclerosis: A systematic review. Am J Nephrol 2014; 39(4), 322-30.

15. Albaqumi M, Barisoni L. (2008). Current views on collapsing glomerulopathy. J Am Soc Nephrol 2008;19(7),1276-81

16. Nicholas Cossey L, Larsen CP, Liapis H. Collapsing glomerulopathy: a 30-year perspective and single, large center experience. Clin Kidney J 2017;10(4), 443-49.

17. D'Agati VD, Alster JM., Charles Jennette J, et al. Association of histologic variants in FSGS clinical trial with presenting features and outcomes. Clin J Am Soc Nephrol 2013; 8(3), 399-406.

18. Kukull B, Avasare RS, Smith KD, et al. Collapsing glomerulopathy in older adults. Modern Pathol 2019; 32(4), 532-38.

19. Laurin LP, Gasim AM., Derebail VK, et al. Renal survival in patients with collapsing compared with not otherwise specified FSGS. Clin J Am Soc Nephrol 2016;11(10), 1752-59.

20. Santoriello D, Husain SA, De Serres SA, et al. Donor APOL1 high-risk genotypes are associated with increased risk and inferior prognosis of de novo collapsing glomerulopathy in renal allografts. Kidney Int 2018; 94(6),1189-98.

21. Kidney Disease: Improving Global Outcomes (KDIGO) Living Kidney Donor Work Group. KDIGO Clinical Practice Guideline on the Evaluation and Care of Living Kidney Donors. Transplantation 2017; 101(Suppl 8S):S1-S109.

22. Mohan S, Iltis AS, Sawinski D et al. APOL1 Genetic Testing in Living Kidney Transplant Donors. Am J Kidney Dis 2019; 74(4), 538-43.

4

Síndrome nefrótica com injúria renal aguda em idoso

Renata de Cássia Zen
Denise Avancini Malheiros
Cristiane Bitencourt Dias

Paciente de 60 anos, branco, foi internado por anasarca iniciada há um mês. Ele caracterizou a doença como de rápida evolução para edema generalizado. Negava qualquer outra queixa. Como antecedentes pessoais, negava diabetes *mellitus*, hipertensão arterial, câncer ou alergias. Era acompanhado pelo serviço de urologia para rotina de avaliação de próstata. Não era tabagista ou etilista. Durante o exame físico estava consciente, orientado, eupneico, descorado +/4 e com IMC dentro da normalidade. Tinha edema de membros inferiores até a coxa, parede abdominal e edema periorbital. Ausculta pulmonar com discreta diminuição de murmúrio vesicular em base esquerda e ausculta cardíaca normal com pressão arterial de 100×60 mmHg. No abdome, somente edema de parede, sem massas ou vísceras palpáveis e sem ascite.

Aos **exames laboratoriais**, apresentava elevação de creatinina basal de 0,4 mg/dL para valores de 2,9 mg/dL à admissão até superiores a 5 mg/dL durante a internação, como descrito no gráfico a seguir (Figura 1). Houve necessidade de diálise no período de 22/4 a 10/5.

Nos demais exames, tinha proteinúria de 7,08 g/24 h, urina I sem hematúria ou leucocitúria. Hemoglobina de 12 g/dL normo-normo, com DHL, reticulócitos e haptoglobina normais. Albumina sérica de 0,9 g/dL com eletroforese de proteína sérica com hipoalbuminemia e elevação de alfa 2, sem pico monoclonal ou policlonal. Imunofixação de proteínas sérica e urinária negativas. Glicemia de jejum e hemoglobina glicada normais. O complemento sérico era normal, com fator antinuclear (FAN), anti-DNA, ANCA não reagentes e sorologias para hepatites virais, HIV e o VDRL negativos.

Diagnóstico sindrômico: síndrome nefrótica com injúria renal aguda (IRA).

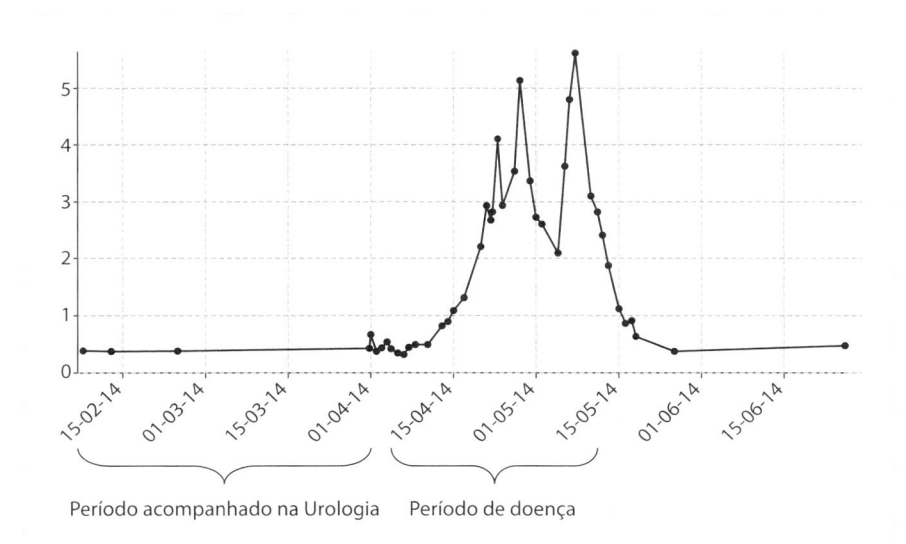

Período acompanhado na Urologia   Período de doença

FIGURA 1   Exame: creatinina
Fonte: elaborada pelos autores.

Hipóteses diagnósticas:

1. **Nefropatia membranosa: prós** – principal causa de síndrome nefrótica em indivíduos acima de 50 anos. A IRA seria justificada por edema por *underfilling,* isto é, a patogênese de um terço do edema na síndrome nefrótica, na qual o intravascular está depletado e o paciente desenvolve uma IRA pré-renal, podendo evoluir para necrose tubular aguda. **Contra** – na nefropatia membranosa, não se espera a instalação tão rápida da síndrome nefrótica, e na patogênese do edema predominaria o mecanismo *overfill,* no qual plasminogênio, procedente de uma proteinúria não seletiva, seria convertido em plasmina na luz tubular, o que provocaria a abertura dos canais ENaC de sódio, com absorção de sódio e promoção de edema com aumento de volume intravascular.
2. **Amiloidose (AL): prós** – segunda causa de síndrome nefrótica em indivíduos a partir de 60 anos na Europa. Espera-se uma síndrome nefrótica com hipotensão, esta última secundária ao acometimento vascular ou cardíaco da proteína amiloide. **Contra** –ausência de pico monoclonal e proteína anômala à imunofluorescência (IF).
3. **Glomeruloesclerose segmentar e focal: prós** – segunda causa de síndrome nefrótica em idosos em nosso serviço. A variante histológica *tip lesion* pode ter comportamento de síndrome nefrótica de rápida instalação.

4. **Doença de lesões mínimas: prós** – principal causa de síndrome nefrótica com IRA em idosos, pois é a doença que mais frequentemente tem edema por *underfilling*. Sempre é uma doença de instalação súbita. **Contra** – é a síndrome nefrótica mais frequente em crianças com até 10 anos de idade. Tem queda em sua prevalência a partir dos 19 anos, mantendo-se responsável por somente 10% dos casos de síndrome nefrótica em adultos e não aumenta sua incidência em idosos.

O resultado do laudo da biópsia foi: 24 glomérulos com volume e celularidade normais; cápsula e espaço de Bowman preservados; membrana basal e capilar glomerular preservadas; matriz mesangial sem alterações;túbulos com necrose tubular aguda e interstício sem alterações; artéria interlobular com fibrose de íntima e hialinização da parede; arteríolas em número de 3 com proliferação e fibrose de íntima, e com hialinização da parede; IF com 8 glomérulos mostrando-se negativa em sua totalidade após tratamento com os anticorpos contra IgA, IgG, IgM, C1q, C3, fibrinogênio, kappa e lambda.

Conclusão diagnóstica: tecido renal com glomérulos preservados – arteriosclerose e arteriolosclerose hialina.

DOENÇA DE LESÕES MÍNIMAS

A doença de lesões mínimas (DLM) é a principal causa de síndrome nefrótica em crianças abaixo de 10 anos, sendo responsável por 65 a 90% das síndromes nefróticas nessa faixa etária. Após os 10 anos de idade, ocorre um decaimento de sua frequência, e a partir dos 19 anos contribui com 9 a 15% das glomerulopatias primárias, não havendo trabalhos que mostrem novo pico de incidência dessa glomerulopatia no idoso[1] (Figura 2)[2]. Em trabalhos americano[3] e europeu[4], há predomínio de brancos, entre 70 e 80% dos casos; porém, quanto ao sexo, somente um estudo mostrou predomínio em homens[4]. Neste capítulo, nos deteremos na DLM no adulto.

Apresentação clínica

A síndrome nefrótica de início abrupto é condição absoluta para elaborarmos a hipótese diagnóstica de DLM, como ocorreu no caso mencionado. Outras características em adultos que vale mencionar são: hematúria, que pode ocorrer entre 12,7 a 29% dos casos; hipertensão arterial sistêmica, em 27 a 43% dos casos; e IRA, em 18 a 28% dos pacientes[3-5]. A IRA é mais frequente em

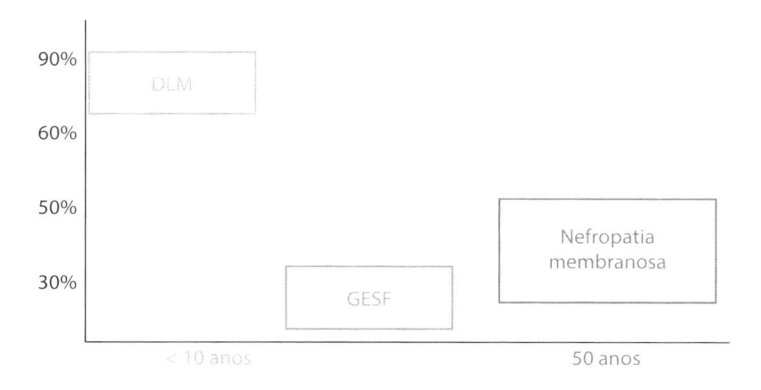

FIGURA 2 Principal etiologia de síndrome nefrótica primária por faixa etária[2].
DLM – doença de lesão mínima; GESF – glomeruloesclerose segmentar e focal.
Fonte: elaborada pelas autoras.

indivíduos mais velhos, provavelmente por serem mais suscetíveis aos efeitos hemodinâmicos de uma síndrome nefrótica de instalação rápida[3]. Espera-se que a DLM tenha marcadores de doenças sistêmicas, como hemograma, sorologias, complemento e autoanticorpos, normais ou negativos. Raramente está associada a doenças sistêmicas, como lúpus (chamada podocitopatia lúpica), linfomas ou leucemias. Além disso, também é rara a associação com medicamentos como anti-inflamatórios não esteroides, lítio, medicações oncológicas (p.ex., inibidores da tirosina-quinase), além de intoxicações por metais como mercúrio (Tabela 1)[2].

TABELA 1   Causas secundárias de DLM

Neoplasias	Drogas	Doença autoimune
Linfomas	Anti-inflamatório não esteroide	Lúpus
Leucemias	Mercúrio	Miastenia *gravis*
Timoma	Lítio	Doença celíaca
	Inibidores da tirosina-quinase	

Fonte: elaborada pelas autoras.

Patologia

A DLM caracteriza-se por ocorrer em paciente com síndrome nefrótica cuja biópsia renal do ponto de vista da microscopia óptica e da IF sejam normais. Para haver maior certeza de ser DLM, e não uma glomeruloesclerose segmentar e focal (GESF) pouco representativa, alguns patologistas advogam a necessidade da presença de 20 a 27 glomérulos normais na amostra da biópsia renal para DLM. A microscopia eletrônica não consegue fazer a diferença entre DLM e GESF primária, pois ambas têm fusão podocitária em mais de 80% de sua área. Do ponto de vista prático, um paciente com síndrome nefrótica (ATENÇÃO – PRECISA FECHAR OS TRÊS CRITÉRIOS DE SÍNDROME NEFRÓTICA PARA ADULTOS: EDEMA, PROTEINÚRIA $\geq$ 3,5 G/DIA E HIPOALBUMINEMIA) e biópsia renal bem representada com laudo de glomérulos normais pela óptica e pela IF (caso de nosso paciente) é igual a diagnóstico de DLM.

Patogênese

A patogênese da DLM continua incompletamente elucidada, bem como a certeza de haver patogênese diferente entre ela e a GESF. Achados de que CD80 está aumentada na urina de pacientes com DLM em atividade, porém ausente em DLM remitida ou em outras glomerulopatias incluindo a GESF, levou alguns autores à ideia de que a patogênese envolveria mecanismos de disfunção de células T[6-8].

O CD80, antes conhecido como B7-1, é uma proteína transmembrana presente em células apresentadoras de antígeno, células *natural killer* e células B[9]. Seria um importante regulador dos linfócitos T por possuir duas vias de ação, uma estimulando essas células no receptor CD28 e outra inibindo-as no receptor CTLA-4[10]. A partir de conhecimento prévio de que o podócito pode, sob determinado estímulo, adquirir características de células dendríticas (células apresentadoras de antígenos) e expressar CD80, Garin et al. demonstraram aumento de CD80 na urina de pacientes com DLM que exibiam a doença ativa, ao contrário dos que estavam em remissão da doença ou tinham outra glomerulopatia[6-8,11]. Não foi demonstrado aumento sérico do CD80, portanto, é excluída a hipótese de ser esse um fator circulante. Em estudos, não houve comprovação da diminuição do CTLA-4, porém, eles evidenciaram uma maior relação CD80/CTLA-4 na urina dos pacientes com a doença ativa em relação àqueles em remissão, sugerindo uma deficiência relativa no CTLA-4 e, portanto, uma falha na inibição do linfócito T[6,11]. A expressão de CD80 pode ser mediada pelo *toll-like receptor* 4 (TLR-4) ou por interleucina 13[12]. Entretanto, o TLR-4, que existe no podócito, não age diretamente, e sim por meio da ativação do NF-kB e da produção de citoquinas, entre elas o TNF-alfa (Figura 3).

Tratamento

O tratamento da DLM é sempre com corticoide. Ao iniciarmos esse tratamento dos pacientes, esperamos uma resposta completa de resolução de pro-

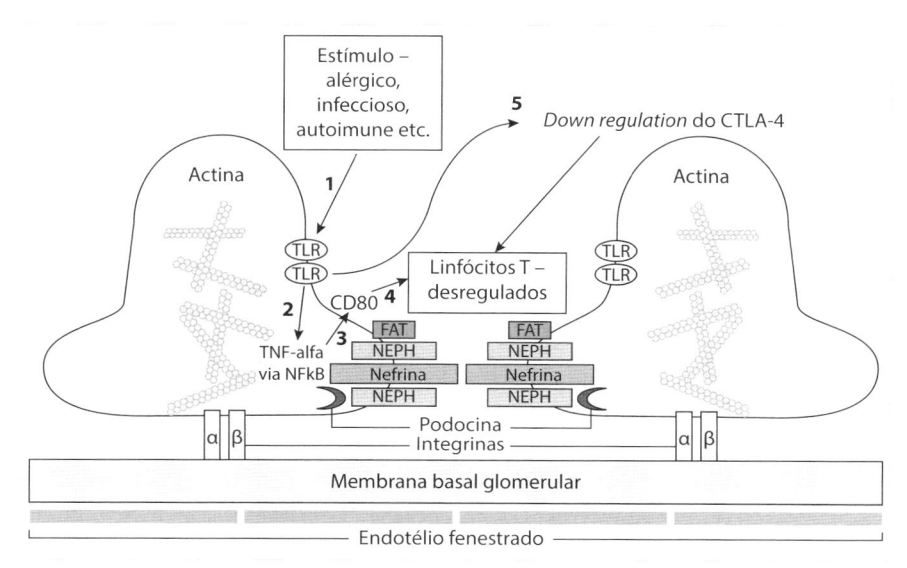

FIGURA 3   Resumo da teoria para patogênese da DLM.
Fonte: elaborada pelas autoras.

teinúria, isto é, proteinúria menor que 500 mg/dia em 96% dos pacientes. Nas crianças, essa resposta pode ocorrer 15 dias depois do início do tratamento, e em adultos, um mês depois. A posologia é de prednisona 1 mg/kg/dia via oral e, assim que ocorrer a resposta completa da proteinúria, inicia-se o desmame e a retirada da prednisona em, no máximo, 6 meses. O tempo máximo de uso de prednisona 1 mg/kg/dia com resposta é de 3 a 4 meses, a partir do que consideramos o paciente córtico-resistente e retirando o corticoide. Existe um único estudo em adultos que comparou o uso de prednisona 1 mg/kg/dia com 2 mg/kg/dias alternados, não encontrando nenhuma diferença de resposta clínica[3].

Para os pacientes com córtico-resistência, há poucas opções terapêuticas:

1. Inibidor de caucineurina, ciclosporina ou tacrolimus. **Ciclosporina** na posologia de 3 mg/kg/dia divididos em 12/12 h, mantendo um nível sérico 12 h após uso (C0) de 100 ng/mL ou o menor nível sérico com resposta clínica. **Tacrolimus** 0,05 mg/kg/dia divididos em 12/12 h com T0 entre 5 a 8 ng/ml. A maioria dos estudos foi realizada com ciclosporina, e em glomerulopatia ainda não existem evidências da superioridade de um sobre o outro. A escolha é individualizada. Espera-se uma resposta a partir do segundo mês de uso e acredita-se que até 50% dos casos irão responder. Nesse caso, será mantido por 2 anos.
2. Rituximab – com pouquíssimos estudos e resposta incerta.

3. Corticoide e micofenolato mofetil – mais bem estabelecido em GESF, porém, na prática, pode ser usado em DLM. A posologia será indicada no capítulo sobre GESF.

Quanto aos 96% dos pacientes que respondem ao corticoide, cerca de 54% irão sofrer recidiva da doença, sendo 12% recidivantes frequentes, com volta da síndrome nefrótica entre 1 a 6 meses da parada do uso do corticoide, e 3% córtico-dependentes, isto é, com volta da síndrome nefrótica ao desmame do corticoide ou até 1 mês da finalização da medicação[5]. O tratamento do recidivante frequente ou córtico-dependente é o mesmo, com volta da prednisona 1 mg/kg/dia até resposta da proteinúria, e a seguir do início do desmame há a opção de ciclofosfamida 2 mg/kg/dia via oral por 12 semanas ou inibidor da caucineurina nas mesmas posologia e duração descritas. O corticoide deve ser retirado em, no máximo, 6 meses.

Nos casos de córtico-dependência ou recidiva frequente, o rituximab em doses pequenas, 500 mg dose única, tem se mostrado um excelente poupador de corticoide. O uso de micofenolato mofetil foi estudado em crianças córtico-dependentes e córtico-resistentes, havendo 47% e 20% de remissão, respectivamente[13]. Pela excelente resposta ao tratamento, não se espera que a DLM evolua para doença renal crônica.

CONSIDERAÇÕES FINAIS

A seguir, há um fluxograma de tratamento[14]:

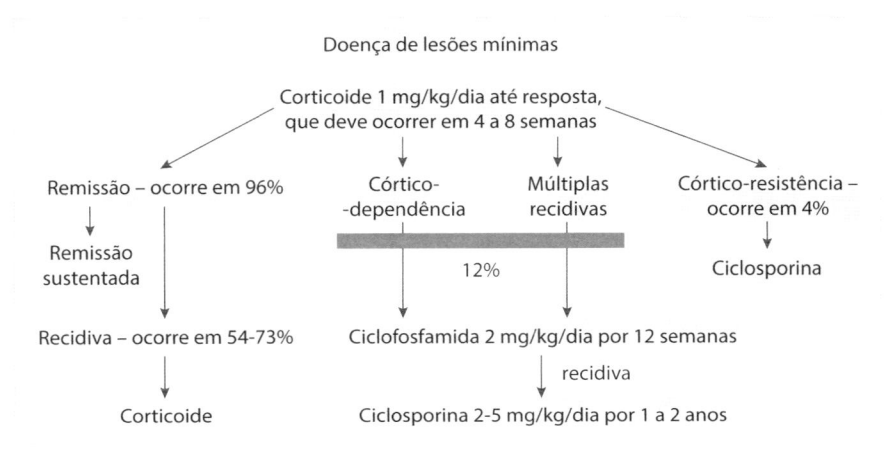

Doença de lesões mínimas

Corticoide 1 mg/kg/dia até resposta, que deve ocorrer em 4 a 8 semanas

Remissão – ocorre em 96%
Remissão sustentada
Recidiva – ocorre em 54-73%
Corticoide

Córtico-dependência
Múltiplas recidivas
12%
Ciclofosfamida 2 mg/kg/dia por 12 semanas
recidiva
Ciclosporina 2-5 mg/kg/dia por 1 a 2 anos

Córtico-resistência – ocorre em 4%
Ciclosporina

FIGURA 4 Fluxograma de tratamento.
Fonte: elaborada pelas autoras.

REFERÊNCIAS

1. Debbie SG, Jonathan PT, Richard AL, et al. (NEPTUNE). Complete remission in the nephrotic syndrome study network. Clin J Am Soc Nephrol 2016;11:81-9.
2. Vivarelli M, Massella L, Ruggiero B, Emma F. Minimal change disease. Clin J Am Soc Nephrol 2017;12:332-45.
3. Waldman M, Crew RJ, Valeri A, et al. Adult minimal-change disease: clinical characteristics, treatment, and outcomes. Clin J Am Soc Nephrol 2007;2:445-53.
4. Fenton A, Smith SW, Hewins P. Adult minimal-change disease: observational data from a UK centre on patient characteristics, therapies, and outcomes. BMC Nephrology 2018;19:207-15.
5. Dias CB, Pinheiro CC, Silva VS, et al. Proteinuria predicts relapse in adolescent and adult minimal change disease. Clinics 2012;67(11):1.271-4.
6. Garin EH, Diaz LN, Mu W, Wasserfall C, Araya C, Segal M, et al. Urinary CD80 excretion increases in idiopathic minima-change disease. J Am Soc Nephrol 2009;20:260-6.
7. Garin EH, Mu W, Arthur JM, Rivard CJ, Araya CE, Shimada M, et al. Urinary CD80 is elevated in minimal change disease but not in focal segmental glomerulosclerosis. Kidney In 2010;78:296-302.
8. Cara-Fuentes G, Wei C, Segara A, Ishimoto T, Rivard C, Johnson RJ, et al. CD80 and suPAR in patients with minimal change disease and focal segmental glomerulosclerosis: diagnostic and pathogenic significance. Pediatric Nephrol 2014;29:1.363-71.
9. Ishimoto T, Shimada M, Araya CE, Huskey J, Garin EH, Johnson RJ. Minimal change disease: a CD80 podocytopathy? Seminars in Nephrology Jul 2011;31(4):320-5.
10. Greenwald RJ, Freeman GJ, Sharpe AH. The B7 family revisited. Annu Rev Immunol 2005;23:515-48.
11. Cara-Fuentes G, Wasserfall CH, Wang H, Johnson RJ and Garin H. Minimal change disease: a dysregulation of the podocyte CD80-CTLA-4 axis? Pediatric Nephrol 2014;29:2.333-40.
12. Mishra OP, Kumar R, Narayan G, et al. Toll-like receptor 3 (TLR-3), TLR-4 and CD80 expression in peripheral blood mononuclear cells and urinary CD80 levels in children with idiopathic nephrotic syndrome. Pediatr Nephrol 2017;32:1.355-61.
13. Mendizábal S, Zamora I, Berbel O, Sanahuja MJ, Fuente J, Simon J. Mycophenolate mofetil in steroid/cyclosporine-dependent/resistant nephritic syndrome. Pedriatr Nephrol 2005;20:914-9.
14. Cattran DC, Alexopoulos E, Heering P, Hoyer PF, Johnston A, Meyrier A, et al. Cyclosporin in idiopathic glomerular disease associated with the nephrotic syndrome: workshop recommendations. Kidney International 2007;72:1.429-47.

5

Síndrome nefrótica em adulto

Ligia Battaini
Lívia Barreira Cavalcante
Luis Yu

Homem branco, 45 anos. Paciente encaminhado para atendimento na Nefrologia – HC-FMUSP com história de urina espumosa há um ano, evoluindo para anasarca e dor lombar a esquerda há um mês. Procurou atendimento na cidade de origem sendo internado no hospital local onde relata ter recebido diurético e albumina endovenosos. Após alta foi encaminhado e avaliado pela equipe de nefrologia e solicitada biópsia renal para elucidação do caso. De antecedentes pessoais era hipertenso há 2 anos em uso de losartan 50 mg/dia e furosemida 40 mg 2 × dia; DPOC em uso de Aerolin × 2 e Alenia 12/400 mcg 2 × dia; ex-tabagista, parou há 3 anos (50 maços/ano). **Antecedentes familiares:** parentes em primeiro grau com doença coronariana, hipertensão arterial e diabetes *mellitus*.

Ao exame físico apresentava peso de 119 kg com IMC de 41, em regular estado geral, eupneico, anictérico, acianótico e afebril. No aparelho cardiovascular as bulhas eram normofonéticas em dois tempos sem sopros audíveis, com pressão arterial de 158 × 97 mmHg e FC 96 bpm. No aparelho respiratório tinha murmúrio vesicular presente sem ruídos adventícios. Em membros inferiores havia edema +2/+4.

Aos exames à internação apresentava:

- Creatinina de 1,5 mg/dL, ureia de 28 mg/dL (CKD – EPI 55,4 mL/min/1,73 m^2), proteínas totais 4,7 g/dL, albumina 1,6 g/dL, globulina 3,1 g/dL com eletroforese de proteínas sem picos, sugerindo elevação da fração alfa-2 globulina (típica ocorrência em síndrome nefrótica), imunofixação sérica negativa.
- Urina I com densidade 1010, pH 7,0, glicosúria, 1 leucócito/campo, ausência de eritrócitos/campo, cilindros ausentes. Proteinúria de 24 h de 13,2 g. Imunofixação urinária negativa.

- Glicose de 88 mg/dL, Hb glicada de 5,3%, colesterol total de 414 mg/dL com HDL 44 mg/dL, LDL 324 mg/dL e triglicerídeos 340 mg/dL.
- FAN negativo, anti-DNA negativo, C3 e C4 normais, sorologias de HIV, VDRL, vírus B e vírus C negativos.

Diagnóstico sindrômico: síndrome nefrótica.
Hipóteses diagnósticas:

1. **Nefropatia membranosa: prós** – síndrome nefrótica mais frequente em adultos, principalmente a partir dos 50 anos. Sedimento urinário costuma ser sem hematúria ou leucocitúria. Mais frequente também em brancos.
2. **Amiloidose AL: prós** – na Europa é a segunda causa mais frequente de síndrome nefrótica em adultos mais velhos; **contra** – ausência de componente monoclonal em eletroforese e imunofixação. Ausência de manifestações sistêmicas de acometimento cardíaco e de vasos (arritmias, insuficiência cardíaca, hipotensão arterial), ou hepático (hepatomegalia e enzimas elevadas) que estão frequentemente presentes em amiloidose AL.
3. **Glomeruloesclerose segmentar e focal (GESF)** : prós – apresentação de síndrome nefrótica e principal glomerulopatia primária nas Américas. Glicosúria sem hiperglicemia encontrada em proteinúrias muito elevadas como é o caso de GESF colapsante; **contra** – mais comum em afrodescendentes.
4. **Doença de lesão mínima: prós** – apresentação de síndrome nefrótica; contra – menos frequente em adultos após os 19 anos e a apresentação é de síndrome nefrótica súbita, que, no caso do paciente, ele aparentemente evolui lenta e progressivamente com proteinúria ao longo de um ano.

Procedeu-se com a biópsia renal com o laudo de **microscopia óptica (Figura 1)**: 10 glomérulos com celularidade normal. Membrana basal com presença de espículas difusas. Túbulos e interstício sem alterações. **Imunofluorescência:** 09 glomérulos com IgG +3, IgM traços, C1q +2, C3 traços, kappa +2 Lambda +1, distribuição em alça capilar, padrão granular. **Diagnóstico:** glomerulopatia membranosa grau II.

Evolução: diante do resultado da biópsia renal e tempo em tratamento conservador (uso de anti-proteinúricos, controle pressórico, controle do edema e uso de estatina), optou-se pelo início de terapia imunossupressora. Recebeu rituximabe 500 mg e dois meses após mantinha o CD20 negativo, porém com síndrome nefrótica. Coletou a primeira amostra de anti-PLA2R (ELISA e IFI) positivos e de anti-THSD7A negativo. O CD20 positivou três meses após a infusão de rituximabe e o paciente por todo esse tempo mantinha-se nefrótico. Foi solicitada segunda dose de rituximabe, porém, não disponível. Pela manu-

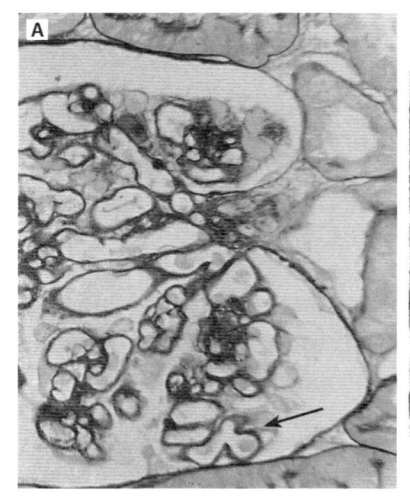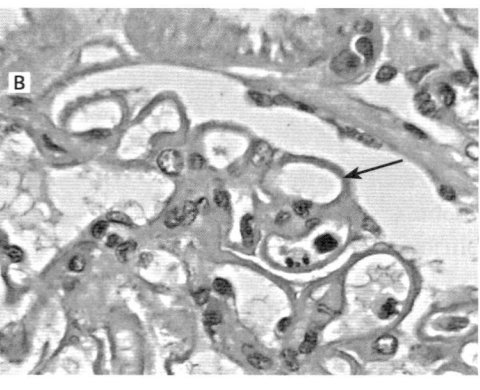

FIGURA 1 **A.** Coloração pela prata mostrando projeções na membrana basal (espículas). **B.** Espessamento da membrana basal (HE). (Veja imagens coloridas no encarte ao final do livro.)
Fonte: imagens de arquivo dos autores.

tenção da síndrome nefrótica e indisponibilidade dessa medicação, optou-se por tentar esquema terapêutico com ciclofosfamida oral e corticoide. Entretanto, o paciente não tolerou o uso da medicação. Após um ano do diagnóstico, ele evoluiu com piora da função renal e manutenção da proteinúria e hipoalbuminemia. Optou-se por nova tentativa de imunossupressão com rituximabe, administrando-se nova dose de 500 mg em duas tomadas, com intervalo de uma semana, e optando-se por realização de nova biópsia renal para avaliar sinais de cronicidade diante da piora mantida da função renal e manutenção da proteinúria.

Segunda biópsia renal:

Microscopia óptica: membrana basal com espículas difusas. Capilar glomerular preservado em todos. Matriz mesangial com expansão segmentar e focal. Cápsula de Bowman espessada focalmente. Espaço de Bowman com sinéquias focais. Túbulos dilatados com epitélio necrótico e regenerativo; atróficos focalmente; com linfócitos intraepiteliais focais. Interstício com fibrose moderada (35% do compartimento), com infiltrado linfocitário e infiltrado neutrofílico focal. Artérias arqueadas em número de uma, com fibrose intimal, artérias interlobulares em número de 4, com fibrose intimal e arteríolas em número de uma com fibrose intimal. **Imunofluorescência:** IgG 3+/3+, C1q 2+/3+ e C3 1+/3+ em alça de capilar glomerular, granular, com distribuição global e difusa. **Conclusão**: glomerulonefrite membranosa, grau II/III. Necrose tubular aguda. Arteriosclerose.

Durante o acompanhamento, foram coletadas mais duas amostras para dosagem de anti – PLA2R. Houve positividade tanto pela IFI como pelo ELISA, este último mantendo níveis elevados. Após toda essa avaliação, optou-se por suspender a imunossupressão, sendo o paciente encaminhado para início de terapia dialítica após dois anos do diagnóstico.

NEFROPATIA MEMBRANOSA

Introdução

A nefropatia membranosa (NM) é uma doença glomerular que se manifesta clinicamente por proteinúria[1] e em aproximadamente 20 a 30% dos casos é possível identificar doenças ou exposições associadas que funcionam como fator desencadeante desta síndrome, são os casos de NM secundária. Por outro lado, a NM dita primária (NMp) pode ser caracterizada como uma doença autoimune, específica do rim, causada por anticorpos circulantes que tem como alvo antígenos presentes no podócito. A formação do complexo antígeno–anticorpo leva à lesão da barreira de filtração glomerular, em especial dos podócitos, com consequente perda de proteínas urinárias.

Dados epidemiológicos

A NM é uma causa comum de síndrome nefrótica em adultos, com uma incidência no norte da Europa de cerca de 5-10 casos/milhão de habitantes/ano[2]. Em nosso meio, a NM é a segunda causa mais frequente de glomerulopatias, conforme o Registro Paulista de Glomerulopatias[3]. Esse achado também foi observado em um estudo nacional que descreveu a NM como a segunda glomerulopatia mais prevalente em uma grande casuística de biópsias renais[4]. Variações na incidência podem refletir indicações específicas de cada país e/ou de conduta médica para realização de biópsia renal, bem como diferenças socioeconômicas, étnicas e ambientais das diferentes populações[5,6].

Patogênese

Estudos experimentais, inicialmente realizados por Heymann et al., em 1959, descobriram que a imunização ativa de ratos com extratos renais e adjuvante de Freund, via intraperitoneal, induzia uma doença renal idêntica clínica e morfologicamente à NM humana[7]. Esse modelo experimental, subsequentemente intitulado nefrite de Heymann, foi longamente utilizado como modelo para esta doença, uma doença autoimune com produção de autoanticorpos induzidos ativamente (nefrite de Heymann ativa) ou passivamente, através da injeção de anticorpos heterólogos pré-formados dirigidos contra um autoantígeno presente em homogenatos de tecido renal (nefrite passiva de Heymann)[8,9]. Somente na década de 80, foi possível identificar este antígeno como sendo a megalina, presente no túbulo proximal e nos podócitos destes animais. Embora a megalina não seja expressa em podócitos humanos, acreditava-se que um processo semelhante ocorresse com um outro antígeno, até então desconhecido.

Embora a nefrite de Heymann tenha sido interpretada como modelo que pudesse representar a patogênese da NM em humanos, nenhuma conexão firme pode ser estabelecida entre este modelo experimental e a nefropatia humana[10]. Até que em 2002, Ronco e cols. demonstraram em uma série de estudos de NM em recém-nascidos de mães deficientes geneticamente da endopeptidase neutra (NEP) um antígeno associado ao podócito que digere peptídeos. Como os fetos possuem a NEP, anticorpos maternos anti-NEP cruzam a barreira placentária e interagem com a NEP presente nos podócitos fetais. Imunocomplexos *in situ* se formam no recém-nascido que desenvolvem um quadro de NM com proteinúria[11-13].

A identificação dos autoanticorpos séricos

Em 2009, Beck et al. descreveram o papel de autoanticorpos antirreceptor da fosfolipase A_2 na patogênese de uma fração substancial (70-80%) de pacientes com NMp[14], mas não no soro de pacientes com outras condições proteinúricas (nefropatia diabética, GESF, nefrite lúpica, vírus B) ou em controles sem patologia renal. Essa proteína foi identificada como o receptor tipo M da fosfolipase A_2 (PLA$_2$R), uma glicoproteína normalmente presente nos podócitos humanos e que foi identificada nos imunocomplexos depositados nos glomérulos dos pacientes com NM. Espécimes reativas de soro dos pacientes com NMp reconheceram o receptor recombinante e se ligaram à mesma glicoproteína como ocorreu com o anticorpo anti–PLA$_2$R, sendo, portanto, identificado o autoanticorpo anti–PLA$_2$R. Esse achado foi confirmado por uma série de estudos que sucederam essa descoberta[15-17].

Os anticorpos encontrados no soro dos pacientes com NMp são predominantemente do tipo IgG4, principal subclasse de imunoglobulina encontrada nos depósitos glomerulares desses pacientes. Além disso, foi demonstrado o importante papel da PLA$_2$R na patogênese da NMp por meio da relação significante entre polimorfismos do gene PLA$_2$R e o desenvolvimento da doença[18].

Um segundo anticorpo IgG4 específico contra outro antígeno podocitário, a thrombospondina tipo-1 proteína domínio contendo 7A (THSD7A), foi identificado em uma pequena população de portadores de NM (3 a 5%). Há pequenas casuísticas mostrando a dupla positividade para ambos anticorpos no sangue e tecido, sugerindo que os anticorpos não são mutuamente exclusivos como o estudo inicial havia sugerido. Algumas séries de casos mostram a associação do THSD7A e neoplasias[19]. Assim, demonstrou-se que os depósitos imunes subepiteliais que caracterizam a NMp se formam *in situ* quando anticorpos circulantes se ligam a antígenos intrínsecos podocitários, principalmente o receptor tipo M da fosfolipase A2 (PLA_2R) e agora, a thrombospondina tipo1 proteína domínio 7A (THSD7A)[20].

Recentemente, Sethi et al.[21] identificaram em pacientes negativos para anti-PLA2R e anti-THSD7A a presença de duas proteínas – a exostosina-1 (EXT-1) e a exostosina-2 (EXT-2) – em imunocomplexos depositados na região subepitelial de pacientes com NM secundária a doenças autoimunes, incluindo a nefrite lúpica. Esses mesmos autores identificaram outro antígeno em pacientes com NMp negativos para aqueles dois antígenos originais[22]. Trata-se da proteína semelhante ao fator neural de crescimento epidérmico-1 (NELL-1), tendo sido identificada em 29% de 126 pacientes com NM negativos para anti-PLA2R e anti-THSD7A, constituindo-se no segundo antígeno mais abundante causador de NMp.

Há uma pequena parcela de pacientes portadores de NM que não pode ser classificada como primária ou secundária. É possível que esses pacientes tenham doença associada a anticorpos contra antígenos podocitários ainda não identificados, ou que ainda não desenvolveram alterações clínicas ou laboratoriais que permitam a identificação de causas secundárias. Esses casos suscitam a busca de novos testes e/ou novos autoanticorpos que elucidem a etiologia dessa doença.

A identificação dos autoanticorpos em tecido renal

A NMp mediada pelos autoanticorpos anti–PLA2R e anti–THSD7A também pode ser confirmada pela presença destes anticorpos em depósitos glomerulares de biópsias renais. Estes achados podem estar presentes mesmo após o "clareamento" do anticorpo sérico. A maioria dos pacientes com anticorpo sérico positivo e cerca de 70% daqueles com anticorpo negativo vão apresentar positividade no tecido renal mostrando que a pesquisa no tecido renal é mais sensível que a dosagem sérica do anticorpo.

Quadro clínico

A NM se manifesta em 60 a 70% dos casos como síndrome nefrótica: edema, hipoalbuminemia e proteinúria maior ou igual a 3,5 g/dia. O restante dos pacientes vão apresentar proteinúria em valores subnefróticos, sendo assintomáticos na maioria dos casos e que recebem o diagnóstico após exames de rotina. Na maioria das vezes a função renal está preservada, mas cerca de 10% deles serão diagnosticados em vigência de alterações da função renal, que piora ao longo do acompanhamento, chegando a 30% de pacientes com doença renal crônica (DRC) estádio V. O exame de urina I demonstra proteinúria, sendo que em até 50% dos casos pode haver hematúria e entre 10 e 20% se encontram cilindros granulares. Ainda, cerca de 10% dos pacientes podem apresentar hipertensão arterial no momento do diagnóstico. Diversas complicações podem ser associadas a síndrome nefrótica, a mais importante delas é o tromboembolismo variando de menos de 1% no início do quadro a 7% durante o acompanhamento, além das dislipidemias também muito frequentes.

Diagnóstico e exames complementares

As manifestações clínicas da NMp e secundária são semelhantes. Portanto, uma história clínica cuidadosa, bem como exames laboratoriais e revisão da histologia devem ser feitos com o intuito de descartar possíveis causas secundárias. Uma supervisão regular é necessária, pois em alguns casos as causas secundárias subjacentes podem transparecer ao longo do acompanhamento.

O diagnóstico da NM baseia-se em achados histológicos, entretanto, alguns autores advogam que a biópsia renal poderia ser preterida em pacientes com síndrome nefrótica que apresentam sorologia positiva para anti–PLA2R ou anti–THSD7A. Entretanto, essa posição ainda não está definida, de forma que a biópsia renal ainda se constitui no padrão-ouro para o diagnóstico da NM, excetuando-se aqueles pacientes com risco elevado de complicações durante o procedimento, tais como no uso de antiplaquetários ou anticoagulantes, presença de discrasias sanguíneas ou rim único.

Investigação etiológica

Todo paciente adulto com síndrome nefrótica idiopática pode ser testado para os anticorpos: anti–PLA2R e anti–THSD7A. Estes são específicos para NM e mais frequentes na NMp, porém, há relatos de positividade em diversas etiologias secundárias, como neoplasia, esquistossomose, hepatite B e sífilis. Os novos antígenos recém-descobertos (EXT1, EXT2 e NELL-1) ainda não se encontram disponíveis para investigação laboratorial.

A investigação das causas secundárias mais prevalentes conforme a epidemiologia local é obrigatória. Devem ser solicitados exames para avaliação de doenças reumatológicas, tais como: complemento, anti-DNA e FAN e fator reumatoide. Devem-se incluir sorologias para hepatite B e C, HIV e VDRL. Investigação das neoplasias mais prevalentes, de acordo com a faixa etária ou com o quadro clínico do paciente, pode ser realizada. Doenças infecciosas prevalentes na região e que tenham relação com a NM devem ser consideradas. Há relatos de casos de NM secundária a esquistossomose e malária no nosso país.

Biópsia renal

Na avaliação histológica, a microscopia óptica pode não apresentar alterações significativas glomerulares no início do quadro. Com a evolução da doença, a deposição de imunocomplexos causa o espessamento da membrana basal, que é melhor caracterizada ao se utilizar a prata como corante. Com o uso dessa coloração é possível visualizar espículas formadas por imunocomplexos no lado epitelial da membrana basal. Na imunofluorescência, identifica-se deposição de IgG e complemento nas paredes dos capilares, sendo a IgG4 predominante nos casos da NMp. Na microscopia eletrônica, observa-se a presença de depósitos subepiteliais. De acordo com a deposição destes imunocomplexos e com a formação da nova membrana basal é possível classificar a NM de I a IV, mas esta classificação guarda pouca relação com manifestações clínicas.

Embora uma causa secundária não possa ser identificada diretamente pela histologia, alguns achados podem sugerir a presença de causa associada. A presença de proliferação mesangial ou endocapilar, presença de diferentes cadeias de imunoglobulinas e componentes do complemento, padrão *full house*, presença de depósitos subendoteliais na microscopia eletrônica ou inclusões endoteliais tubuloreticulares sugerem a presença de causas secundárias, particularmente de doenças autoimunes. A avaliação das subclasses de IgG podem auxiliar no diagnóstico diferencial, IgG4 predomina nas formas primárias e a combinação de IgG 1, 2 e 3 sugerem LES ou outra etiologia.

Dosagem sorológica de anti-PLA2R

Além do uso no diagnóstico, baixos títulos desse anticorpo estão associados com a ocorrência de remissão espontânea mais frequentemente. Em contraste, altos títulos estão associados com baixa resposta à imunossupressão e maior tempo para remissão. Recaídas também se correlacionam com níveis do anticorpo no momento da remissão, assim, pacientes que se tornam negativos têm menores taxas de recidiva quando comparados com aqueles que permanecem positivos ao final do tratamento. Quanto mais altos os níveis séricos do anticorpo, maior a chance de evolução para DRC[23].

Tratamento

O tratamento da NM secundária visa o controle do fator desencadeante. A NMp é uma doença crônica de evolução clínica variável. Aproximadamente

30% dos pacientes apresentam remissão espontânea, usualmente nos primeiros dois anos da apresentação clínica. Nos demais pacientes, cerca de metade deles respondem à terapêutica instituída e o restante não responde, evoluindo ao longo dos anos para da doença renal crônica com necessidade de terapia renal substitutiva.

Um período de tratamento conservador está indicado para maioria dos pacientes, a menos que ocorra um rápido declínio da função renal ou surjam efeitos colaterais potencialmente fatais da síndrome nefrótica.

Tratamento conservador

O tratamento conservador tem como objetivo o controle da pressão arterial, a redução do edema e limitação dos fatores de risco para doenças cardiovasculares e tromboembolismo. Para o controle do edema está indicado a restrição da ingestão de sal e água e o uso de diuréticos, podendo-se associar diferentes classes de diuréticos com o objetivo de bloquear os principais transportadores de sódio presentes nos túbulos renais. Os anti-hipertensivos de escolha para pacientes proteinúricos são o Bloqueador do Receptor de Angiotensina (BRA) e os Inibidores da Enzima Conversora de Angiotensina (IECA), medicações com efeito renoprotetor comprovado e que tem efeito na redução da proteinúria. Entretanto, a capacidade de redução da proteinúria com uso destas medicações não ultrapassa 30%, portanto, elas tem um papel limitado no controle de pacientes muito proteinúricos. A hipercolesterolemia deve ser tratada com estatinas e o uso de anticoagulantes pode ser considerado em pacientes nefróticos com albumina sérica menor que 2,0 g/dL.

Imunossupressão

O momento da instituição e a escolha da terapia imunossupressora dependem de uma série de fatores e ainda não há um consenso nas diretrizes de glomerulopatias. Sugere-se não iniciar terapia imunossupressora em pacientes com *clearance* de creatinina menor que 30 mL/min/1,73 m^2 e com evidência de nefropatia crônica ao ultrassom ou biópsia renal.

Nos últimos anos, alguns autores têm proposto um algoritmo de início de tratamento baseado nos níveis de proteinúria, na função renal e nos títulos do anti-PLA2R (Figura 2).

A escolha do agente imunossupressor passa por uma avaliação de disponibilidade, perfil de efeitos colaterais, índice de remissão e taxas de recaída. Os principais esquemas propostos para uso na NMp serão descritos, a seguir:

Corticosteroides e agentes alquilantes: com nível de evidência 1B, o guia de glomerulopatia do KDIGO[24] recomenda o "Regime de Ponticelli" como primeira escolha, com taxas de eficácia entre 60 e 70%. O esquema dura 6 meses e

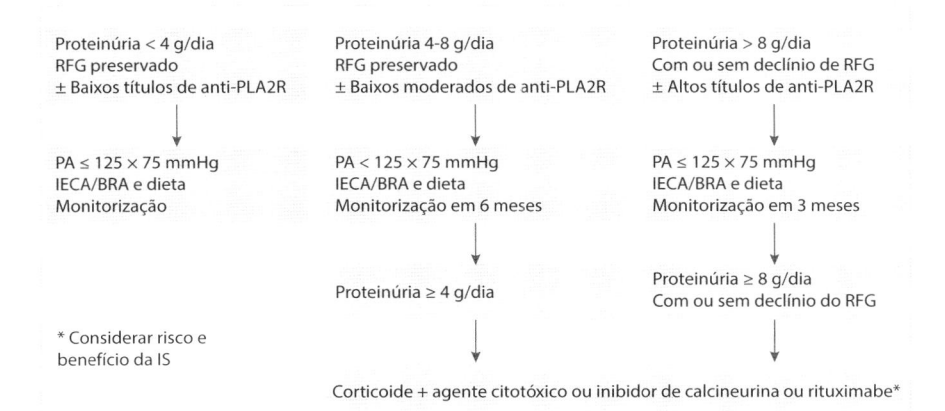

FIGURA 2   Algoritmo de tratamento.
Fonte: elaborada pelos autores.

intercala o uso de agente alquilante e corticoide. O agente de escolha é a ciclo-fosfamida. **Nos meses 1, 3 e 5 usa-se o corticoide com pulso de metilpredni-solona 1 g/dia por três dias seguido de prednisona 0,5 mg/kg/dia pelos 27 dias restantes do mês respectivo. Nos meses 2, 4 e 6 usa-se a ciclofosfamida 2 mg/kg/dia via oral 1 × ao dia por 30 dias do mês respectivo.** O esquema deve ser descontinuado após 6 meses de tratamento e deve-se esperar pelo menos 6 meses após o final do esquema antes de se considerar como falha terapêutica. O uso não cíclico do agente alquilante parece ser efetivo mas se acompanha de maior toxicidade.

Os efeitos colaterais descritos incluem infecção (como reativação das hepa-tites virais), lesão gonadal (infertilidade), cistite hemorrágica, aplasia de me-dula óssea, neoplasias em dose acumulada a partir de 18 g e leucopenia. As vantagens deste esquema são a eficácia bem estabelecida e seu baixo custo.

Inibidores de calcineurina: com nível de evidência 1C, os inibidores de calcineurina podem ser usados nos pacientes com NMp com contraindicação ou que não responderam ao uso do "Regime de Ponticelli". Estudos mostram boa eficácia em atingir remissão, mas ocorrem recidivas mais frequentes e mais precoces. **Posologia de ciclosporina 3 a 4 mg/kg/dia mantendo um nível sé-rico (C0) entre 125 a 200 ng/mL.** Recomenda–se o seu uso por pelo menos 3 meses, devendo ser descontinuado em pacientes que não apresentarem si-nais de remissão parcial após esse período ou redução de RFG para menos de 50 mL/min/1,73 m². Os pacientes que tiverem resposta satisfatória devem con-tinuar por mais 12 a 24 meses. Não deve ser iniciada em *clearance* de creatinina menor que 50 mL/min/1,73 m².

As vantagens do uso são a capacidade de introdução gradual, não necessidade do uso concomitante de corticoide ou outros agentes imunossupressores. As desvantagens são a necessidade de monitorização do nível sérico, rápidas recidivas, nefrotoxicidade e o custo.

Rituximabe: os esquemas anteriores apresentam uma taxa de falha entre 25 e 30% com perfil significativo de efeitos colaterais o que sucitou a procura por outro esquema terapêutico. A disfunção de células B tem papel importante na patogênese da NM. Apesar do seu efeito na depleção das células B, a ciclofosfamida é pouco seletiva. O Rituximabe é um anticorpo monoclonal específico para células B. Esta medicação vem sendo usada na última década no tratamento de doenças autoimunes com doses que derivam do tratamento do linfoma de Hodgkin.

O esquema de tratamento proposto varia de 375 mg/m^2 1 vez por semana durante 4 semanas ou duas doses de 1 g com intervalo de duas semanas entre elas ou 1 g em dose única, com respostas similares entre os diferentes esquemas. Recomenda-se o uso de antibiótico profilático pelo tempo em que as células B permanecerem depletadas, utiliza-se sulfametoxazol/trimetoprim 800/160 mg uma vez ao dia. As taxas de remissão, parcial ou completa, variam de 65 a 85% com nadir da proteinúria oscilando entre 5 a 24 meses, similar ao encontrado com agentes alquilantes.

Estudos randomizados compararam a eficácia do Rituximabe com outros esquemas terapêuticos: gemritux, publicado no JASN em 2017[25], comparou tratamento conservador *versus* rituximabe 375 mg/m2 nos dias 1 e 8 em pacientes com proteinúria nefrótica; não houve diferença na porcentagem de remissão em 6 meses mas durante o período de seguimento após os 6 meses iniciais houve maior taxa de remissão entre aqueles que receberam o rituximabe. O estudo MENTOR, publicado no NEJM em 2019[26], avaliou pacientes com proteinúria ≥ 5 g/24h e ClCr ≥ 40 mL/min/1,73 m^2 em tratamento conservador há pelo menos 3 meses. Os pacientes foram randomizados para rituximabe 1 g 2 vezes com intervalo de duas semana e dose adicional em 6 meses nos caso de resposta parcial versus ciclosporina 3,5 mg/kg/dia por 6 a 12 meses. Rituximabe não foi inferior a ciclosporina em induzir remissão parcial ou total em 12 meses e foi superior em manter a remissão aos 24 meses. O estudo STARMEN, comparando o esquema Ponticelli *versus* tacrolimus mais uma única dose de rituximabe, mostrou superioridade em atingir remissões completas ou parciais no esquema de Ponticelli (83,7% *versus* 58,1%), sem diferença em efeitos colaterais graves[27].

As vantagens do uso do rituximabe até o momento são seu perfil mais seguro de efeitos colaterais, mínima necessidade de monitorização, boa tolerância e aderência por parte dos pacientes. O alto custo parece ser o maior impedimento para o seu uso.

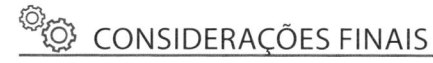 CONSIDERAÇÕES FINAIS

- Síndrome nefrótica mais comum em adultos mais velhos, principalmente após os 50 anos e em brancos.
- É essencial afastar causas infecciosas e autoimunes. Em relação às neoplasias não há um consenso, porém, devem ser avaliados faixa etária, sinais e sintomas e fatores de risco associados.
- Tratamento bastante individualizado com os esquemas "Ponticelli", inibidor de calcineurina e rituximabe como os mais estudados.

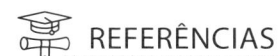 REFERÊNCIAS

1. Ponticelli C, Glassock RJ. Glomerular diseases: membranous nephropathy - a modern view. Clin J Am Soc Nephrol 2014;9(3):609-16.
2. McQuarrie EP, Stirling CM, Geddes CC. Idiopathic membranous nephropathy and nephrotic syndrome: outcome in the era of evidence-based therapy. Nephrol Dial Transplant. 2012;27(1):235-42.
3. Malafronte P, Mastroianni-Kirsztajn G, Betonico GN, Romao JE, Jr., Alves MA, Carvalho MF, et al. Paulista Registry of glomerulonephritis: 5-year data report. Nephrol Dial Transplant 2006;21(11):3098-105.
4. Polito MG, de Moura LA, Kirsztajn GM. An overview on frequency of renal biopsy diagnosis in Brazil: clinical and pathological patterns based on 9,617 native kidney biopsies. Nephrol Dial Transplant 2010;25(2):490-6.
5. Dhaun N, Bellamy CO, Cattran DC, Kluth DC. Utility of renal biopsy in the clinical management of renal disease. Kidney Int 2014;85(5):1039-48.
6. Couser WG. Primary Membranous Nephropathy. Clin J Am Soc Nephrol 2017;12(6):983-97.
7. Heymann W, Hackel DB, Harwood S, Wilson SG, Hunter JL. Production of nephrotic syndrome in rats by Freund's adjuvants and rat kidney suspensions. Proc Soc Exp Biol Med 1959;100(4):660-4.
8. Feenstra K, van den Lee R, Greben HA, Arends A, Hoedemaeker PJ. Experimental glomerulonephritis in the rat induced by antibodies directed against tubular antigens. I. The natural history: a histologic and immunohistologic study at the light microscopic and the ultrastructural level. Lab Invest 1975;32(2):235-42.
9. Fleuren GJ, vd Lee R, Greben HA, Van Damme BJ, Hoedemaeker PJ. Experimental glomerulonephritis in the rat induced by antibodies directed against tubular antigens. IV. Investigations into the pathogenesis of the model. Lab Invest 1978;38(4):496-501.
10. Whitworth JA, Leibowitz S, Kennedy MC, Cameron JS, Evans DJ, Glassock RJ, et al. Absence of glomerular renal tubular epithelial antigen in membranous glomerulonephritis. Clin Nephrol 1976;5(4):159-62.
11. Debiec H, Nauta J, Coulet F, van der Burg M, Guigonis V, Schurmans T, et al. Role of truncating mutations in MME gene in fetomaternal alloimmunisation and antenatal glomerulopathies. Lancet 2004;364(9441):1252-9.
12. Debiec H, Guigonis V, Mougenot B, Decobert F, Haymann JP, Bensman A, et al. Antenatal membranous glomerulonephritis due to anti-neutral endopeptidase antibodies. N Engl J Med 2002;346(26):2053-60.
13. Ronco P, Debiec H. Target antigens and nephritogenic antibodies in membranous nephropathy: of rats and men. Semin Immunopathol 2007;29(4):445-58.

14. Beck LH, Bonegio RG, Lambeau G, Beck DM, Powell DW, Cummins TD, et al. M-type phospholipase A2 receptor as target antigen in idiopathic membranous nephropathy. N Engl J Med 2009;361(1):11-21.

15. Hofstra JM, Beck LH, Beck DM, Wetzels JF, Salant DJ. Anti-phospholipase A_2 receptor antibodies correlate with clinical status in idiopathic membranous nephropathy. Clin J Am Soc Nephrol 2011;6(6):1286-91.

16. Hoxha E, Harendza S, Zahner G, Panzer U, Steinmetz O, Fechner K, et al. An immunofluorescence test for phospholipase-A_2-receptor antibodies and its clinical usefulness in patients with membranous glomerulonephritis. Nephrol Dial Transplant 2011;26(8):2526-32.

17. Dou Y, Zhang L, Liu D, Wang C, Quan S, Ma S, et al. The accuracy of the anti-phospholipase A2 receptor antibody in the diagnosis of idiopathic membranous nephropathy: a comparison of different cutoff values as measured by the ELISA method. Int Urol Nephrol 2016;48(6):845-9.

18. Stanescu HC, Arcos-Burgos M, Medlar A, Bockenhauer D, Kottgen A, Dragomirescu L, et al. Risk HLA-DQA1 and PLA(2)R1 alleles in idiopathic membranous nephropathy. N Engl J Med 2011;364(7):616-26.

19. Tomas NM, Beck LH, Meyer-Schwesinger C, Seitz-Polski B, Ma H, Zahner G, et al. Thrombospondin type-1 domain-containing 7A in idiopathic membranous nephropathy. N Engl J Med 2014;371(24):2277-87.

20. Francis JM, Beck LH, Jr., Salant DJ. Membranous Nephropathy: A Journey From Bench to Bedside. Am J Kidney Dis 2016;68(1):138-47.

21. Sethi S, Madden BJ, Debiec H, Charlesworth MC, Gross L, Ravindran A, et al. Exostosin 1/Exostosin 2-Associated Membranous Nephropathy. J Am Soc Nephrol 2019;30(6):1123-36.

22. Sethi S, Debiec H, Madden B, Charlesworth MC, Morelle J, Gross L, et al. Neural epidermal growth factor-like 1 protein (NELL-1) associated membranous nephropathy. Kidney Int 2020;97(1):163-74.

23. Bomback AS, Fervenza FC. Membranous Nephropathy: Approaches to Treatment. Am J Nephrol 2018;47(1):30-42.

24. Floege J, et al.: Management and treatment of GN (part 1): a KDIGO conference report. Kidney International 2019;95:268-80.

25. Dahan K, Debiec H, Plaisier E, Cachanado M, Rousseau A, Wakselman L, et al. Rituximab for Severe Membranous Nephropathy: A 6-Month Trial with Extended Follow-Up. J Am Soc Nephrol 2017;28(1):348-58.

26. Fervenza FC, Cattran DC. Rituximab or Cyclosporine for Membranous Nephropathy. Reply. N Engl J Med 2019;381(17):1689-90.

27. Fernández-Juárez G, Rojas-Rivera J, van de Logt A, Justino J, Sevillano A, Caravaca-Fontán F, et al., for the STARMEN investigators. The STARMEN trial indicates that alternating treatment with corticosteroids and cyclophosphamide is superior to sequential treatment with tacrolimus and rituximab in primary membranous nephropathy. Kidney International 2020, doi: https://doi.org/10.1016/j.kint.2020.10.014.

Síndrome nefrótica em idoso

Valkercyo Araújo Feitosa
Carla Paulina Sandoval Cabrera
Lívia Barreira Cavalcante
Elerson Costalonga

Mulher de 61 anos. Paciente sem comorbidades prévias, refere quadro de edema de membros inferiores que em dois meses progrediu para abdome, além de dispneia aos esforços. Associado apresentou espuma na urina e perda ponderal. Nega hematúria ou descontrole pressórico. Com a piora do quadro foi encaminhada a internação hospitalar, na qual foram descritos edema de membros inferiores (MMII), ascite, hepatomegalia, proteinúria, hipoalbuminemia e alteração de transaminases. **Antecedentes familiares:** hipertensão arterial e história de neoplasia na família. Ao **exame físico** estava descorada (+/4+), anictérica, afebril, eupneica, consciente, lúcida, orientada e sem linfonodomegalias palpáveis. Pressão arterial de 95 × 70 mmHg, frequência cardíaca de 70 bpm, ausculta pulmonar com murmúrio vesicular e frêmito toraco-vocal reduzidos em base direita e ausculta cardíaca sem alterações. Abdome globoso e com ascite, fígado com rechaço presente e palpável a 8 cm do rebordo costal direito, baço com palpação duvidosa, se baço ou lobo esquerdo hepático, e dor a palpação profunda de hipocôndrio direito. Extremidades: edema 3+/4+ em MMII bilateralmente e simétrico, perfusão preservada e pulsos simétricos.

Exames complementares: ver principais exames a seguir, na Tabela 1.

TABELA 1 Resultados de exames mais relevantes à admissão hospitalar

	Valores à admissão		Valores à admissão
Ureia (mg/dL, VR)	77	C3 (mg/dL, VR: 67-149)	196
Creatinina (mg/dL, VR:)	2,52	C4 (mg/dL, VR: 10-38)	59
MDRD (mL/min/1,73 m^2)	20	FAN	NR
Proteinúria (relação P/Cr)	6,38 g/g	Albumina sérica (g/dL)	1,3

FAN: fator antinuclear; NR: não reagente; VR: valores de referência.
Fonte: elaborada pelos autores.

Urina I: densidade 1015; pH 5,0; leucócitos 13/c; hemácias ausentes; nitrito negativo, urobilinogênio 4 mg/dL (normal 0,2-1 mg/dL), cilindros e cristais ausentes. Eletrólitos, gasometria venosa e hemograma normais. Coagulograma com TTPA de 1,38 (normal 0,80-1,20), INR 1,54 (normal 0,95-1,20), enzimas hepáticas com TGO de 61 U/L (< 31 U/L), TGP 36 U/L (< 31 U/L), gamaGT de 2569 U/L (normal 5-36 U/L), fosfatase alcalina 1340 U/L (normal 35 a 104), bilirrubina total de 3,59 mg/dL (0,20-1,0 mg/dL), bilirrubina direta 3,58 mg/dL (< 0,30 mg/dL) e bilirrubina indireta de 0.01 mg/L (0,10-0,60 mg/dL). Sorologias para vírus B, C, HIV e VDRL negativas. Ultrassonografia de rins e vias urinárias normal.

Diagnóstico sindrômico: síndrome nefrótica + disfunção renal + alteração hepática (hepatomegalia e colestase não obstrutiva) + hipotensão.

Hipóteses diagnósticas:

1. **Nefropatia membranosa: prós** – síndrome nefrótica mais frequente nessa faixa etária, níveis de complemento normais; **contra** – alterações hepáticas e tendência a hipotensão não estariam justificadas em formas primárias.
2. **Amiloidose AL: prós** – paciente com síndrome nefrótica associada à piora da função renal, hipotensão e alterações hepáticas; **contra** – aguardar exames que mostrem componente monoclonal.
3. **Glomeruloesclerose segmentar e focal: prós** – proteinúria nefrótica associada à disfunção renal, que poderia corresponder a uma forma colapsante; **contra** – paciente com sintomas que denotam doença sistêmica com comprometimento hepático e hipotensão.

À evolução foram realizados os seguintes exames complementares: eletroforese de proteínas séricas com pico monoclonal em região de B2 (Figura 1); dosagem de cadeia Kappa livre sérica de 73,90 mg/dL (normal 3,3-19,4), cadeia Lambda livre sérica < 88,9 mg/dL (normal 93-242), relação Kappa/Lambda livre sérica aumentada de 3,52 (normal 0,26-1,65). O quadro clínico de síndrome nefrótica, comprometimento hepático e hipotensão, associado ao componente monoclonal, sugere amiloidose AL. A biópsia renal foi realizada para o diagnóstico.

Laudo da biópsia renal: glomérulos em número de 8, mostrando expansão de matriz mesangial à custa de material rosa pálido ao PAS (PAS negativo) e também não corando pela prata (prata negativo). Quatro glomérulos estavam globalmente acometidos por esse material. Túbulos com alterações degenerativas e interstício com infiltrado linfocitário leve. Artéria arqueada em número de uma com fibrose de íntima e arteríolas com presença do mesmo material amorfo existente nos glomérulos. Foi realizada a pesquisa de amiloide pelo

Eletroforese de proteínas, sangue

Proteína:	100,0%	**4,2 g/dL**	6,0 a 8,0 g/dL
Albumina:	35,1%	**1,5 g/dL**	3,2 a 5,0 g/dL
Alfa-1:	8,3%	**0,3 g/dL**	0,1 a 0,3 g/dL
Alfa-2:	24,2%	**1,0 g/dL**	0,6 a 1,0 g/dL
Beta-1:	7,8%	**0,3 g/dL**	0,4 a 0,7 g/dL
Beta-2:	12,4%	**0,5 g/dL**	0,3 a 0,4 g/dL
Gama:	12,3%	**0,5 g/dL**	0,8 a 1,6 g/dL
Quantificação pico gama:	7,8%	**0,3 g/dL**	
A/G:		0,50	

Observação: **Presença de componente monoclonal na região de betaglobulina 2, com concentração de 0,3 g/dL**

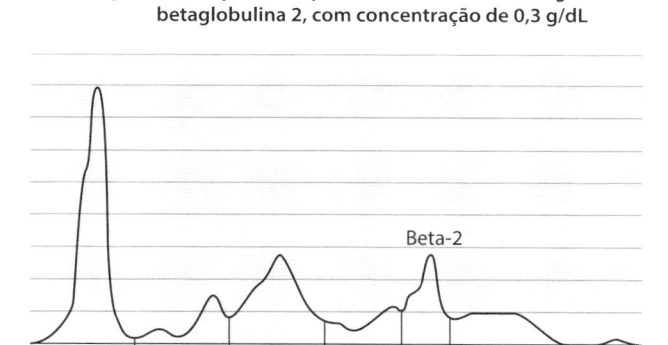

FIGURA 1 Gráfico da eletroforese de proteínas séricas com pico monoclonal em região de Beta-2.
Fonte: elaborada pelos autores.

vermelho Congo que resultou positiva. Imunofluorescência com depósito exclusivo de cadeia leve Kappa em mesângio e parede de arteríolas. **Conclusão:** amiloidose renal tipo AL.

AMILOIDOSE DE CADEIA LEVE

O termo "amiloidose" compreende um grupo de doenças caracterizadas por deposição extracelular de material amiloide em diversos órgãos. Algumas condições clínicas predispõem à produção de proteínas com estrutura anômala que tendem a se acumular nos tecidos como um material proteico fibrilar resistente à proteólise, levando a deposição cumulativa e disfunção orgânica progressiva. Embora todos os depósitos amiloides tenham estrutura fibrilar,

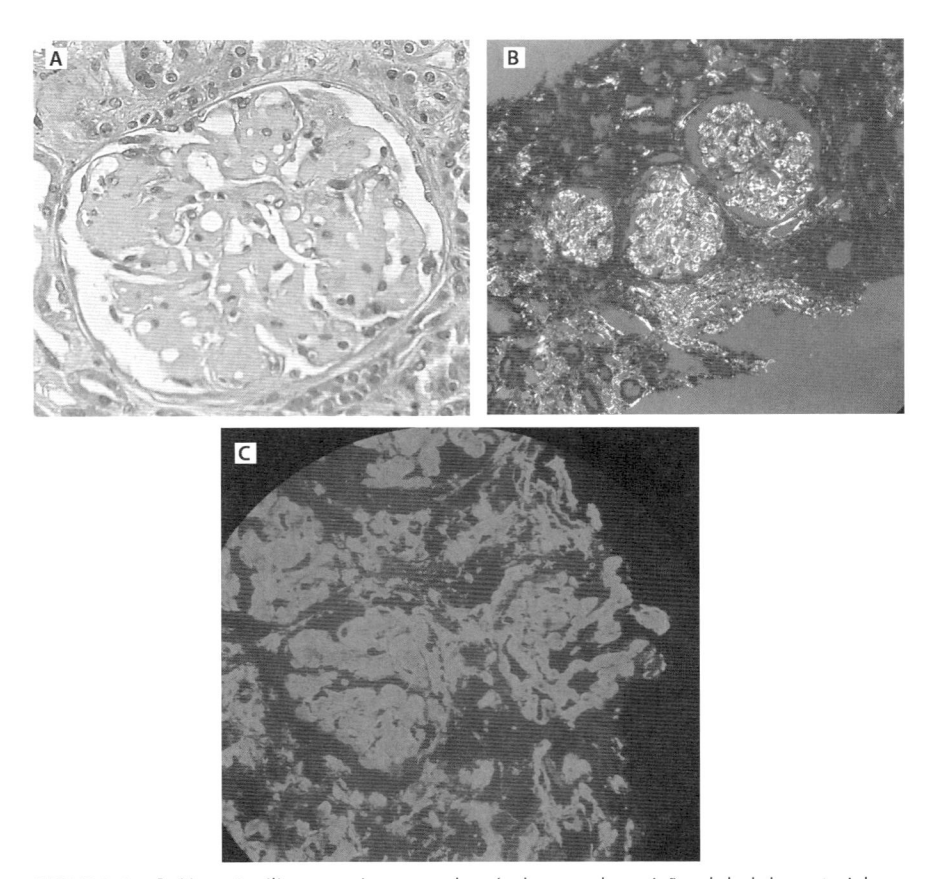

FIGURA 2 **A.** Hematoxilina e eosina com glomérulo com deposição global de material eosinofílico amorfo. **B.** Vermelho congo em luz polarizada mostrando birrefringência de coloração "verde-maçã" em depósitos glomerulares. **C.** Imunofluorescência com cadeia Kappa em mesângio. (Veja imagens coloridas no encarte ao final do livro.)
Fonte: imagens de arquivo dos autores.

eles diferem em relação à proteína precursora. Atualmente existem 36 proteínas conhecidas que podem causar amiloidose sistêmica ou localizada[1]. Sendo assim, do ponto de vista clínico, é de extrema importância a identificação precisa da proteína precursora, uma vez que disso depende o tratamento específico e definição do prognóstico do paciente.

As formas mais comuns de amiloidose sistêmica são a amiloidose de cadeia leve (AL), amiloidose familiar associada a mutações da transtirretina (genética), e a amiloidose reativa (AA) previamente conhecida como secundária por estar associada a doenças inflamatórias crônicas[1]. Samar e col. ao analisar mais de 400 casos de amiloidose renal identificaram como principais causas: amiloidose AL (86%), amiloidose AA (7%) e amiloidose genética por quimiocina 2 derivada de leucócitos (LECT2) e deficiência da cadeia alfa do fibronogênio[2].

Dados epidemiológicos

Estima-se que a incidência de amiloidose AL seja de três a cinco pacientes por milhão por ano[1] e especificamente no Reino Unido de ~ 1 por 100.000 pessoas. O banco de dados de reivindicações do Medicare sugere que a idade média da amiloidose AL ao diagnóstico é de 63 anos, com uma incidência para essa faixa etária de 10 a 14 pacientes por milhão por ano, com uma prevalência maior no sexo masculino. Estima-se que existam 12.000 adultos nos Estados Unidos vivendo atualmente com amiloidose AL.

Apesar de falarmos de amiloidose AL, é importante ressaltar que a transtirretina (TTR), proteína síntetizada no fígado e responsável pelo transporte da tiroxina e vitamina A, pode se depositar na sua forma normal e funcionar como proteína amiloide (TTR selvagem) em tecidos de idosos, principalmente cardíaco, e é chamada amiloidose sistêmica senil. É observada em 13 a 19% dos pacientes idosos com insuficiência cardíaca e fração de ejeção preservada, provavelmente tornando-a a forma mais comum de amiloidose sistêmica segundo alguns autores[3].

Fisiopatologia

Para entender melhor, é importante definir que o desdobramento proteico é o processo mediante o qual a proteína alcança a forma tridimensional ou terciária; porém, mutações genéticas, processamentos incorretos, entre outras causas, podem favorecer no desdobramento defeituoso com a perda da sua função normal, e a aquisição da característica amiloidogênica (formação de fibrilas de amiloide). Dentre as proteínas que podem estar envolvidas na amiloidose temos a cadeia leve das imunoglobulinas, amiloide A, TTR, fibrinogênio e LECT2[1].

Na amiloidose AL, as discrasias das células plasmáticas são caracterizadas pela proliferação monoclonal de plasmócitos e consequente produção de uma imunoglobulina monoclonal (Ig), que frequentemente inclui uma quantidade variável de cadeia leve livre (CLL) monoclonal. Uma molécula de Ig consiste em duas cadeias pesadas e duas leves, ligadas em uma configuração em forma de Y. Existem dois isotipos de cadeia leve, Kappa (κ) e Lambda (λ), que em caso de produção clonal cada CLL, por possuírem propriedades físico-químicas distintas, poderão causar dano orgânico em particularidades. A amiloidose AL é mais frequentemente associada a λ-livre do que κ[4]. O caso clínico em questão não obedeceu a essa regra.

Por serem produzidas em excesso na discrasias plasmocitárias, as CLLs filtradas pelo glomérulo são transportados para o mesângio ou passam para o ultrafiltrado tubular. As respostas das células epiteliais mesangiais e tubulares ao clone individual de CLL determinam os padrões específicos de lesão observados nos dois locais. As células mesangiais sustentam e mantêm o glomérulo secretando tanto a matriz extracelular como mediadores e enzimas que regulam a biologia glomerular. A CLL clonal pode interromper esses processos e causar lesão glomerular promovendo alterações fenotípicas nas células mesangiais, com deposição de fibrilas amiloides diretamente no mesângio sem processamento celular. Na amiloidose AL, as CLLs agregam-se e formam estruturas fibrilares, não ramificadas, com espessura de 7 a 12 nm. Há, então, a substituição progressiva da matriz normal por fibrilas amiloides, levando à destruição da arquitetura glomerular[4].

Quadro clínico

O diagnóstico de amiloidose AL deve ser considerado em qualquer paciente atendido com proteinúria nefrótica ou síndrome nefrótica com pico monoclonal à eletroforese de proteínas séricas, acompanhada de insuficiência cardíaca com fração de ejeção preservada, e/ou neuropatia periférica ou autonômica não diabética, e/ou hepatomegalia inexplicável. Devendo ressaltar que apenas 20% dos pacientes fecharam critérios para mieloma múltiplo (achado de plasmócitos monoclonais em mielograma ou biópsia de medula óssea), o que ocorreu no caso clínico em questão.

É de conhecimento epidemiológico que 76% dos pacientes atendidos têm comprometimento cardíaco, 53% comprometimento renal, 24% comprometimento neural e 16% comprometimento hepático[3]. Apesar desses números, a maioria dos pacientes com problemas cardíacos, renais, hepáticos e neuropatia não apresentou amiloidose. As manifestações clínicas costumam se apresentar com sintomas inespecíficos que são facilmente confundidos com condições próprias do paciente idoso ou outras doenças sistêmicas. A insuficiência cardíaca com fração de ejeção preservada pode ser diagnosticada erroneamente pois o ecocardiograma apresenta achados inespecíficos. O espessamento da parede miocárdica pode ser mal interpretado como hipertrofia ventricular secundária à hipertensão ou cardiomiopatia hipertrófica. Embora a ressonância magnética cardíaca com gadolínio apresente-se bastante específica, esse teste geralmente não é solicitado, a menos que se suspeite do diagnóstico. Pacientes com neuropatia periférica e gamopatia monoclonal são frequentemente diagnosticados com polineuropatia desmielinizante inflamatória crônica. Os sinais físicos da amiloidose AL, como aumento da língua ou púrpura periorbital, são encontrados em apenas 15% dos pacientes. Embora esses achados sejam altamente específicos para a amiloidose AL, eles são muito insensíveis e sua ausência nunca deve ser usada para excluir esse diagnóstico.

Enfatizando o quadro renal da amiloidose AL, em estudo de Leung et al.[5], os pacientes com amiloidose AL diferem de outros acometimentos monoclonais, especialmente rim do mieloma (nefropatia do cilindro) e doença de depósito de cadeia leve, pela creatinina sérica menos alterada, mediana de 1,4 mg/dL, apresentação de síndrome nefrótica, com mediana de proteinúria de 5,8 g/dia e albumina sérica de 2,2 g/dL, maior excreção urinária de albumina (eletroforese de proteína urinária mostrando 70% da proteinúria sendo albumina) e predomínio de cadeia lambda (80,5% dos casos)[5]. Na Tabela 2, colocamos as diferenças de achados renais entre amiloidose (AL), doença de depósito de cadeia leve (DDCL) e nefropatia do cilindro (NC) pelos estudos de Leung et al.[5]

TABELA 2 Comparação dos achados renais entre amiloidose AL, DDCL e NC

	Amiloidose AL	DDCL	NC	p
n	77	28	43	
Idade (anos)	61 (36-82)	56 (38-83)	62 (29-81)	0,18
Sexo masculino (%)	64,4%	67,9%	65,1	0,44
Creatinina sérica (mg/dL)	1,4 (0,6-7,1)	2,8 (1,3-10,2)	4,9 (1,4-12,5)	< 0,001
Albumina sérica (g/dL)	2,2 (0,8-3,5)	3,3 (2,2-4,0)	3,1 (2,1-4,9)	< 0,001
Proteinúria (g/dia)	5,8 (0,7-70,3)	2,5 (0,1-10,1)	2,0 (0,1-19,7)	< 0,001
% de albumina na urina	70%	55%	7%	< 0,001
Cadeia Kappa (%)	19,5%	80%	57,1%	< 0,001

Fonte: adaptada de Leung et al.[5]

A seguir (Figura 3) demonstramos a eletroforese de proteínas urinárias da paciente com predomínio de albumina, correspondendo a 66,34% do total de proteínas urinárias.

Diagnóstico e exames complementares

Se houver suspeita de amiloidose, principalmente em pacientes com disfunção de múltiplos órgãos, as biópsias não são o primeiro passo na triagem. O primeiro teste de triagem para esses pacientes seria a imunofixação sérica e um ensaio para dosagem de cadeias leves livres de imunoglobulina no soro e urina, em busca do diagnóstico de amiloidose AL, e, se o paciente tiver disfunção cardíaca, uma cintilografia cardíaca com pirofosfato como triagem para amiloidose associada a mutações da transtirretina[3].

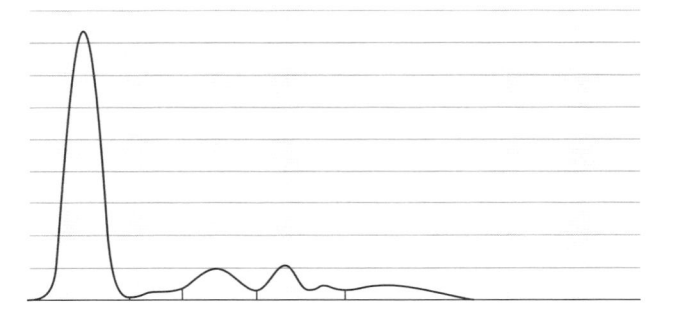

Eletroforese de proteínas, urina de 24 horas

Proteína:	100,0%	**5,82 g/dL**
Albumina:	66,3%	**3,86 g/dL**
Alfa-1:	2,79%	**0,16 g/dL**
Alfa-2:	11,17%	**0,65 g/dL**
Beta:	11,09%	**0,64 g/dL**
Gama:	8,65%	**0,50 g/dL**
Quantificação de pico gama:	6,05%	**0,35 g/dL**

Observação: **Presença de componente monoclonal na região de betaglobulina, com concentração de 0,35 g/dL**

Material biológico entregue ao laboratório já coletado

FIGURA 3 Eletroforese de proteínas urinárias com predomínio de albumina.
Fonte: elaborada pelos autores.

Para a identificação da imunoglobulina monoclonal devem ser solicitadas eletroforese de proteínas séricas, imunofixação sérica e urinária (analisada em amostra de urina de 24 h) e dosagem de cadeias leves livres no sangue. Em estudo recente, a imunofixação no soro e na urina foram positivas em 80 e 88% dos pacientes, respectivamente, com 94% dos pacientes tendo pelo menos um resultado positivo (soro ou urina). Para pacientes com gamopatia monoclonal identificada, fazer um simples aspirado subcutâneo de gordura e uma biópsia da medula óssea demonstrará amiloide em mais de 85% dos pacientes[3]. Se ainda assim o diagnóstico persistir não definido, o paciente passará para a biópsia de órgão direto: coração, fígado, rim, etc.

A confirmação da amiloidose se dá pela demonstração histológica tecidual do depósito amiloide. Caracteristicamente é observada uma birrefringência de cor verde-maçã, sob luz polarizada, no tecido corado com vermelho congo. Após a demonstração da confirmação do depósito amiloide, o tipo de amiloidose deve ser determinado. Atenção especial deve ser dada nessa etapa para

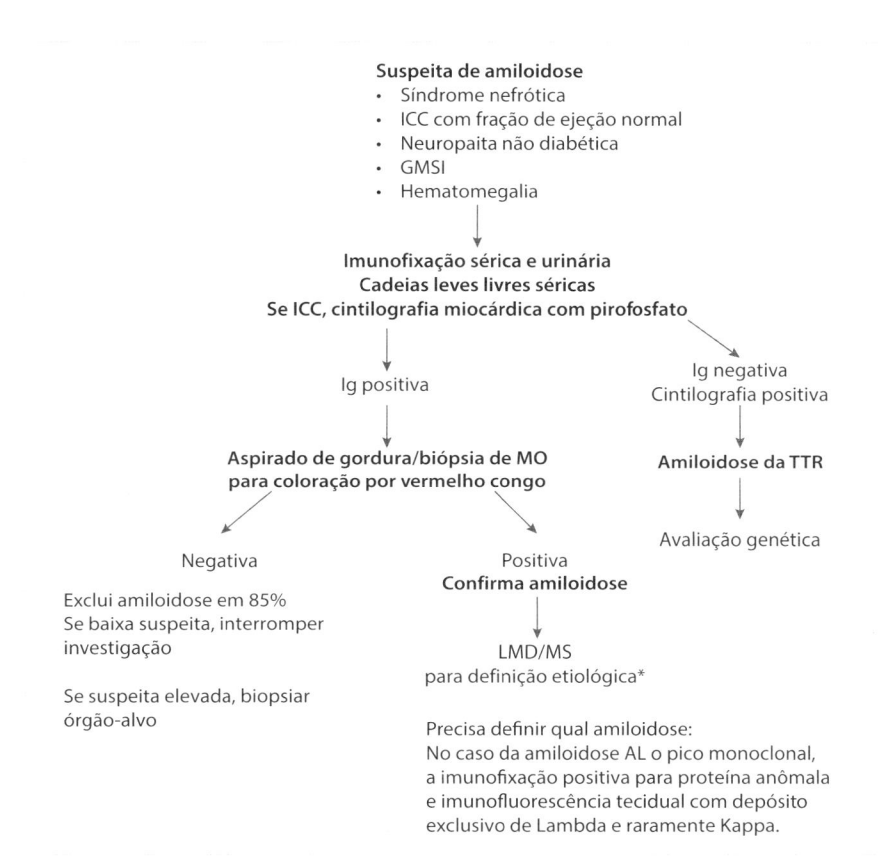

Suspeita de amiloidose
- Síndrome nefrótica
- ICC com fração de ejeção normal
- Neuropaita não diabética
- GMSI
- Hematomegalia

Imunofixação sérica e urinária
Cadeias leves livres séricas
Se ICC, cintilografia miocárdica com pirofosfato

Ig positiva

Ig negativa
Cintilografia positiva

Aspirado de gordura/biópsia de MO
para coloração por vermelho congo

Amiloidose da TTR

Avaliação genética

Negativa

Exclui amiloidose em 85%
Se baixa suspeita, interromper
investigação

Se suspeita elevada, biopsiar
órgão-alvo

Positiva
Confirma amiloidose

LMD/MS
para definição etiológica*

Precisa definir qual amiloidose:
No caso da amiloidose AL o pico monoclonal,
a imunofixação positiva para proteína anômala
e imunofluorescência tecidual com depósito
exclusivo de Lambda e raramente Kappa.

FIGURA 4   Algoritmo diagnóstico para amiloidose.
ICC: insuficiência cardíaca congestiva; GMSI: gamopatia monoclonal de significado indeterminado; Ig: imunoglobulina monoclonal; MO: medula óssea; TTR: transtirretina.
Fonte: elaborada pelos autores.

evitarmos diagnóstico equivocado de amiloidose AL somente pela presença de pico monoclonal sérico. Cerca de 10% dos pacientes com amiloidose e pico monoclonal apresentarão outras formas de amiloidose que não a amiloidose AL. Em um estudo de pacientes com amiloidose por TTR, uma proteína monoclonal foi identificada em 25% dos casos[3].

Um método recente e sofisticado para diagnóstico do tipo de amiloidose é a microdissecção a *laser* e espectrometria de massa (LMD/MS), em que os depósitos amiloides são removidos diretamente por microdissecção a *laser* e os peptídeos são sequenciados por um espectrômetro de massa e depois comparados com bibliotecas de proteínas para identificação. Provavelmente é o padrão-ouro para o diagnóstico do tipo de amiloidose. No entanto o método é caro e não disponível em todos os laboratórios[3].

Na amiloidose AL, os depósitos amiloides renais, apesar de serem mais frequentemente encontrados no glomérulo (> 90% dos casos), podem envolver qualquer dos outros compartimentos, incluindo vasos, membranas tubulares e interstício. Na imunofluorescência deve identificar uma única cadeia leve, sugerindo a monoclonalidade da Ig depositada. Por microscopia eletrônica, a amiloidose AL mostrará fibrilas de orientação aleatória que normalmente medem 8 a 12 nm de espessura média.

Apesar de amplamente utilizada, a IF como ferramenta para definir o tipo de amiloide depositado apresenta limitações. A superioridade da LMD/MS comparada com a IF para a determinação do amiloide renal foi demonstrada no trabalho realizado na Clínica Mayo por Maria L. Gonzalez et al.[6]; o estudo foi realizado com um total de 170 amostras de biópsias renais com resultado positivo para amiloidose confirmado por LMD/MS. Nesse estudo, em 12% dos casos a IF não conseguiu diferenciar amiloidose derivada de imunoglobulinas de outras formas mais raras.

Prognóstico

Dados recentes apontam para taxas de sobrevida em 1 e 5 anos da ordem de 65 e 46%, respectivamente. A sobrevida de pacientes com amiloidose cardíaca não foi influenciada pelo número de órgãos envolvidos (1 *vs.* > 1 órgão), enfatizando o significado prognóstico do comprometimento cardíaco. Enquanto isso, pacientes com comprometimento renal isolado tendem a ter evolução mais favorável[7].

Quanto à sobrevida renal, é estabelecido que os marcadores prognósticos são eGFR < 50 mL/min/1,73 m^2 e proteinúria > 5 g/dia. Baseado nesses dois fatores, os pacientes com amiloidose AL foram estadiados em três grupos segundo a menor ou maior chance de evolução para diálise[8].

TABELA 3 Estadiamento do comprometimento renal e risco de diálise

Estádio	Risco de diálise em 2 anos
I – eGFR ≥ 50 mL/min/1,73m^2 e PU 24 h ≤ 5 g	1%
II – eGFR ≥ 50 mL/min/1,73m^2 e PU 24 h > 5 g	12%
III – eGFR < 50 mL/min/1,73m^2 e PU 24 h > 5 g	48%

eGFR: taxa de filtração glomerular estimada em mL/min/1,73m^2; PU: proteinúria.
Fonte: elaborada pelos autores.

Tratamento

O objetivo do tratamento na amiloidose AL é eliminar os clones das células plasmáticas que produzem a proteína amiloidogênica. O primeiro passo na avaliação da terapia para um paciente com amiloide AL é a determinação de sua elegibilidade para o transplante de medula óssea (TMO). Pacientes com idade superior a 70 anos, hipotensão (PAS < 100 mmHg) e troponina elevada normalmente não são elegíveis para TMO[3]. Mesmo com a preferência pelo transplante autólogo de medula óssea, não mais que 25% dos pacientes recém-diagnosticados são elegíveis para a terapia. Os regimes quimioterápicos convencionais são baseados em várias combinações de dexametasona, agentes alquilantes, inibidores de proteassoma e drogas imunomoduladoras. A escolha desses regimes requer uma cuidadosa estratificação de risco, com base na extensão do envolvimento de órgãos, comorbidades e nas características do clone de células plasmáticas amiloidogênicas. A maioria dos pacientes é tratada com bortezomibe e dexametasona combinados com ciclofosfamida ou melfalano e podem apresentar boa taxa de resposta.

A não progressão da doença renal depende da resposta hematológica[8]. Pacientes com amiloidose AL que evoluem para diálise têm sobrevida reduzida, em média em torno dos 39 meses[2]. No que diz respeito a transplante renal, pacientes com envolvimento de órgão único e uma resposta hematológica consolidada por 12 meses podem ser considerados elegíveis para transplante renal. Em um estudo, a sobrevida após transplante renal foi de 89 meses com chance de recidiva da amiloidose no enxerto considerada baixa. Todos os pacientes transplantados faleceram com enxerto funcionante[2].

🎓 REFERÊNCIAS

1. Merlini G, Bellotti, V. Molecular mechanisms of amyloidosis. New England J Med 2003;7: 583-96.
2. Said SM, Sethi S, Valeri AM, Leung N, et al. Renal amyloidosis: origin and clinicopathologic correlations of 474 recent cases. Clin J Am Soc Nephrol 2013;8:1515-23.
3. Gertz MA. Imunoglobulin light chain amyloidosis: 2018 update on diagnosis, prognosis, and treatment. American Journal of Hematology 2018;11:1169-81.
4. Basnayake K, Stringer SJ, Hutchison CA, Cockwell P. The biology of immunoglobulin free light chains and kidney injury. Kidney Int 2011;79:1289-301.
5. Leung N, Gertz M, Kyle RA, Fervenza FC, Irazabal MV, Eirin A, et al. Urinary albumin excretion patterns of patients with cast nephropathy and other monoclonal gammopathy-related kidney diseases. Clin J Am Soc Nephrol 2012;7:1964-68.
6. Suarez MLG, Zhang P, Nasr SH, Sathick IJ, Kittanamongkolchai W, Kurtin PJ, et al. The sensitivity and specificity of the routine kidney biopsy immunofluorescence panel are inferior to diagnosing renal immunoglobulin-derived amyloidosis by mass spectrometry. Kidney Int 2019;4:1005-9.
7. Rezk T, Lachmann HJ, Fontana M, Sachchithananthan S, Mahmood S, Petrie A, et al. Prolonged renal survival in light chain amyloidosis: speed and magnitude of light chain reduction is the crucial factor. Kidney Int 2017;92:1476-83.
8. Palladini G, Hegenbart U, Milani P, Kimmich C, Foli A, Ho AD, et al. A staging system for renal outcome and early markers of renal response to chemotherapy in AL amyloidosis. The American Society of Hematology 2014;2325-32.

Carla Paulina Sandoval Cabrera
Igor Smolentzov
Lívia Barreira Cavalcante
Elerson Costalonga

7
Proteinúria nefrótica em idoso

Homem de 68 anos, sem comorbidades, não faz uso de nenhuma medicação habitual e nega tabagismo e etilismo. Paciente é assintomático, passou em consulta de rotina preventiva em UBS, onde foi evidenciada proteinúria em exame de urina I e encaminhado para nefrologia. **Antecedente familiar:** nada digno de nota. Ao exame físico encontrava-se consciente, orientado, eupneico, descorado +/4+, sem edema de membros inferiores e normotenso. Ausculta cardíaca e pulmonar sem alterações. Abdome também sem alterações. Aos exames laboratoriais destacava-se uma creatinina sérica de 1,6 mg/dL, hemograma com hemoglobina de 11 g/dL, eletrólitos normais, urina I com 8 hemácias/campo, proteinúria de 24 h de 4 g/dia e albumina sérica 4,5 g/dL (normal). Sorologias para hepatites B e C, HIV e VDRL foram negativas, assim como a pesquisa de autoanticorpos como FAN e anti-DNA. O complemento sérico C3 e C4 foi normal. Interna eletivamente para biópsia renal.

Biópsia renal: havia 15 glomérulos à microscopia óptica (MO) normais e 12 glomérulos à imunofluorescência (IF) testados com antissoro anti-IgG, IgA, IgM, C3 e C1q, todos negativos.

Diagnóstico sindrômico: proteinúria nefrótica + alteração de função renal.

Aqui o único diagnóstico que **não é permitido** é o de doença de lesões mínimas (DLM), apesar da biópsia renal normal à MO e IF, o paciente não apresentava síndrome nefrótica, a qual é condição *sine qua non* para o diagnóstico de DLM.

Uma complementação de exames foi realizada com eletroforese de proteínas séricas com albumina normal, porém com pico monoclonal em região de Beta-2. A imunofixação sérica demonstrou presença de paraproteína IgA/Kappa e a eletroforese de proteínas urinárias mostrou que somente 6,8% das proteínas correspondiam a albumina (Figura 1).

Eletroforese de proteínas, urina amostra isolada

Proteína:	100,0%	**6,25 g/L**
Albumina:	6,80%	**0,43 g/L**
Alfa-1:	0,82%	**0,05 g/L**
Alfa-2:	3,76%	**0,23 g/L**
Beta:	86,12%	**5,38 g/L**
Gama:	2,51%	**0,16 g/L**

Observação: **Presença de componente monoclonal na região de betaglobulina, com concentração de 5,14 g/L**

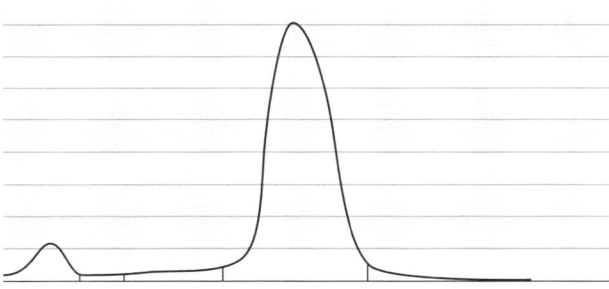

FIGURA 1   Eletroforese de proteínas.
Fonte: elaborada pelos autores.

Tratava-se de proteinúria não albumina e sim provavelmente de cadeia leve clonal em grande quantidade. Lembrando que as cadeias leves são de baixo peso molecular e quando produzidas em grande quantidade provocam proteinúria sem haver dano glomerular.

Mielograma apresentou 39% de plasmócitos clonais e o diagnóstico de mieloma múltiplo foi feito.

ENVOLVIMENTO RENAL NAS PARAPROTEINEMIAS

O mieloma múltiplo (MM) é uma neoplasia hematológica decorrente da proliferação de um clone de plasmócitos e consequente produção maciça de proteínas monoclonais (paraproteínas). O rim possui função intrínseca de filtração, sendo particularmente sensível à injúria caudada pelas paraproteínas[1]. A lesão renal é uma complicação comum nos pacientes com MM, com uma incidência de 20 a 50%. Quando diagnosticados com MM, cerca de 20 a 30% dos pacientes apresentam taxa de filtração glomerular (TFG) < 30 mL/min/1,73 m² e quase 5% apresentam injúria renal aguda (IRA) grave com necessidade de terapia dialítica. Todos os segmentos do nefro podem ser afetados e os principais diagnósticos renais são:

A. **No glomérulo** – doença de depósito monoclonal; glomerulonefrite proliferativa com depósito monoclonal (incluindo glomerulonefrite membranoproliferativa e crioglobulinemia); glomerulonefrite fibrilar e imunotactoide, glomerulopatia do C3 e amiloidose. Quando o paciente que é diagnosticado com uma dessas glomerulopatias secundárias a depósito monoclonal (achado de proteína monoclonal no tecido renal e no sangue/urina), porém, tem mielograma com menos de 10% de plasmócitos monoclonais e, portanto, não fecha diagnóstico de MM, é diagnosticado como gamopatia de significado renal.

B. **Nos vasos** – microangiopatia trombótica.

C. **No túbulo proximal** – tubulopatia proximal por cadeia leve (LCPT).

D. **No túbulo distal**[2] – nefropatia do cilindro.

A principal causa de redução da TFG nos pacientes com MM é a nefropatia por cilindro, também conhecida como rim do mieloma, que é decorrente da obstrução tubular no nefro distal por cilindros compostos basicamente da associação da proteína de Tamm Horsfall com as cadeias leves livres monoclonais produzidas pelos plasmócitos[3]. Embora lesão subaguda e crônica possa ser observada na nefropatia do cilindro, o quadro clínico mais frequentemente observado é o de IRA[4,5].

Nos últimos anos tem-se observado melhora na sobrevida dos pacientes com MM após introdução de regimes quimioterápicos com imunomoduladores e inibidores de proteassoma[6]. A resposta da doença renal à terapia parece ter valor prognóstico, pacientes que recuperam função renal apresentam sobrevida comparável àqueles com função renal normal no momento do diagnóstico.

FISIOPATOLOGIA DA NEFROPATIA POR CILINDROS

As cadeias leves livres (CLL) são filtradas livremente no glomérulo e absorvidas nas células do túbulo proximal por meio do sistema receptor megalina-cubulina. Quando a produção de CLL excede a capacidade de reabsorção tubular, ocorre interação entre o excedente de cadeias leves e a uromodulina (também conhecida como proteína de Tamm-Horsfall) na região espessa da alça de Henle[1,7].

Os cilindros de cadeias leves são agregados proteicos formados a partir da ligação entre as cadeias leves livres (proteína de Bence Jones) e a uromodulina. Ocorre lesão renal decorre da precipitação e obstrução tubular no túbulo contorcido distal e coletor, com consequente evolução para obstrução, ruptura tubular, inflamação e fibrose[8].

A formação dos cilindros geralmente ocorre quando a excreção urinária de CLL é superior a 1g/dia, ambas as cadeias leves (kappa e lambda) podem estar envolvidas e diversos são os fatores que precipitam a formação dos cilindros. A redução do fluxo tubular é o principal evento precipitante, ocorre secundário a eventos como desidratação, hipercalcemia, uso AINEs (anti-inflamatórios não esteroidais), diurese excessiva com furosemida e uso de contraste intravenoso. A redução do fluxo tubular causa aumento da interação entre as duas proteínas, contribuindo para precipitação[7].

Estudo de Sanders et al.[8] demonstrou que concentrações urinárias elevadas de sódio, cloreto e cálcio parecem promover agregação entre uromodulina e CLL. Fatores como hipercalcemia e diuréticos de alça são conhecidos por aumentarem as concentrações tubulares destes e contribuindo para patogênese da doença. Porém as cadeias leves por si causam disfunção tubular, e induzem aumento da concentração de cloreto no túbulo distal, causando vasoconstrição da arteríola eferente e redução do fluxo tubular[1,7].

Existe relação direta entre o risco de nefropatia por cilindro e a concentração sérica das cadeias leves livres (CLLs)[9]. Além disso, as CLL exercem toxicidade direta às células do túbulo proximal podendo levar a tubulopatia proximal em vários graus incluindo a síndrome de Fanconi.

Em estudos histológicos observam-se agregados proteicos intraluminais cercados por inflamação intersticial. Acredita-se que a inflamação seja desencadeada pelo extravasamento das cadeias leves do túbulo para interstício, o que induz formação de peróxido de hidrogênio, ativação de NFκB (*nuclear factor* κB) e fosforilação de MAPKs (*mitogen activated protein kinases*), resultando na liberação de IL-6, IL-8, CCL2 e TGF-β (*transforming growth factor*-β). Logo, a reversão do processo tem relação direta com início precoce de quimioterápicos e outras medidas de suporte que levem a rápida redução das CLL.

Em resumo, a formação dos cilindros é um processo complexo resultante de múltiplas variáveis, incluindo a composição iônica e fluxo do líquido tubular, concentração e interação entre CLL e uromodulina, além do uso de furosemida.

Quadro clínico e diagnóstico

Como já dito, o quadro clínico mais frequentemente observado na nefropatia do cilindro é o de IRA, presente em cerca de 50% dos casos. Na avaliação dos pacientes com MM e IRA orienta-se avaliação da dosagem de CLLs, urina tipo 1, imunofixação e eletroforese de proteínas em urina de 24 horas e biópsia renal em casos selecionados.

O International Mieloma Working Group de 2016 classificou a nefropatia por cilindros como evento definidor de MM[4]. O diagnóstico pode ser estabelecido com base em critérios histológicos ou presumido com base na dosagem de CLLs, tipicamente > 1.500 mg/L. Valores baixos de CLL < 150 mg/L são indicativos de outro diagnóstico para a causa da IRA.

Na falta da dosagem CLLs, o diagnóstico da nefropatia por cilindro é presuntivo, feito nos pacientes com insuficiência renal e evidência de cadeia leve monoclonal no sangue e na urina, identificados por eletroforese de proteínas e imunofixação. Vale ressaltar que a nefropatia por cilindro habitualmente acompanha o quadro sistêmico da doença e os pacientes frequentemente apresentam pico monoclonal elevado, anemia e hipercalcemia.

Nos pacientes com MM e disfunção renal, valores elevados de CLLs (> 500 mg/L) e a excreção urinária baixa de albumina ajudam a discriminar com acurácia os casos de nefropatia por cilindros dos casos de amiloidose que tem elevada excreção urinária de albumina, devendo ser considerada necessidade de biópsia renal para prosseguir a investigação nos casos duvidosos[1] (Figura 2).

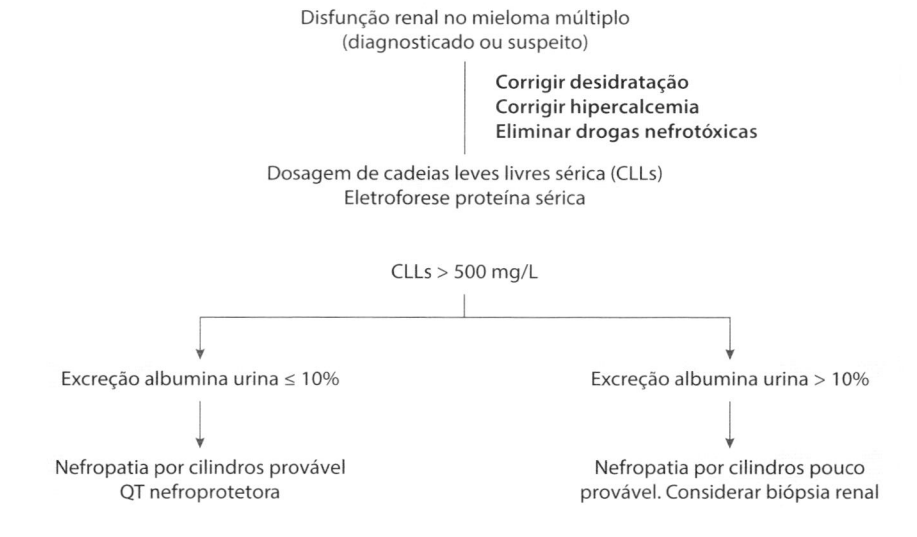

FIGURA 2   Avaliação de disfunção renal em pacientes com mieloma múltiplo.
Fonte: adaptada de Dimopoulos et al.[6]

Algumas séries de casos mostram que 30 a 40% dos pacientes com MM podem ter outra lesão renal que não apenas nefropatia por cilindros, devendo ser considerado o uso da biópsia renal a depender da suspeita[10]. Quando considerada biópsia renal, apesar da preocupação de sangramento, várias séries de casos reportam segurança do procedimento com taxas de complicações semelhantes a população em geral[2].

É importante lembrar outras causas de lesão renal não relacionadas às paraproteínas, como nefrite intersticial (causado por antibióticos), sepse ou lesão induzida por bisfosfonatos que podem ocorrer nos pacientes com MM. Sendo que, na prática diária, a sepse é a mais frequente.

Tratamento

A recuperação da função renal é possível quando ocorre diagnóstico e tratamento precoce. O tratamento da nefropatia por cilindros se baseia em medidas sintomáticas urgentes, como hidratação venosa, correção de hipercalcemia, retirada de drogas nefrotóxicas e administração de esteroides em altas doses. Além disso, a supressão da produção de CLL com quimioterapia é essencial para a recuperação renal.

Ao se identificar pacientes com nefropatia por cilindros deve-se rapidamente iniciar hidratação adequada visando manter débito urinário > 3 L/dia. Medicamentos como AINEs e inibidores do sistema renina-angiotensona-aldosterona devem ser rapidamente suspensos.

Quando presente hipercalcemia, esta deve ser rapidamente corrigida para prevenir vasoconstricção e depleção volêmica secundário a diabetes insipidus nefrogênico. Quadros de hipercalcemia leve e assintomática (< 12 mg/dL) devem ser tratados com hidratação agressiva e esteroides. Nos casos de hipercalcemia moderada a grave (12 a 18 mg/dL) pode ser necessário uso de calcitonina e bisfosfonatos. O pamidronato é geralmente o bifosfonato mais utilizado, e apesar da descrição de sua associação com glomeruloesclerose segmentar e focal colapsante, deve-se atentar que é um evento raro e não deve ser um fator impeditivo para uso.

O uso de diuréticos de alça deve ser evitado, com exceção dos casos que evoluem com hipervolemia, pois seu uso está implicado na redução da solubilidade da uromodulina (provável aumento da concentração intraluminal de sódio) e pior desfecho na nefropatia por cilindros[3].

A dexametasona em altas doses é eficaz como agente único em um cenário inicial, pode levar a uma queda de até 100 vezes nos níveis séricos de CLL em 14 dias e, além do mais, pode ser iniciada sem demora enquanto se programa quimioterapia definitiva. O suporte dialítico pode ser indicado nos casos que evoluem com congestão refratária, uremia sintomática ou urgências metabólicas.

Terapia antimieloma

O sucesso terapêutico nos casos de nefropatia por cilindros está diretamente relacionado ao início precoce do tratamento e rápida redução na concentração sérica das CLL. A taxa de recuperação renal na IRA dialítica pode chegar a 80% nos pacientes que alcançam uma rápida redução (em torno de 60%) de CLLs em 21 dias de tratamento[11]. A introdução de novos quimioterápicos tem melhorado as taxas de resposta hematológica e sobrevida nos pacientes com MM. Agentes como talidomida e inibidores de proteassoma (ex., bortezomibe), bem como dexametasona em altas doses, conseguem reduzir rapidamente os níveis de CLLs. O bortezomibe é atualmente o quimioterápico de escolha nos pacientes com MM e IRA tendo em vista que sua farmacocinética não se altera quando existe disfunção renal. Talidomida e Lenalidomida são dois outros agentes quimioterápicos efetivos no tratamento do MM, regimes com tais fármacos são mais efetivos em reverter IRA do que os agentes alquilantes[12].

Uma análise retrospectiva demonstrou que esses três agentes levaram a uma melhora significativa da função renal, com bortezomibe superior à talidomida e lenalidomida, alcançando recuperação da função renal em 77%, 55% e 43% dos casos, respectivamente[13]. Dessa forma, agentes quimioterápicos devem ser usados para nefroproteção devido capacidade de reversão da nefropatia por cilindros, inclusive em pacientes que necessitam de diálise.

O transplante de medula óssea (TMO) é uma terapia com alto potencial de cura do MM, porém disfunção renal grave é geralmente fator de exclusão ao se considerar tal tratamento, logo é imperativo que a nefropatia por cilindros seja tratada rapidamente com agentes que reduzam concentrações de CLLs. Apesar disso, alguns estudos têm mostrado que TMO pode ser seguro e efetivo em pacientes com disfunção renal. Em série retrospectiva de pacientes com MM e creatinina sérica > 3 mg/dL (50% com necessidade de diálise) submetidos a TMO, todos alcançaram resposta hematológica. Esses dados sugerem que a injuria renal não deve necessariamente excluir pacientes potencialmente candidatos a TMO[14].

Remoção extracorpórea de cadeias leves livres

Devido à patogenicidade das CLLs, tentou-se nas últimas décadas um tratamento adjuvante com remoção extracorpórea das CLLs kappa e lambda, que possuem peso molecular de 22,5 e 45 kD, respectivamente[15].

Inicialmente foi utilizada a plasmaferese para remoção mecânica e redução de CLLs como medidas de nefroproteção, porém o maior estudo, prospectivo e randomizado não demonstrou qualquer benefício em relação à sobrevida, necessidade de diálise ou melhora renal em 6 meses[16].

Na última década, análises retrospectivas com dialisadores de *high-cutoff* (HD-HCO) em pacientes com MM e IRA dialítica apresentaram resultados animadores[17]; tais dialisadores possuem uma membrana com poros largos (duas vezes maior) e alta permeabilidade a cadeias leves. No entanto, os dois principais estudos prospectivos e randomizados sobre HD-HCO, os estudos MYRE[18] e EuLITE[19], apresentaram resultados conflitantes e não demonstraram benefício do método em pacientes tratados com HD-HCO quanto à recuperação da função renal em 90 dias, permanecendo dúvida quanto à sua utilidade. Apesar dos resultados negativos, existe uma tendência na literatura de se utilizar capilares *high-cuttoff* para pacientes com nefropatia por cilindro que necessitam de diálise, principalmente se a quimioterapia incluir o bortezomibe.

CONSIDERAÇÕES FINAIS

A disfunção renal secundária a nefropatia por cilindros continua sendo um evento frequente e grave nos pacientes com MM. O prognóstico de pacientes que permanecem em diálise é ruim, com taxa de sobrevida inferior a 50% no primeiro ano de tratamento. No entanto, nos pacientes que descontinuaram diálise após tratamento quimioterápico a sobrevida é superior a 50% nos três primeiros anos. Casos que evoluem com IRA necessitam de diagnóstico e tratamento precoce visando reduzir o efeito nefrotóxico das CLLs e consequente melhoria da morbimortalidade associada.

REFERÊNCIAS

1. Hutchison CA, et al. The pathogenesis and diagnosis of acute kidney injury in multiple myeloma. Nat Rev Nephrol 2011;8(1):43-51.
2. Fish R, et al. The incidence of major hemorrhagic complications after renal biopsies in patients with monoclonal gammopathies. Clin J Am Soc Nephrol 2010;5(11):1977-80.
3. Finkel KW, et al. Paraprotein-related kidney disease: evaluation and treatment of myeloma cast nephropathy. Clin J Am Soc Nephrol 2016;11(12):2273-9.
4. Dimopoulos MA, et al. International Myeloma Working Group Recommendations for the Diagnosis and Management of Myeloma-Related Renal Impairment. J Clin Oncol 2016;34(13):1544-57.
5. Evison F, et al. A population-based study of the impact of dialysis on mortality in multiple myeloma. Br J Haematol 2018;180(4):588-91.
6. Dimopoulos MA, et al. Bortezomib-based triplets are associated with a high probability of dialysis independence and rapid renal recovery in newly diagnosed myeloma patients with severe renal failure or those requiring dialysis. Am J Hematol 2016;91(5):499-502.

7. Ying WZ, et al. Mechanism and prevention of acute kidney injury from cast nephropathy in a rodent model. J Clin Invest 2012;122(5):1777-85.
8. Sanders PW, Booker BB. Pathobiology of cast nephropathy from human Bence Jones proteins. J Clin Invest 1992;89(2):630-9.
9. Hill GS, et al. Renal lesions in multiple myeloma: their relationship to associated protein abnormalities. Am J Kidney Dis 1983;2(4):423-38.
10. Nasr SH, et al. Clinicopathologic correlations in multiple myeloma: a case series of 190 patients with kidney biopsies. Am J Kidney Dis 2012;59(6):786-94.
11. Hutchison CA, et al. Early reduction of serum-free light chains associates with renal recovery in myeloma kidney. J Am Soc Nephrol 2011;22(6):1129-36.
12. Chanan-Khan AA, et al. Activity and safety of bortezomib in multiple myeloma patients with advanced renal failure: a multicenter retrospective study. Blood 2007;109(6):2604-6.
13. Dimopoulos MA, et al. The role of novel agents on the reversibility of renal impairment in newly diagnosed symptomatic patients with multiple myeloma. Leukemia 2013;27(2):423-9.
14. Glavey SV, et al. Long-term outcome of patients with multiple [corrected] myeloma-related advanced renal failure following auto-SCT. Bone Marrow Transplant 2013;48(12):1543-7.
15. Pratt G. The evolving use of serum free light chain assays in haematology. Br J Haematol 2008;141(4):413-22.
16. Clark WF, et al. Plasma exchange when myeloma presents as acute renal failure: a randomized, controlled trial. Ann Intern Med 2005;143(11):777-84.
17. Susantitaphong P, Tiranathanagul K, Eiam-Ong S. Extended high cutoff on-line hemodiafiltration is superior to extended high cutoff hemodialysis in removal of free light chain immunoglobulin of myeloma cast nephropathy. Artif Organs 2012;36(9):845-6.
18. Bridoux F, et al. Effect of high-cutoff hemodialysis vs conventional hemodialysis on hemodialysis independence among patients with myeloma cast nephropathy: a randomized clinical trial. JAMA 2017;318(21):2099-110.
19. Hutchison CA, et al. High cutoff versus high-flux haemodialysis for myeloma cast nephropathy in patients receiving bortezomib-based chemotherapy (EuLITE): a phase 2 randomised controlled trial. Lancet Haematol 2019;6(4):e217-28.

Síndrome nefrítica em idoso

Jeison de Oliveria Gois

Denise Avancini Malheiros

Lectícia Barbosa Jorge

Homem, 67 anos, branco. Paciente com dispneia inicialmente leve, porém, progressivamente em piora associada a episódios de hemoptise e epistaxe há 2 meses. Nota redução do volume urinário e edema em membros inferiores. **Antecedentes:** de doença pulmonar obstrutiva crônica, ex-tabagista com carga tabágica 45 maços/ano (cessou há 6 meses). Hipertenso desde os 40 anos de idade e portador de diabetes *mellitus* tipo 2 há 8 anos. Faz uso de inalação com beta-2 agonista de longa duração associado a corticoide inalatório e anticolinérgico, além de gliclazida e anlodipino. Nega doença renal, apresenta dosagem de creatinina de 0,8 mg/dL realizada ao início dos sintomas (há 2 meses). Nega doença renal na família. Ao **exame físico:** regular estado geral, descorado +4/+, hidratado, anictérico, acianótico, afebril. Ausculta cardíaca normal. **Dispneico** com **FR 24 irpm**, com **murmúrio vesicular presente, porém reduzido em ambos hemitóraces.** Frequência cardíaca de 98 bpm; **PA 157 × 89 mmHg**. Abdome: globoso, RHA presentes, flácido, indolor a palpação, sem visceromegalia. Extremidades com **edema simétrico com cacifo 2+/4+ até joelho bilateralmente,** sem sinais de TVP. Presença de **lesões purpúricas em membros inferiores**, indolores à palpação.

Exames complementares: ver exames na Tabela 1, a seguir.

TABELA 1   Exames em destaque

Exames da admissão			
Ureia (mg/dL)	257	FAN	negativo
Creatinina (mg/dL)	8,71	Anti-DNA	negativo
Hb (g/dL)	6,5	FR	negativo
Haptoglobina (mg/dL)	310	C3 (mg/dL)	102
Proteinúria relação P/C (g/g)	2,56	C4 (mg/dL)	17,8

FAN: fator antinuclear; FR: fator reumatoide (normal < 14 UI/mL); C3 (normal 67-149 mg/dL); C4 (normal 10-38 mg/dL); haptoglobina considerada baixa < 40 mg/dL.
Fonte: elaborada pelos autores.

Urina I: densidade 1010; pH 6,5; leucócitos 7/c; hemácias +100/c; nitrito negativo, raros cilindros granulosos, ausência de hemácias dismórficas e cristais ausentes. Reticulócitos 1,07%, leucócitos 9.120 mil/mm³, linfócitos 1.310 mil/mm³, plaquetas 362.000 mil/mm³, eletrólitos e gasometria venosa normais. Coagulograma normal, enzimas hepáticas canaliculares e hepatocelulares normais. Sorologias para vírus de hepatites B e C e HIV negativas. VDRL negativo.

Proteína C reativa (PCR) 53, eletroforese de proteínas séricas destacando proteína total 5,8 g/dL (valor de referência 6 a 8 g/dL); albumina 2,6 g/dL (valor de referência 3,2 a 5 g/dL) e alfa-1 gamaglobulina 0,5g/dL (valor de referência 0,1 a 0,3 g/dL). Demais alfa-2 e beta-2 sem alterações. Gamaglobulina 1,2 g/dL (valor de referência 0,8 a 1,6 g/dL). Dosagem de crioglobulinas e ANCA em andamento. Ultrassonografia renal sem alterações.

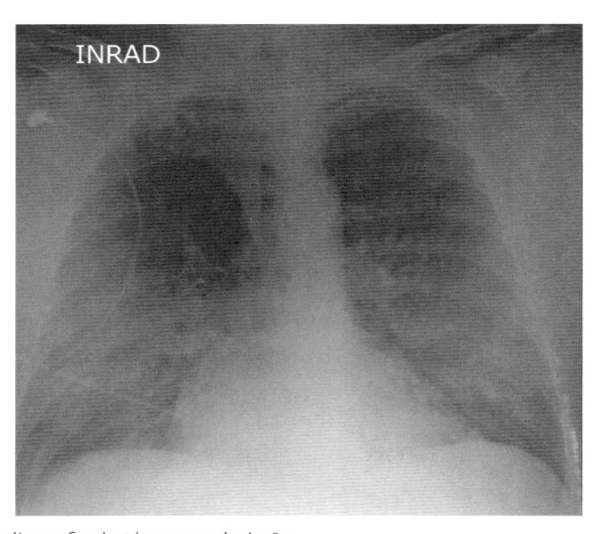

FIGURA 1   Radiografia de tórax na admissão.
Fonte: imagem do Serviço de Radiologia do HC-FMUSP, preservando o anonimato do paciente.

Diagnóstico sindrômico: glomerulonefrite rapidamente progressiva (GNRP).

Hipóteses diagnósticas:

1. **Glomerulonefrite por vasculite ANCA associada (VAA): prós** – a glomerulonefrite mais comum em idosos é a VAA. O acometimento sistêmico com comprometimento de via aérea superior (epistaxes), via aérea inferior

(hemoptise e infiltrado difuso na radiografia de tórax), comprometimento cutâneo (lesões purpúricas), além do comprometimento renal reforçam sua hipótese. A avaliação laboratorial ajuda a descartar outras hipóteses, informações valiosas neste caso são a ausência de consumo de complemento e as sorologias virais. A ausência de resultado de ANCA não é impeditiva para sua hipótese diagnóstica visto que mesmo com resultado negativo não poderíamos excluir esta hipótese.

2. **Síndrome de Goodpasture: prós** – glomerulonefrite rapidamente progressiva com acometimento de via aérea inferior. É mais comum em homens, principalmente brancos, e tem acometimento bimodal sendo observada em jovens e idosos (> 60 anos); **contra** – O paciente apresenta outros sinais sistêmicos de acometimento incluindo via aérea superior (com epistaxes) e cutâneo (com púrpuras) o que não é descrito na síndrome de Goodpasture.

3. **Crioglobulinemia: prós** – síndrome nefrítica com presença de púrpuras em membros inferiores; **contra** – os pacientes costumam apresentar quadros hipertensivos graves e com difícil controle. É clássico o consumo de complemento, especialmente C4 e nos casos de crioglobulinemia mista tem FR (+).

Procedeu-se a biópsia renal diagnóstica, que revelou:

Microscopia óptica: glomérulos em número de dezesseis, um dos quais está globalmente fibrosado. Os demais têm volume normal e membrana basal focalmente enrugada, com áreas de ruptura e extravasamento de fibrina. Em seis glomérulos, o espaço de Bowman está ocupado por crescentes, sendo cinco de natureza celular e uma fibrocelular. Os túbulos exibem lesões degenerativas e descamação parcial do epitélio. Alguns deles mostram cilindros hemáticos na luz. O interstício está dissociado por edema difuso, com infiltrado linfocitário leve de permeio. Uma artéria interlobular apresenta fibrose intimal. Há arterioloesclerose hialina. Imunofluorescência: depósitos mesangiais de fator C_3 do complemento, de fraca intensidade, intensidade (1+/3+), com padrão segmentar e difuso. Demais antígenos (IgA, IgG, IgM, C1q, fibrinogênio, Kappa e Lambda) negativos.

Conclusão: glomerulonefrite crescêntica pauci-imune, com crescentes focais (6/15), necrose tubular aguda, arterioesclerose e arterioloesclerose hialina.

Evolução do caso:

Paciente iniciou terapia de substituição renal com hemodiálise e suporte com ventilação mecânica sob intubação orotraqueal. Realizada profilaxia de estrongiloidíase com ivermectina e iniciamos terapia imunossupressora com metilprednisolona 1 g/dia por 3 dias, sessões diárias de plasmaferese, que foi mantida até controle de hemorragia alveolar totalizando 7 sessões. Após o pul-

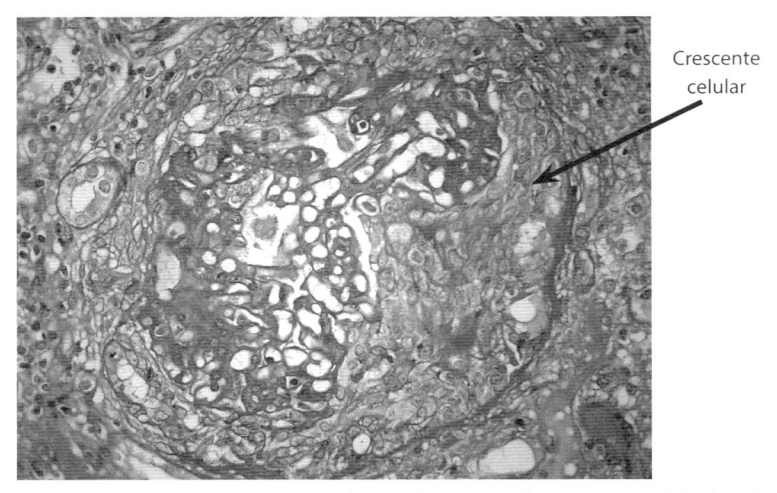

Crescente
celular

FIGURA 2   Microscopia óptica com um glomérulo mostrando crescente celular (seta). (Veja imagem colorida no encarte ao final do livro.)
Fonte: imagem de arquivo dos autores.

so com metilprednisolona foi iniciado prednisona via oral (por sonda nasoentérica) 1 mg/kg/dia e ciclofosfamida IV 0,5 mg/kg/m² (ajustado para idade e TFGe) com doses mensais por seis meses. Foi procedida a extubação no nono dia após início de plasmaferese. Recebemos resultado de ANCA que se mostrou positivo para c-ANCA. Pelo fenótipo clínico e associação com c-ANCA definimos o paciente como portador de granulomatose com poliangeite (Wegener). Após 2 meses de tratamento o paciente passou a apresentar recuperação de função renal conseguindo ficar independente de diálise. Completou as 6 doses de ciclofosfamida concomitante com desmame de dose de prednisona de tal forma que, ao término de 6 meses, ficou com dose de prednisona 5 mg/dia. Mantivemos pacientes com esquema de manutenção com azatioprina 2 mg/kg/dia, e atualmente paciente se encontra em acompanhamento ambulatorial mantendo TFGe 32 mL/min/1,73 m².

GLOMERULONEFRITE ANCA ASSOCIADA

Introdução

A vasculite associada ao ANCA (VAA) é definida como vasculite necrotizante com pouco ou nenhum imune depósitos, acometendo predominantemente pequenos vasos (incluindo pequenas artérias, arteríolas, vênulas e capilares) ocasionados pela presença de um anticorpo anticitoplasma de neutrófilo (ANCA) circulante. Em 2012 ocorreu a International Chapel Hill Consensus Conference (CHCC), na qual a nomenclatura (representada na Tabela 2) e a classificação das vasculites foram revisadas e definidas de acordo com o tamanho do vaso acometido (grande, médio ou pequeno) e quanto à presença ou não de ANCA. Ver dados a seguir representados em forma de diagrama (Figura 3)[1].

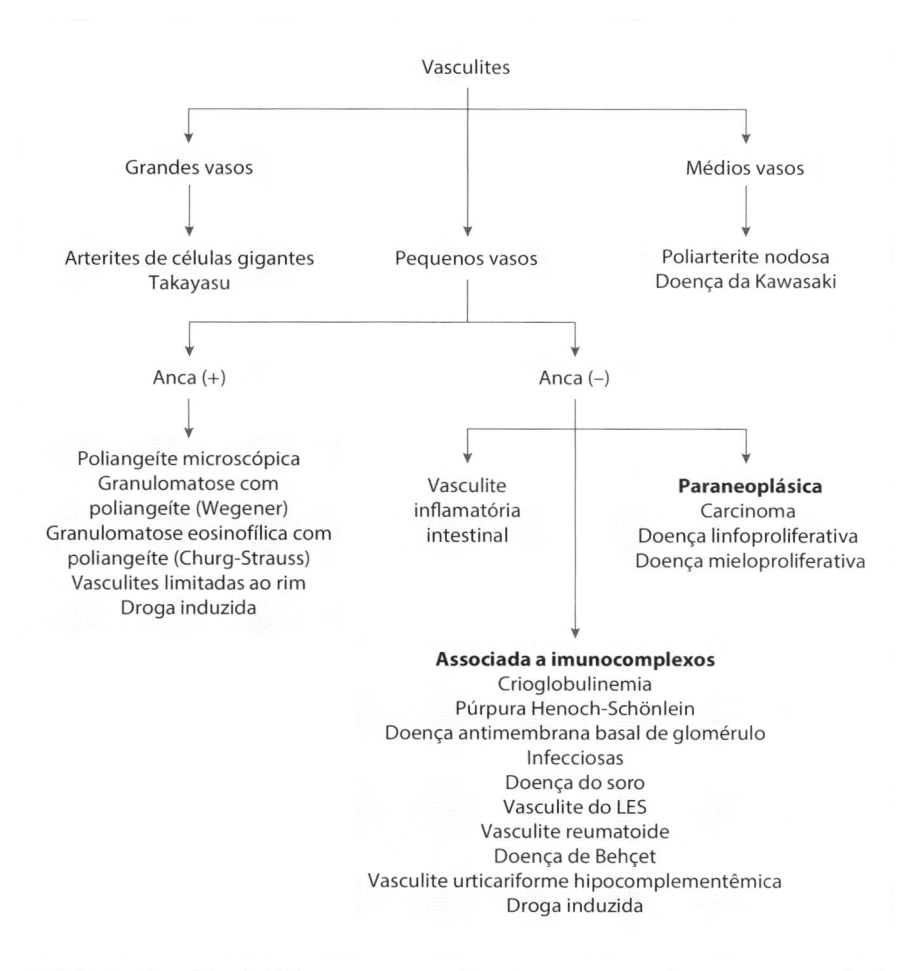

FIGURA 3 Vasculites divididas em seu acometimento por vasos e pela presença ou ausência de ANCA.
Fonte: elaborada pelos autores.

TABELA 2 Classificação clínica e definição das vasculites pelas definições da CHCC 2012

Classificação	Definição
Vasculite associada ao ANCA (VAA)	Vasculite necrotizante predominantemente pauci-imune acometendo principalmente pequenos vasos. Quando relacionadas à presença de ANCA deve-se nomear de acordo com seu padrão, por exemplo: MPO-ANCA, PR3-ANCA, ANCA-negativo.
Poliangeíte microscópica (PAM)	Vasculite necrotizante predominantemente pauci-imune acometendo principalmente pequenos vasos. A ocorrência de glomerulonefrite necrotizante é comum e capilarite pulmonar também pode ocorrer. Não há presenta de inflamação granulomatosa.
Granulomatose com poliangeíte (GP)	Inflamação granulomatosa necrotizante acometendo principalmente vias aéreas superiores e inferiores com vasculite necrotizante predominantemente de pequenos vasos. A ocorrência de glomerulonefrite necrotizante é comum.
Granulomatose eosinofílica com poliangeíte (GEP)	Inflamação granulomatosa necrotizante rica em eosinófilos frequentemente acometendo vias aéreas associada a vasculite necrotizante predominantemente de pequenos vasos. A presença de asma e eosinofilia é comum. A presença de ANCA é frequente quando essa condição se associa à glomerulonefrite necrotizante.

Fonte: elaborada pelos autores.

As vasculites de pequenos vasos comprometem capilares, vênulas e arteríolas preservando em geral as artérias. Sua manifestação mais comum é de glomerulonefrite (GN) que, muito frequentemente, apresenta-se sob a forma clínica de GNRP com presença de crescentes na histologia. As vasculites de pequenos vasos podem ser divididas em dois grupos, quanto à presença de ANCA circulante, em associadas ao ANCA e não associadas. As formas ANCA associadas exibem na biópsia um padrão de imunofluorescência pauci-imune (imunofluorescência negativa ou pobremente positiva para imunoglobulinas), enquanto as não associadas ao ANCA, especialmente as associadas às doenças de imunocomplexos, apresentam uma expressão positiva de imunoglobulinas, a depender da doença de origem. Trataremos aqui das vasculites de pequenos vasos que se expressam como pauci-imunes ANCA relacionados deixando as formas com deposição de imunocomplexos para outros capítulos.

Somando-se o achado laboratorial da positividade do ANCA com a descrição dos achados de histopatologia renal, sobretudo os de imunofluorescência, propomos o fluxograma a seguir para o diagnóstico das vasculites de pequenos vasos (Figura 4).

Epidemiologia

Em um estudo retrospectivo avaliando uma série de casos de 65 pacientes idosos (definidos como > 60 anos) com suspeita de glomerulopatias que foram

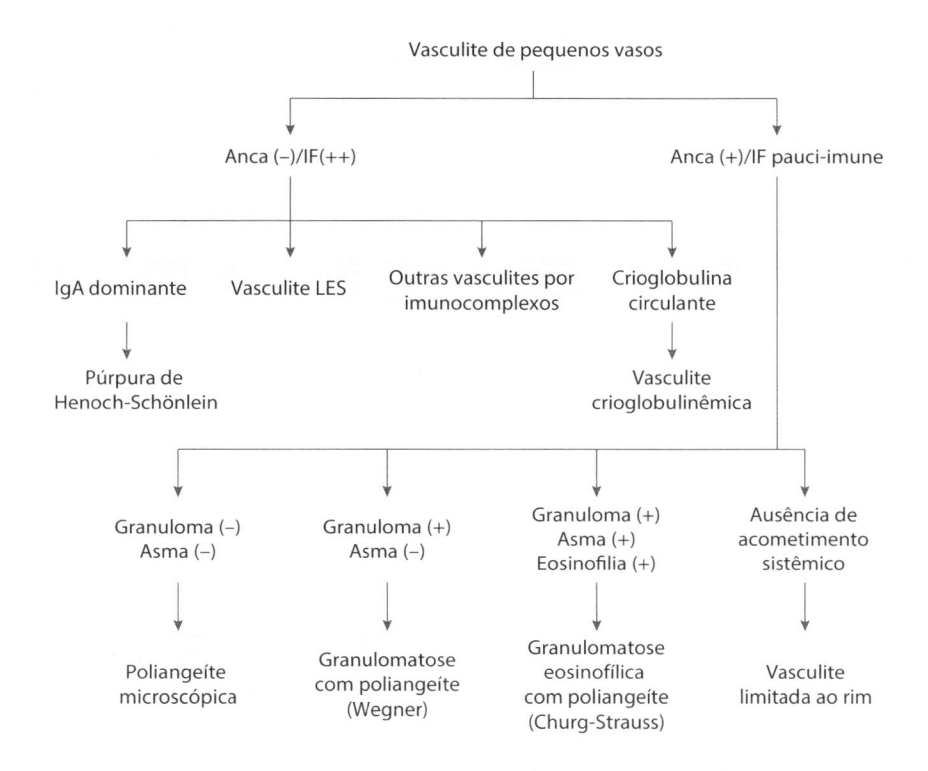

FIGURA 4 Fluxograma para diagnóstico de vasculite de pequenos vasos.
Fonte: elaborada pelos autores.

submetidos à biópsia renal no HC-FMUSP entre 1989 a 1999 mostrou incidência de 11% nessa população (7 casos)[2].

A PAM, a GP e a GEP têm seu pico de incidência em torno de 65-75 anos. Ocorre predominantemente em sexo masculino, particularmente em brancos[3,4]. Em um estudo realizado no Laboratório de Nefropatologia da Carolina do Norte com 21.374 pacientes portadores de glomerulopatias que foram biopsiados, 1.690 (7,9%) possuíam glomerulonefrite ANCA relacionada. Nesse grupo as doenças mais comuns associadas foram LES ou IgA, porém, a partir dos 50 anos a incidência de glomerulonefrite ANCA apresentou crescimento progressivo, tornando-se a causa mais comum de glomerulonefrite a partir dos 60 anos[5].

Há componente étnico e geográfico influenciando a prevalência de vasculite ANCA. Ocorre predominantemente em indivíduos do sexo masculino, particularmente em brancos, com provável relação ao HLA, como demonstrado em estudos norte-americanos[3,4]. No Reino Unido, a GP é mais prevalente que a PAM e a GEP (148 × 65 × 46 por milhão de habitantes, respectivamente). Na França, observa-se um acometimento maior em descendentes de população europeia em comparação com não europeia (105 × 53 por milhão de habitantes).

Estudo europeu mostrou diferentes associações gênicas relacionadas mais à especificidade do autoanticorpo ANCA mieloperoxidase (MPO-ANCA) ou proteinase 3 (PR3-ANCA) do que aos subgrupos clínicos das doenças GP ou PAM[6]. O mesmo estudo mostrou um risco significante de desenvolvimento de PR3-ANCA em pacientes com variantes gênicas da HLA-DP Serpina 1 que codifica a α_1-antitripsina e PRTN3 que codifica a proteinase 3. Por outro lado, o MPO-ANCA estava relacionado à pacientes com perfil gênico de HLA-DQ. No entanto, apesar de as associações gênicas serem diferentes, conforme o tipo do ANCA (MPO ou PR3), os fenótipos clínicos são superponíveis em muitos aspectos, provavelmente porque a reação inflamatória desencadeada após a ligação do ANCA aos neutrófilos e endotélio é semelhante nas duas situações.

Etiologia

A classificação sorológica das vasculites ANCA em MPO-ANCA, PR3--ANCA ou ANCA-negativo, bem como sua correlação clinicopatológica MPA, GPA, EGPA ou vasculite limitada ao rim (VLR), são importantes para predizer o prognóstico e a resposta ao tratamento[7,8].

A avaliação laboratorial para detecção de ANCA deve-se incluir um ensaio de imunofluorescência indireta (IFA) que detecta um p-ANCA (anticorpo anticitoplasma de neutrófilo perinuclear) ou c-ANCA (anticorpo anticitoplasma de neutrófilo citoplasmático) e um ensaio imunoenzimático (EIA) em que em sua maioria o padrão p-ANCA se correlaciona com mieloperoxidase (MPO--ANCA) e o c-ANCA se correlaciona com proteinase 3 (PR3-ANCA)[9].

A presença e a titulação de ANCA são mais preditivas de atividade renal que atividade de doença extrarrenal. Pacientes com glomerulonefrite ANCA que se tornam ANCA-negativos têm menor risco de recorrência, ao passo que o aumento dos títulos de ANCA se correlaciona com maior chance de recidiva[10]. É relatado na literatura que 10 a 20% dos pacientes com perfil clínico de vasculite pauci-imune são ANCA negativos[11]. Isso se deve, entre outras coisas, a presença de um inibidor natural circulante como foi demonstrado para MPO, que mascara a presença deste auto antígeno e que não é revelado num teste laboratorial convencional que detecte ANCA[12].

A presença de ANCA pode ocorrer em outras condições. É descrito em pacientes com doença inflamatórias tais como doença inflamatória intestinal[13], colangite esclerosante primária[14] e doenças inflamatórias hepáticas (hepatite autoimune, cirrose biliar primária, hepatite viral crônica)[15] podem apresentar p-ANCA aberrante sendo descritos como P-ANCA atípico ou X-ANCA[13]. Quadros infecciosos podem ter papel importante na patogênese, porém por vezes podem mimetizar quadros de glomerulonefrite ANCA[16] como ocorrem nos casos de endocardite infecciosa, hepatite C e tuberculose. Portanto, é fundamental a exclusão de quadros infecciosos no diagnóstico de vasculite ANCA associada, caso contrário a realização de imunossupressão nesse contexto pode ser devastadora[17].

A colonização de *Staphylococcus aureus* (*S. aureus*) é um fator de risco para recidiva de vasculite ANCA[18]. Em um estudo duplo cego placebo controlado que utilizou sulfa profilaticamente em pacientes portadores de PAM identificou menores taxas de infecção do trato respiratório e menor risco de recidivas em comparação ao placebo[19, 20]. A relação entre *S.aureus* e ANCA se dá porque esta bactéria possui uma sequência gênica complementar do PR3 humano apontando para uma origem exógena para produção de PR3 complementar.

Vasculite ANCA pode ser observada em pacientes em uso de algumas medicações, como hidralazina, propriltiouracil, penicilamina e cocaína adulterada com levamisol[21] – nesses casos a presença de ANCA com especificidade para elastase humana de neutrófilos (HNE-ANCA) foi descrita[21]. Recentemente quadros de vasculite ANCA relacionada foram identificados em usuários de inibidores de Checkpoint[22]. A distribuição dos achados de ANCA em vasculites de pequenos vasos está na Tabela 3.

TABELA 3 Especificidade ANCA nos diversos fenótipos clínicos de VAA

	Frequência %		
	PR3 / C-ANCA	MPO / P-ANCA	Negativo
GP	75%	20%	5%
PAM	30%	60%	10%
GEP	5%	45%	50%
VLR	10%	80%	10%
Relacionado a medicamento	10%*	90%*	–

* Frequentemente são observados títulos elevados de ANCA por positividade tanto de MPO como PR3-ANCA.

GP: granulomatose com poliangeíte; PAM: poliangeíte microscópica; GEP: granulomatose eosinofílica com poliangeíte; VLR: vasculite limitada ao rim.

Fonte: adaptada de Geetha et al.[23]

Fonte: elaborada pelos autores.

Fisiopatologia

A fisiopatologia da VAA é complexa e envolve o sistema imune celular e humoral bem como o próprio ANCA como fator patogênico. Diversos estudos avaliaram o papel patogênico do ANCA. Há relatos evidenciando transferência materno-fetal de ANCA anti-MPO resultando em doença renal neonatal e hemorragia pulmonar logo após o nascimento[24]. Modelos com camundongos evidenciaram a relação de anti-MPO ANCA com vasculite. Neste modelo camundongos deficientes em MPO que foram imunizados com MPO de camundongo desenvolvem altos títulos de anticorpo anti-MPO. A transferência desses anticorpos em camundongos selvagens que não possuíam linfócitos resultou no desenvolvimento de vasculite grave com glomerulonefrite crescêntica e hemorragia pulmonar, demonstrando que o MPO-ANCA sozinho é suficiente para induzir a doença[25]. Embora os dados apontem o papel do ANCA na patogênese da vasculite, isso nem sempre ocorre. O ANCA pode persistir na remissão, pode recorrer sem evidência de atividade clínica e foi identificado em indivíduos saudáveis[26].

A estimulação de neutrófilos por lipopolissacarídeos (LPS), complemento (C5a) e principalmente TNF-α e IFN-γ por estímulos como infecções virais ou bacterianas levam a exteriorização de MPO/PR3 para membrana dos neutrófilos permitindo sua ligação com ANCA[27-32]. O neutrófilo ativado pelo ANCA provoca maior expressão de moléculas de adesão (como as selectinas E e P)[32,33] promovendo ligação e transmigração ao endotélio com degranulação e liberação de medidores inflamatórios como serino proteases (PR3 e elastase) culminando com a lesão endotelial. A degranulação e apoptose de neutrófilos são responsáveis pela formação de *neutrophil extracellular trap* (NET), levando à ativação de células dendríticas, linfócitos B e sistema complemento[34,35].

Apesar de o padrão de imunofluorescência na VAA ser pauci-imune e dos níveis plasmáticos de complemento se manterem normais, estudos apontam a participação do sistema complemento na sua fisiopatologia. Reforçando essa hipótese, algumas casuísticas mostram expressiva deposição tecidual de C_3[36]. Estudos avaliando biópsia renal de pacientes com Vasculite ANCA mostraram que mais da metade dos pacientes apresentam depósito de C_3 na imunofluorescência. Estudos in vitro mostram que o neutrófilo ativado libera radicais de oxigênio, MPO, proteases e properdina, sendo esta última uma proteína importante para ativação da via alternativa do complemento, com liberação de C5a, que promove recrutamento de neutrófilos e se liga ao seu receptor C5aR causando ativação de neutrófilo perpetuando um ciclo[37].

Patologia

O achado clássico da biópsia renal da VAA é a glomerulonefrite crescêntica e necrotizante, com ausência de depósitos de imunoglobulinas na imunofluorescência (padrão pauci-imune)[38]. A lesão glomerular representada por necrose da parede dos vasos e ruptura da membrana basal permite o extravasamento de fibrina para o espaço urinário, liberando fatores que ativam a cascata de coagulação e estimulam a proliferação de células parietais, formando crescentes. É proposto um índice de atividade de cronicidade nos pacientes com glomerulonefrite por ANCA levando em consideração o número de crescentes, esclerose e proporção de glomérulos sem lesão. O acometimento focal com $\geq$ 50% dos glomérulos preservados tem a menor taxa de progressão para doença renal crônica dialítica, glomérulos globalmente escleróticos em > 50% representam piores desfechos, enquanto a presença de crescentes em $\geq$ 50% dos glomérulos ou classes mistas tem evolução intermediária[39]. Essa classificação não pode ser extrapolada para pacientes com TFGe < 15 mL/min/1,73 m². Nesse contexto, a presença de glomérulos normais < 10% e índices elevados de cronicidade são fatores de risco para doença renal crônica dialítica[40].

Quadro clínico

As manifestações baseiam-se no fenótipo clínico patológico de cada doença, tendo apresentação clínica variada a depender dos locais anatômicos envolvidos pela atividade desta (representado em porcentagem de ocorrência na Tabela 4). Com exceção da VLR, as outras formas de doença mostram além do envolvimento renal acometimentos sistêmicos e variados desde inflamatórios inespecíficos – como febre, mialgias, artralgia, perda de peso (*flu-like*) – até acometimentos anatômicos característicos a cada síndrome[41].

O acometimento renal é observado na PAM, GP, VLR e menos comumente na GEP. As manifestações mais comuns são hematúria, proteinúria e disfunção renal, geralmente com apresentação rapidamente progressiva (caracterizada por síndrome nefrítica e perda rápida de função), portanto o envolvimento renal é um parâmetro de grande peso na evolução do paciente. Considerando casuísticas de pacientes com vasculite pauci-imune com envolvimento exclusivamente renal observamos uma idade média de 58 anos com igual distribuição entre sexos, níveis plasmáticos de creatinina de 3,6 mg/dL e proteinúria média de 1,7 g/dia[42]. Pacientes que necessitaram de terapia renal substitutiva ao início do quadro mostravam doença mais grave com maior risco de óbito e infecções[43]. Dados do nosso serviço, HC-FMUSP, com 58 pacientes diagnosticados com VAA entre 2000 e 2010 mostraram idade ao diagnóstico de 45 anos, predomínio de sexo feminino e TFGe de 19 mL/min/1,73 m² [44].

O envolvimento cutâneo é frequente, podendo apresentar-se na PAM, na GP e na GEP, manifestando-se com púrpura principalmente de membros inferiores. A presença de nódulos cutâneos é mais frequente em GP e GEP em comparação com PAM e se dá pela formação de inflamação granulomatosa.

O acometimento respiratório é mais comum nos casos de GP e GEP em comparação com PAM. As manifestações de lesão de via aérea superior com rinite, sinusite, colapso da cartilagem nasal com aspecto de nariz em sela e cartilagem auricular são mais comuns em GP. Já as manifestações de trato respiratório inferior podem ocorrer nas três, apresentando hemorragia alveolar por capilarite. Tanto GP como GEP apresentam lesão granulomatosa necrotizante no pulmão com alterações radiológicas com cavitações ou lesões nodulares. A PAM por definição não pode apresentar lesão granulomatosa. A GEP pode apresentar acometimento cardíaco levando a miocardite. PAM e GP podem levar a alterações eletrocardiográficas, como bloqueio ventricular e hipocinesia.

Manifestações neurológicas ocorrem por lesão de artérias e arteríolas, resultando em isquemia neural e levando, principalmente, a neuropatia periférica de padrão de mononeurite multiplex; esse acometimento é mais frequente na GEP [45].

TABELA 4 Envolvimento sistêmico em vasculites de pequenos vasos pauci-imunes

Sistema	PAM (%)	GP (%)	GEP (%)	VLR (%)
Rim	90	80	45	100
Pele (púrpura/outros)	40	40	60	0
Pulmões	50	90	70	0
Nariz, ouvido, garganta	35	90	50	0
Neurológico	30	50	70	0

Fonte: adaptada de Bansal et al. [24]

Tratamento

Antes da introdução de terapia imunossupressora a sobrevida de pacientes com VAA era baixa com a maioria dos pacientes falecendo no primeiro ano de doença. Atualmente, com os esquemas terapêuticos consagrados na literatura, a sobrevida em cinco anos é de 70 a 90%, inclusive em uma série brasileira [46].

Fatores importantes para avaliação prognóstica incluem: concentração de creatinina sérica (indicando a importância de identificação precoce para início de terapia), idade (idosos apresentam pior desfechos), presença de hemorragia pulmonar e dependência de diálise. A avalição de especificidade ANCA e classificação clínica também são importantes preditores de desfechos. Usando a denominação de doença, a GP apresenta maior risco de recidivas, porém com melhores desfechos a longo prazo quando comparados com PAM, que apresentam menor taxa de recidiva, porém com taxas mais elevadas de evolução para doença renal crônica dialítica e óbito[7].Usando a denominação pelo tipo de ANCA, a PR3-ANCA apresenta 17% de resistência ao tratamento, 23% de óbito, 26% doença renal crônica dialítica e recidiva em 51%. A MPO-ANCA, 27% apresentam resistência ao tratamento, 31% de óbito, 37% de doença renal crônica dialítica e recidiva em 29%[7].

O tratamento da VAA requer uma primeira fase de indução, com duração aproximada de 3 a 6 meses, e uma fase de manutenção, com duração entre 24 e 48 meses. A indicação de tratamento para glomerulonefrite pauci-imune é rigorosamente a mesma, independentemente de haver vasculite sistêmica ou o ANCA circulante estar ou não presente[47,48].

Indução

A terapia de indução deverá ser interrompida nos pacientes que após 3 meses de terapia permanecerem em hemodiálise e não apresentarem outras manifestações sistêmicas associadas à vasculite[49]. Antes da indução fazer tratamento preventivo de helmintíases.

Corticosteroides:

A indução inicia-se com pulsoterapia com metilprednisolona endovenosa 500 a 1.000 mg/dia por 3 dias consecutivos. No quarto dia usa-se a prednisona via oral 1 mg/kg/dia (no máximo 80mg/dia), dose recomendada para as primeiras por 4 semanas, que após esse período deve ser reduzida na velocidade de 2,5 mg/semana para atingirmos uma dose de 5-10 mg em no máximo 6 meses. Optamos por manter a dose de 5-10 mg/dia no tratamento de manutenção[47,48].

O estudo Pexivas, publicado no início de 2020, avaliou pacientes com quadro grave de VAA quanto ao uso de corticoide em dois regimes de doses: padrão e reduzida. No primeiro mês ambos os grupos iniciavam dose de prednisona 1 mg/kg/dia. O grupo com dose padrão iniciou o desmame no 2º mês gradativamente até o 6º mês, quando a dose era mantida em 5 mg/dia. Já no grupo com dose reduzida o desmame foi mais rápido: no 2º mês, com redução de 50% da dose (0,5 mg/kg/dia), seguida de redução gradativa chegando a 5 mg/dia por volta do 4º-5º mês dependendo do peso do paciente. Esse estudo demonstrou a não inferioridade do uso de corticoide em doses reduzidas comparado com as doses padrão[50].

Ciclofosfamida (CFA):

A CFA é a droga mais eficiente e mais bem avaliada para ser utilizada no tratamento de indução. Em casos de doença generalizada severa é a escolha terapêutica. Inicia-se também no quarto dia, logo em seguida ao pulso de metilprednisolona. Pode-se usar a CFA oral na dose de 1,5-2 mg/kg/dia por 1 a 2 meses após conseguir a remissão (normalmente um total de 12 semanas) ou CFA endovenosa na dose de 0,75 g/m² mensal por 6 meses. Define-se como remissão da doença a ausência de manifestações de vasculites, lesão pulmonar ativa, hematúria dismórfica e a estabilização ou melhora da proteinúria e filtração glomerular.

O uso intravenoso ou oral ainda é tema de debate pois ainda é muito controverso na literatura. O estudo comparando CFA via oral *versus* endovenosa (Cyclops)[49] publicado em 2012 mostrou taxas de remissão e recidivas iguais nos dois grupos, havendo uma tendência de recidiva mais elevada no grupo intravenoso. A infusão intravenosa periódica reduziu a dose cumulativa de CFA necessária e com isso a toxicidade esperada a longo prazo (grupo IV 8,2 g *vs.* grupo VO 15,9 g p < 0,001), com uma incidência de leucopenia menor no grupo intravenoso. Existem metanálises que não demonstram diferenças em mortalidade ou taxas de remissão, mas apresentam um risco relativo maior de recidivas em pacientes tratados com CFA intravenosa[51]. Lembrando que altas doses acumulativas de CFA devem ser evitadas.

Rituximabe:

Seu uso é recomendado tanto na indução como na manutenção de pacientes com VAAs como alternativa aos esquemas compondo CFA, na tentativa de reduzir sua dose acumulada, minimizar efeitos colaterais e obter maiores taxas de remissão. Os dois maiores estudos comprovando os benefícios da indução com rituximabe foram o RITUXVAS[52] e o RAVE[53].

O RITUXVAS, estudo publicado em 2010, avaliou 44 pacientes recém-diagnosticados com VAA. Antes da randomização os pacientes podiam receber tanto plasmaferese como metilprednisolona até 2 g IV a depender da indicação médica e na sequência foram randomizados, na proporção 3:1, para tratamento com rituximabe 375 mg/m² 1x/semana por 4 semanas + CFA 15 mg/kg endovenosa junto com a 1ª e a 3ª aplicações de rituximabe, *vs.* CFA 15 mg/kg endovenosa mensal por 3 a 6 meses. Ambos os grupos receberam dose adicional de 1 g de metilprednisolona IV e prednisona 1 mg/kg/dia com redução gradativa, com dose final após 6 meses de 5 mg/dia. Nos seus resultados as taxas de remissão foram similares (grupo rituximabe 76% *vs.* grupo CFA 82%), bem como incidência de eventos adversos graves (grupo rituximabe 42% *vs.* CFA 36%).

O RAVE envolveu 197 pacientes, sendo 49% com diagnóstico recente (virgens de tratamento) e 51% com recidivas (com tratamento prévio). Foram randomizados para uso de rituximabe 375 mg/m^2/semana por 4 semanas comparando com CFA 2 mg/kg/dia por via oral por 3 meses e convertido para azatioprina. Ambos os grupos receberam o mesmo regime de corticoide – 1 a 3 pulsos de metilprednisona 1 g/dose seguido por prednisona 1 mg/kg/dia via oral com redução progressiva. Foi observada a não inferioridade entre os grupos quanto à taxa de remissão (grupo do rituximabe 64% *vs.* 53% grupo CFA). Entre os pacientes que apresentavam recidiva de VAA o rituximabe se mostrou superior em comparação com CFA na indução de remissão (grupo ritux 67% *vs.* 42% grupo CFA). Não foi observada diferença entre os grupos quanto a efeitos colaterais.

Assim, o rituximabe é hoje uma opção de primeira linha no tratamento de indução das vasculites ANCA relacionadas e pode ser primeira opção de tratamento nas recidivas. Vale ressaltar que se deve ter atenção especial com pacientes com hemorragia alveolar severa e com disfunção renal grave, já que esse grupo não foi testado para o uso da droga.

O uso de rituximabe pode determinar alguns efeitos adversos durante a infusão, como febre, calafrios, reações alérgicas e choque anafilático, que podem ser minimizados com a utilização de pré-medicações. Recomenda-se o uso de paracetamol (750 mg) ou dipirona (1 g), difenidramina (1 ampola) e metilprednisolona (100 mg). O rituximabe deve ser diluído em soro fisiológico 0,9% para obter uma concentração < 4 mg de rituximabe/mL de soro. Deve-se iniciar a infusão a 50 mg/h, aumentando-a em 50 mg/h a cada 30 min, até chegar a 400 mg/h, se efeitos colaterais não ocorrerem. No mês de uso de rituximabe, deve-se fazer a profilaxia de pneumocistose. As contraindicações ao seu uso são ter alergia ao medicamento, ter leucócitos abaixo de 1.000-3.000 mm^3, ter infecção ativa e estar em gestação. Os efeitos adversos mais graves associados a seu uso são hipotensão leve, febre, leucopenia, plaquetopenia, arritmia grave, congestão grave e síndrome de Stevens-Johnson.

Micofenolato mofetil:

A indução de remissão nas VAAs com uso de micofenolato mofetil (MMF) foi avaliada no estudo Micofenolato mofetil *versus* ciclofosfamida (MYCYC)[54] publicado em 2019. Nesse estudo, 140 pacientes recém-diagnosticados com VAA que apresentavam eTFG > 15 mL/min/1,73 m^2 todos induzidos com glicocorticoide 1 mg /kg/dia com redução de dose até o 6º mês para 5 mg/dia e, após, randomizados para receber MMF 2 g/dia com incremento de dose na 4ª semana para 3 g/dia caso mantenha doença mal controlada (n = 70) comparando com CFA 15 mg/kg. Após o esquema de indução, ambos os grupos foram mantidos com manutenção com a associação de azatioprina e prednisona.

Os resultados evidenciaram não inferioridade entre os grupos quanto a taxa de remissão em 6 meses (grupo MMF 67% *vs.* CFA 61%). Recidivas foram mais comumente identificadas no grupo MMF (grupo MMF 33% *vs.* grupo CFA 19%), especialmente aqueles com PR3-ANCA (+). Dessa forma, o estudo sugere que o MMF em associação pode ser utilizado na terapia de indução, porém, com mais segurança em pacientes portadores de MPO-ANCA com moderado acometimento renal[54]. Na nossa prática utilizamos MMF como terapia de segunda linha em casos em que CFA e rituximabe são contraindicados.

Plasmaferese:
A ideia central da realização de plasmaferese na VAA é a remoção de AN-CAs e outros mediadores inflamatórios para minimizar dano tecidual. Seu uso é atualmente indicado em pacientes com VAAs que apresentem falência renal avançada (creat > 5,6 mg/dL) ou hemorragia alveolar difusa. O estudo MEPEX avaliou 137 pacientes com diagnóstico recente de VAA confirmada por biópsia renal que apresentavam sCr > 5,7 mg/dL. Todos os pacientes receberam ciclofosfamida e prednisona por via oral e foram randomizados para receber pulsoterapia com metilprednisolona (3 doses de 1.000 mg) ou ser submetidos a tratamento com plasmaferese (7 sessões em 14 dias). Ambos os grupos permaneceram em manutenção com azatioprina após a fase de indução. A plasmaferese aumentou significantemente tanto as taxas de recuperação da função renal em 3 meses (grupo plasmaférese 69% *vs.* 49% grupo metilprednisolona) como a sobrevida livre de diálise em 12 meses, e não apresentou diferença entre ocorrência de efeitos adversos entre os dois grupos[55].

O PEXIVAS avaliou o papel da plasmaferese em quadros de VAA graves. Trata-se de um estudo multicêntrico, randomizado, envolvendo 704 pacientes de 95 centros em 16 países. Os pacientes receberam tratamento de indução com CFA ou rituximabe mais corticosteroides e após foram randomizados em receber plasmaferese (7 sessões nos 14 dias após a randomização) e não receber plasmaferese com 352 pacientes em cada grupo. Este estudo demonstrou não inferioridade em não realizar plasmaferese, visto que os desfechos primários morte por qualquer causa ou doença renal crônica dialítica ocorreram em 28,4% no grupo de plasmaferese *vs.* 31% no grupo controle. Mesmo aqueles pacientes com quadro de hemorragia alveolar (191 pacientes, sendo, destes, 61 com quadros graves), o estudo não mostrou diferença em desfechos nesse grupo[50].

Manutenção
A manutenção contempla a utilização de baixas doses de glicocorticoide associado a droga imunomoduladoras como azatioprina, rituximabe ou micofenolato mofetil por 18-24 meses.

TABELA 5 Regimes de tratamento de indução recomendados para vasculites associadas a glomerulonefrite

Droga	Via administração	Dose
CFA	IV	0,75g/m² a cada 3-4 semanas * Diminuir dose 0,5 g/m² se idade > 60 anos e FG < 20 mL/min por 1,73 m² * Ajustar doses subsequentes para nadir de leucócitos em 2 semanas seja > 3.000/mm³
CFA	VO	1,5-2 mg/kg/dia * Diminuir dose se idade > 60 anos e FG < 20 mL/min por 1,73 m² * Ajustar dose para contagem de leucócitos seja > 3.000/mm³
Corticoides	IV	Pulsoterapia 500-1.000 mg EV por 3 dias
Corticoides	VO	Prednisona 1 mg/kg por 4 semanas (não exceder 60 mg/dia). Redução gradativa objetivando manter dose baixa ao término da fase de indução
Rituximabe	IV	375 mg/m² semanalmente 4 doses
Plasmaferese		Reposição de 60 mL/kg 7-10 tratamentos em 14 dias. Plasmaferese diária até hemorragia alveolar cessar e depois dias alternados até o total de 7-10 sessões

Fonte: adaptada de KDIGO 2012.[47]

A principal droga usada na fase de manutenção é a azatioprina. Sua utilização é baseada em um estudo prospectivo denominado de CYCAZAREM.[56] Neste estudo foram randomizados com 155 pacientes, no qual foi comparado o uso de azatioprina e CFA após a remissão da vasculite. A ocorrência de recidiva foi similar com o uso de azatioprina e de CFA, com efeitos adversos mais aceitáveis. O estudo REMAIN[57] concluiu que a terapia de manutenção prolongada com AZA e corticosteroides em baixas doses até 48 meses após o diagnóstico resultou em uma redução de 3 vezes na frequência de recaídas em comparação com a retirada de AZA e corticosteroides em 24 meses. O tempo de terapia deve então levar em consideração preditores de recidiva tais como: sorotipo de ANCA, *status* do ANCA no momento da remissão, órgãos envolvidos, função renal. Ponderando esses fatores recomendamos as seguintes doses: 2 mg/kg/dia no primeiro ano, 1,5 mg kg/dia no segundo ano e 1 mg/kg/dia indefinidamente nos pacientes com alto risco de recidiva. Já naqueles que apresentam menor risco de recidiva suspendemos com 24 meses, porém, caso apresente recaída não deve ter o tratamento suspenso.

O rituximabe é outra opção para manutenção de remissão. O estudo MAIN-RITSAN[58] foi realizado com 115 pacientes com VAA randomizado em grupo rituximabe 500 mg IV em 5 doses (0, 14 dias, 6 meses, 12 meses e 18 meses após randomização; n = 57) comparando com azatioprina (2 mg/kg/dia até 12º mês, 1,5 mg/kg/dia até o 18º mês e 1 mg/kg/dia até o 22º mês após randomização; n = 58). Este estudo mostrou superioridade do rituximabe em comparação com azatioprina na avaliação do 28º mês (taxa de recaída no grupo rituximabe 5% *vs.* 29% no grupo azatioprina). A frequência de eventos adversos foi similar entre os dois grupos.

O micofenolato mofetil foi avaliado no estudo IMPROVE[59]. Trata-se de um ensaio randomizado e controlado que incluiu 156 pacientes com objetivo de comparar o tratamento de manutenção com MMF 2 g/dia *vs.* azatioprina 2 mg/kg/dia. Nesse estudo o micofenolato foi inferior à azatioprina em manter os pacientes remitidos com efeitos colaterais similares, com isso permanece como droga de segunda linha para o tratamento de manutenção das vasculites.

O metotrexate também foi avaliado em comparação com azatioprina. Em um estudo randomizado e controlado realizado em 126 pacientes durante fase de manutenção após indução com CFA e glicocorticoide dividindo estes em dois grupos: manutenção com azatioprina (n = 63) e metotrexate (n = 63). Taxas similares de manter pacientes livres de recidiva foram encontradas nos dois grupos, porém com efeitos colaterais mais graves no grupo Meotrexate[60].

Como citamos na seção de etiologia, a profilaxia com sulfa (Trimethoprim--sulfametoxazole) está indicada para pacientes com altas taxas de recidivas, tendo em vista que existe um risco aumentado de recidivas em pacientes que são carreadores nasais de *S. aureus*[61,62].

Tratamento de recidivas

A recidiva é caracterizada pelo aparecimento ou aumento da atividade da doença após um período de remissão parcial ou completa. A reintrodução da terapia de indução é o mais realizado habitualmente, porém devemos prestar atenção que o mais adequado é realizar uma terapia com menor toxicidade levando em consideração fatores como a dose acumulativa de ciclofosfamida.[63] Estudos observacionais apontam o rituximabe como terapia de escolha em recidivas, se mostrou superior à ciclofosfamida[64] após conseguir a remissão da vasculite, passa-se à fase de manutenção com a mesma droga usada na fase de manutenção prévia (porém, manter a fase de manutenção por no mínimo 24 meses, ou até indefinidamente).

O acompanhamento com título de ANCA é uma ferramenta útil, em um estudo avaliando titulações de ANCA e taxas de recidiva mostrou que sua mensuração pode predizer recidiva e que o tratamento preemptivo pode ser realizado caso seus títulos quadruplicarem[65].

O momento ideal para suspensão da terapia imunossupressora em DRCt não é bem estabelecido. Para esclarecer essa questão há um estudo em andamento, MASTER-ANCA (disponível em: ClinicalTrials.gov; NCT03323476). O que temos de recomendação atualmente é que, entre os pacientes em terapia dialítica há 6 meses e sem manifestações extrarrenais, deve-se considerar a suspensão de imunossupressão por menores taxas de recidiva nesta população[66-68].

O KDIGO de glomerulonefrites recomenda a realização de transplante renal após 12 meses de remissão completa de doença extrarrenal e a mesma diretriz contraindica caso o paciente apresente sinais de remissão completa, porém mantenha títulos de ANCA (+)[47,68].

REFERÊNCIAS

1. Jennette JC, Falk RJ, Bacon PA, Basu N, Cid MC, Ferrario F, et al. 2012 revised International Chapel Hill Consensus Conference Nomenclature of Vasculitides. Arthritis Rheum 2013;65: 1-11.
2. Woronik V, Bahiense-Oliveira M, Malafronte P, Barros RT. Glomerulopatias em pacientes idosos: aspectos clínicos e histopatológicos. Braz. J. Nephrol 2003;25(4):172-8.
3. Scott DG, Watts RA: Epidemiology and clinical features of systemic vasculitis. Clin Exp Nephrol 2013;17:607-10.
4. Cao Y, Schmitz JL, Yang J, Hogan SL, Bunch D, Hu Y, et al. DRB1*15 allele is a risk factor for PR3-ANCA disease in African Americans. J Am Soc Nephrol 2011;22:1161-7.
5. O'Shaughnessy MM, Hogan SL, Poulton CJ, Falk RJ, Singh HK, Nickeleit V, et al. Temporal and demographic trends in glomerular disease epidemiology in the southeastern United States, 1986-2015. Clin J Am Soc Nephrol 2017;12:614-23.
6. Lyons PA, Rayner TF, Trivedi S, Holle JU, Watts RA, Jayne DR, et al. Genetically distinct subsets within ANCA-associated vasculitis. N Engl J Med 2012;367(3):214-23.
7. Lionaki S, Blyth ER, Hogan SL, Hu Y, Senior BA, Jennette CE, et al. Classification of antineutrophil cytoplasmic autoantibody vasculitides: The role of antineutrophil cytoplasmic autoantibody specificity for myeloperoxidase or proteinase 3 in disease recognition and prognosis. Arthritis Rheum 2012;64:3452-62.
8. Cornec D, Cornec-Le Gall E, Fervenza FC, Specks U. ANCA – associated vasculitis – clinical utility of using ANCA specificity to classify patients. Nat Rev Rheumatol 2016;12:570-9.
9. Savige J, Gillis D, Benson E, Davies D, Esnault V, Falk RJ, et al. International consensus statement on testing and reporting of Antineutrophil Cytoplasmic Antibodies (ANCA). Am J Clin Pathol 1999;111(4):507-13.
10. Kemna MJ, Damoiseaux J, Austen J, Winkens B, Peters J, van Paassen P, et al. ANCA as a predictor of relapse: Useful in patients with renal involvement but not in patients with nonrenal disease. J Am Soc Nephrol 2015;26:537-42.
11. Chen M, Kallenberg CG Zhao MH. ANCA-negative pauci-immune crescentic glomerulonephritis. Nat Rev Nephrol 2009;5(6):313-8.
12. Roth AJ, Ooi JD, Hess JJ, van Timmeren MM, Berg EA, Poulton CE, et al. Epitope specificity determines pathogenicity and detectability in ANCA-associated vasculitis. J Clin Invest 2013;123(4):1773-83.
13. Bossuyt X. Serologic markers in inflammatory bowel disease. Clin Chem 2006;52:171-81.
14. Tervaert JW, et al. Antineutrophil cytoplasmic antibodies in primary sclerosing cholangitis, ulcerative colitis, and autoimmune diseases. Gastroenterology 1992;102:1090-1.
15. Roozendaal C, et al. Clinical significance of anti-neutrophil cytoplasmic antibodies (ANCA) in autoimmune liver diseases. J Hepatol 2000;32:734-41.

16. Belizna CC, Hamidou MA, Levesque H, Guillevin L, Shoenfeld Y. Infection and vasculitis. Rheumatology (Oxford) 2009;48:475-82.
17. Reza Ardalan M, Trillini M. Infective endocarditis mimics ANCA associated glomerulonephritis. Caspian J Intern Med 2012:3:496-9.
18. Stegeman CA, Tervaert JWC, Sluiter WJ, et al. Association of chronic nasal carriage of Staphylococcus aureus and higher relapse rates in Wegener granulomatosis. Ann Intern Med 1994;120:12-7.
19. Stegeman CA, Cohen Tervaert JW, de Jong PE, et al. Trimethoprim-sulfamethoxazole (co--trimoxazole) for the prevention of relapses of Wegener's granulomatosis. New Engl J Med 1996;335:16-20.
20. Popa ER, Tervaert JW. The relation between Staphylococcus aureus and Wegener's granulomatosis: current knowledge and future directions. Intern Med 2003;42:771-80.
21. Pendergraft WF, Niles JL. Trojan horses: drug culprits associated with antineutrophil cytoplasmic autoantibody (ANCA) vasculitis. Curr Opin Rheumatol 2014;26:42-9.
22. Gallan AJ, Alexander E, Reid P, et al. Renal vasculitis and pauci-immune glomerulonephritis associated with immune checkpoint inhibitors. American Journal of Kidney Diseases: the Official Journal of the National Kidney Foundation 2019;74(6):853-6.
23. Geetha D, Jefferson JA. ANCA-associated vasculitis: core curriculum 2020. American Journal of Kidney Diseases 2020;75(1):124-37.
24. Bansal PJ, Tobin MC. Neonatal microscopic polyangiitis secondary to transfer of maternal myeloperoxidase-antineutrophil cytoplasmic antibody resulting in neonatal pulmonary hemorrhage and renal involvement. Ann Allergy Asthma Immunol 2004;93(4):398-401.
25. Xiao H, Heeringa P, Hu P, et al. Antineutrophil cytoplasmic autoantibodies specific for myeloperoxidase cause glomerulonephritis and vasculitis in mice. J Clin Invest 2002;110(7):955-63.
26. Xu PC, Cui Z, Chen M, et al. Comparison of characteristics of natural autoantibodies against myeloperoxidase and anti-myeloperoxidase autoantibodies from patients with microscopic polyangiitis. Rheumatology (Oxford) 2011;50(7):1236-43.
27. Muller Kobold AC, van der Geld YM, Limburg PC, Tervaert JW, Kallenberg CG. Pathophysiology of ANCA-associated glomerulonephritis. Nephrol Dial Transplant 1999;14(6):1366-75.
28. van Rossum AP, Rarok AA, Huitema MG, Fassina G, Limburg PC, Kallenberg CG. Constitutive membrane expression of proteinase 3 (PR3) and neutrophil activation by anti-PR3 antibodies. J Leukoc Biol 2004;76(6):1162-70.
29. Westlin WF, Gimbrone MA Jr. Neutrophil-mediated damage to human vascular endothelium. Role of cytokine activation. Am J Pathol 1993;142(1):117-28.
30. Sibelius U, Hattar K, Schenkel A, Noll T, Csernok E, Gross WL, et al. Wegener's granulomatosis: anti-proteinase 3 antibodies are potent inductors of human endothelial cell signaling and leakage response. J Exp Med 1998;187(4):497-503.
31. Pan LF, Kreisle RA, Shi YD. Detection of Fc-gamma receptors on human endothelial cells stimulated with cytokines tumour necrosis factor-alpha (TNF-alpha) and interferon-gamma (IFN-gamma). Clin Exp Immunol 1998,112(3):533-8.
32. Muller Kobold AC, van Wijk RT, Franssen CF, Molema G, Kallenberg CG, Tervaert JW. In vitro up-regulation of E-selectin and induction of interleukin-6 in endothelial cells by autoantibodies in Wegener's granulomatosis and microscopic polyangiitis. Clin Exp Rheumatol 1999;17(4):433-40.
33. Nagao T, Matsumura M, Mabuchi A, Ishida-Okawara A, Koshio O, Nakayama T, et al. Up--regulation of adhesion molecule expression in glomerular endothelial cells by anti-myeloperoxidade antibody. Nephrol Dial Transplant 2007;22(1):77-87.
34. Villanueva E, Yalavarthi S, Berthier CC, et al. Netting neutrophils induce endothelial damage, infiltrate tissues, and expose immunostimulatory molecules in systemic lupus erythematosus. J Immunol 2011;187(1):538-52.
35. Wang H, Wang C, Zhao MH, et al. Neutrophil extracellular traps can activate alternative complement pathways. Clin Exp Immunol 2015;181(3):518-27.

36. Haas M, Eustace JA. Immune complex deposits in ANCA-associated crescentic glomerulone-phritis: a suty of 126 cases. Kidney Int 2004;65(6):2145-52.
37. Xiao H, Schreiber A, Heeringa P, et al. Alternative complement pathway in the pathogenesis of disease mediated by anti-neutrophil cytoplasmic autoantibodies. Am J Pathol 2007;170:52-64.
38. Jennette JC, Thomas DB: Pauci-immune and antineutrophil cytoplasmic autoantibody glomerulonephritis and vasculitis. In: Heptinstall's Pathology of the Kidney, edited by Jennette JC, Olson JL, Schwartz MM, Silva FG, 6th Ed. Philadelphia: Lippincott Williams & Wilkins, 2007. Pp. 643-74.
39. Berden AE, Ferrario F, Hagen EC, Jayne DR, Jennette JC, Joh K, et al. Histopathologic classification of ANCA-associated glomerulonephritis. J Am Soc Nephrol 2010;21:1628-36.
40. Lee T, Gasim A, Derebail VK, Chung Y, McGregor JG, Lionaki S, et al. Predictors of treatment outcomes in ANCA-associated vasculitis with severe kidney failure. Clin J Am Soc Nephrol 2014;9:905-13.
41. Falk RJ, Hogan S, Carey TS, Jennette JC. Clinical course of anti-neutrophil cytoplasmic autoantibody-associated glomerulonephritis and systemic vasculitis. The Glomerular Disease Collaborative Network. Ann Intern Med 1990;113:656-63.
42. de Joode AA, Sanders JS, Stegeman CA. Renal survival in proteinase 3 and myeloperoxidase ANCA-associated systemic vasculitis. Clin J Am Soc Nephrol 2013;8(10):1709-17.
43. Little MA, Nighthingale P, Verburgh CA, Hauser T, De Groot K, Savage C, et al. Early mortality in systemic vasculitis: relative contribution of adverse events and active vasculitis. Ann Rheum Dis 2010;69(6):1036-43.
44. Ramalho JAM, Mattedi DL, et al. Histologic classification of pauci-immune glomerulonephritis: outcomes predictors. J Am Soc Nephrol 2011;22.
45. Jennette JC, Falk RJ. Small-vessel vasculitis. N Engl J Med 1997;337(21):1512-23.
46. Barbas CS, Santana AN, Antunes T, Parra ER, Capelozzi VL, Carvalho CR, et al. Avaliação de 98 pacientes com granulomatose de Wegener. XXXIII Congresso Brasileiro de Pneumologia e Tisiologia, 2006. J Bras Pneumol 2006;32(5):S227.
47. Kidney Disease: Improving Global Outcomes (KDIGO). Glomerulonephritis Work Group KDIGO Clinical Practice Guideline for Glomerulonephritis. Kidney Int 2012;(2):139-274.
48. Mukhtyar C, Guillevin L, Cid MC, Dasgupta B, de Groot K, Gross W, et al. EULAR recommendations for the management of primary small and medium vessel vasculitis. Ann Rheum Dis 2009;68:310-7.
49. de Groot K, Harper L, Jayne DRW, et al. Pulse versus daily oral cyclophosphamide for induction of remission in antineutrophil cytosplasmatic antibody associated vasculits. Ann Intern Med 2009;150:670-80.
50. Walsh M, et al. Plasma exchange and glucocorticoids in severe ANCA-associated vasculitis. New England Journal of Medicine 2020;382(7):622-31.
51. Walters GD, Willis NS, Craig JC. Interventions for renal vasculitis in adults. A systemic review. BMC Nephrol 2010;11:12.
52. Jones RB, et al. Rituximab versus cyclophosphamide in ANCA-associated renal vasculitis. New England Journal of Medicine 2010;363(3):211-20.
53. Stone JH, et al. Rituximab versus cyclophosphamide for ANCA-associated vasculitis. New England Journal of Medicine 2010;363(3):221-32.
54. Jones RB, et al. Mycophenolate mofetil versus cyclophosphamide for remission induction in ANCA-associated vasculitis: a randomised, non-inferiority trial. Annals of the rheumatic diseases 2019;78(3):399-405.
55. Jayne DRW, et al. Randomized trial of plasma exchange or high-dosage methylprednisolone as adjunctive therapy for severe renal vasculitis. Journal of the American Society of Nephrology 2007;18(7):2180-8.
56. Jayne D, et al. A randomized trial of maintenance therapy for vasculitis associated with anti-neutrophil cytoplasmic autoantibodies. New England Journal of Medicine 2003;349(1):36-44.

57. Karras A, et al. Randomized controlled trial of prolonged treatment in the remission phase of ANCA-associated vasculitis. Annals of the rheumatic diseases 2017;76(10):1662-8.
58. Guillevin L, et al. Rituximab versus azathioprine for maintenance in ANCA-associated vasculitis. New England Journal of Medicine 2014;371(19):1771-80.
59. Hiemstra TF, et al. Mycophenolate mofetil vs azathioprine for remission maintenance in antineutrophil cytoplasmic antibody-associated vasculitis: A randomized controlled trial. Jama 2010;304(21):2381-8.
60. Pagnoux C, Mahr A, Hamidou MA, et al. Azathioprine or methotrexate maintenance for ANCA-associated vasculitis. N Engl J Med 2008;359:2790-803.
61. Stegeman CA, Tervaert JWC, de Jong PE, et al. Trimethoprim-sulfametoxazole (co-trimoxazole) for the prevention of relapses of Wegener s granulomatosis. N Engl J Med 1996;335: 16-20.
62. Stegeman CA, Tervaert JWC, Kallemberg C. Co-trimoxazole and Wegener granulomatosis: more than a coincidence? Nephrol Dial Transplant 1997;12:652-65.
63. Nachman PH, Hogan SL, Jennette C, Falk RJ. Treatment response and relapse in ANCA--associated microscopic polyangiitis and glomerulonephritis. J Am Soc Nephrol 1996;7:33-9.
64. Falk RJ, Jennette JC. Rituximab in ANCA-associated disease. N Engl J Med 2010;363:285-6.
65. Han WK, Choi HK, Roth RM, et al. Serial ANCA titers. Useful tool for prevention of relapses in ANCA-associated vasculitis. Kidney Int 2003;63:1079-85.
66. Youssef J, Novosad SA, Winthrop KL. Infection risk and safety of corticosteroid use. Rheum Dis Clin North Am 2016;42:157-76, ix-x.
67. Heijl C, Harper L, Flossmann O, Stücker I, Scott DG, Watts RA, et al. European Vasculitis Study Group (EUVAS): Incidence of malignancy in patients treated for antineutrophil cytoplasm antibody-associated vasculitis: Follow-up data from European Vasculitis study group clinical trials. Ann Rheum Dis 2011;70:1415-21.
68. Lee T, et al. Predictors of treatment outcomes in ANCA-associated vasculitis with severe kidney failure. Clinical Journal of the American Society of Nephrology 2014;9(5):905-13.

Proteinúria em histórico de doença renal familiar

Wesley Fagundes Diniz
Precil Diego Miranda de Menezes Neves
Denise Maria Avancini Costa Malheiros
Luiz Fernando Onuchic

Mulher, 53 anos, procura serviço médico com história de espuma na urina e edema de membros inferiores há oito meses. **Antecedentes familiares e pessoais:** hipertensão diagnosticada há 4 anos; ex-tabagista (10 maços-ano, parou há mais de 15 anos). Histórico gestacional sem intercorrências. Pai falecido idoso, tendo apresentado edema de membros inferiores e espuma na urina na idade adulta e evolução para doença renal em estádio final (DREF) quando idoso. Irmã com "problema renal" não esclarecido. Estava em uso contínuo de atenolol, furosemida, fluoxetina e clonazepam.

Ao exame físico apresentava-se em bom estado geral, normocorada, hidratada, anictérica, acianótica, afebril. Ausculta cardíaca e pulmonar normais. Frequência cardíaca: 64 bpm, **PA: 160 × 90 mmHg**. Abdome: globoso, flácido, indolor à palpação, sem visceromegalias palpáveis. Extremidades com **edema simétrico de membros inferiores 3+/4+** e sem sinais de TVP.

Os **exames complementares** para investigação revelaram: creatinina sérica 6,46 mg/dL, (CKD-EPI de 7,0 mL/min/1,73 m^2) e ureia sérica 141 mg/dL, Urina 1: densidade 1.010; pH 6,0; leucócitos 1/c; hemácias 3/c; nitrito negativo, **cilindros lipoides**, **ausência de hemácias dismórficas** e cristais. **Proteinúria de 24h: 7,13 g.** A análise de eletrólitos mostrava apenas **hiperfosfatemia (P: 6,3 mEq/L)**. Gasometria venosa evidenciava **acidose metabólica** com **pH 7,23, HCO$_3^-$ 17 mmol/L e BE -9 mmol/L.**

Hemograma: **Hb: 9,7 g/L, Ht: 29,4%, (anemia de padrão normocítico e normocrômico),** sem alterações do perfil de hemólise, sem causas carenciais, sem sinais de microangiopatia trombótica ou anemia imunomediada. Leucócitos e plaquetas normais. Coagulograma, enzimas hepáticas canaliculares e hepatocelulares normais. Sorologias para hepatites B, C, HIV e VDRL negativos.

Colesterol total: 531 mg/dL, LDL: 426 mg/dL, HDL: 56 mg/dL, triglicerídeos: 202 mg/dL. Eletroforese de proteínas séricas com proteína total 5,2 g/dL (valor de referência 6 a 8 g/dL); albumina 2,8 g/dL (valor de referência 3,2 a 5 g/dL) e gamaglobulina de 0,5 mg/dL (valor de referência 0,7 a 1,5 g/dL). Alfa-1, alfa-2 e beta-2 sem alterações. Imunofixação sérica e urinária não detectaram proteínas anômalas. Pesquisa de crioglobulinas negativa.

Os resultados dos exames de investigação de causas secundárias de glomerulopatias encontram-se na Tabela 1.

TABELA 1 Exames de avaliação de causas secundárias de glomerulopatias

	Valores à admissão		Valores à admissão
FAN	NR	FR (UI/mL)	NR
Anti-DNA	NR	C3 (mg/dL)	90
Anti-SM	NR	C4 (mg/dL)	33
Anti-Ro	NR	Anticoagulante lúpico	NR
Anti-La	NR	Anticardiolipina	NR
ANCA	NR		

C3 (normal 67-149 mg/dL); C4 (normal 10-38 mg/dL); FR: fator reumatoide (normal < 14 UI/mL); NR: não reagente.
Fonte: elaborada pelos autores.

Realizada ultrassonografia do aparelho urinário, que evidenciou rins de tamanho normal, com ecogenicidade preservada e boa diferenciação córtico-medular. Radiografia de tórax com sinais de congestão pulmonar discreta. Ecocardiograma evidenciou câmaras cardíacas com tamanho, espessuras e contratilidade normais, sem indícios de depósitos miocárdicos. Valvas com regurgitação discreta e fração de ejeção de 66%.

Diagnóstico sindrômico: síndrome nefrótica + insuficiência renal + história familiar positiva para doença renal de etiologia indeterminada.

Hipóteses diagnósticas:

1. **Nefropatia membranosa: prós** – a nefropatia membranosa manifesta-se clinicamente como síndrome nefrótica pura, sendo a principal causa de síndrome nefrótica em adultos acima de 40 anos; **contra** – casos familiares de nefropatia membranosa são extremamente raros. Além disso, há descrição de hipertensão associada ao quadro mesmo quando a paciente apresentava função renal normal. Em nefropatia membranosa, quadros de

hipertensão são esperados quando o paciente apresenta disfunção renal, como consequência da doença renal crônica.

2. **Glomeruloesclerose segmentar e focal (GESF): prós** – a GESF pode se manifestar em qualquer idade, sendo a principal causa de síndrome nefrótica entre 20-40 anos. Sua apresentação caracteriza-se por síndrome nefrótica pura, associada ou não a hipertensão e hematúria. Um número crescente de genes mutados associados a causas genéticas da doença tem sido descrito, o que é consistente com o aparente caráter familiar da doença nesse caso; **contra** – a idade de acometimento por causas genéticas associadas à doença é geralmente mais precoce, com exceção de genótipos de alto risco em APOL1. Nessa condição um segundo evento parece ser necessário para o desenvolvimento da glomerulopatia, podendo ocorrer potencialmente em qualquer idade.

3. **Amiloidose renal AL e AA: prós** – a amiloidose renal é um espectro de doenças que constitui a segunda causa mais comum de síndrome nefrótica em idosos e se manifesta com quadro de síndrome nefrótica pura. Não há evidência de outras doenças sistêmicas; **contra** – o acometimento renal exclusivo, sem relato de disautonomia ou hipotensão; não há evidências de outras doenças infecciosas/inflamatórias crônicas e a pesquisa de paraproteínas foi negativa, enfraquecendo a suspeita de amiloidoses AA e AL respectivamente.

4. **Amiloidose hereditária:** o comportamento hereditário poderia levar a suspeita de febre familiar do mediterrâneo (amiloidose AA), entretanto, não há comemorativos clínicos que suportem a hipótese, visto que a paciente não apresenta relato de febres intermitentes, artralgias, etc. Uma das formas de amiloidose familiar, contudo, poderia se constituir no diagnóstico da paciente. Como há acometimento renal exclusivo, as amiloidoses por mutação em cadeia A-α do fibrinogênio, apolipoproteínas (AI, AII, AIV, CII e CIII) e LECT2 seriam os subtipos a serem considerados para o caso.

Para a investigação de síndrome nefrótica em paciente adulto com história familiar de doença renal na família, a paciente foi submetida a biópsia renal (Figura 1). A microscopia de luz evidenciou glomérulos com volume aumentado e hipocelularidade difusa à custa de depósitos eosinofílicos não corados pela prata, PAS ou tricrômico de masson, levando a espessamento de membrana basal glomerular e oclusão difusa dos capilares glomerulares. A coloração pelo vermelho congo foi positiva nos locais de deposição do material eosinofílico, adquirindo coloração "verde-maçã" quando exposto à luz polarizada. Compartimentos tubular e intersticial com fibrose difusa. Arteríolas com hialinose de parede. Os depósitos encontrados eram exclusivos em glomérulos, não

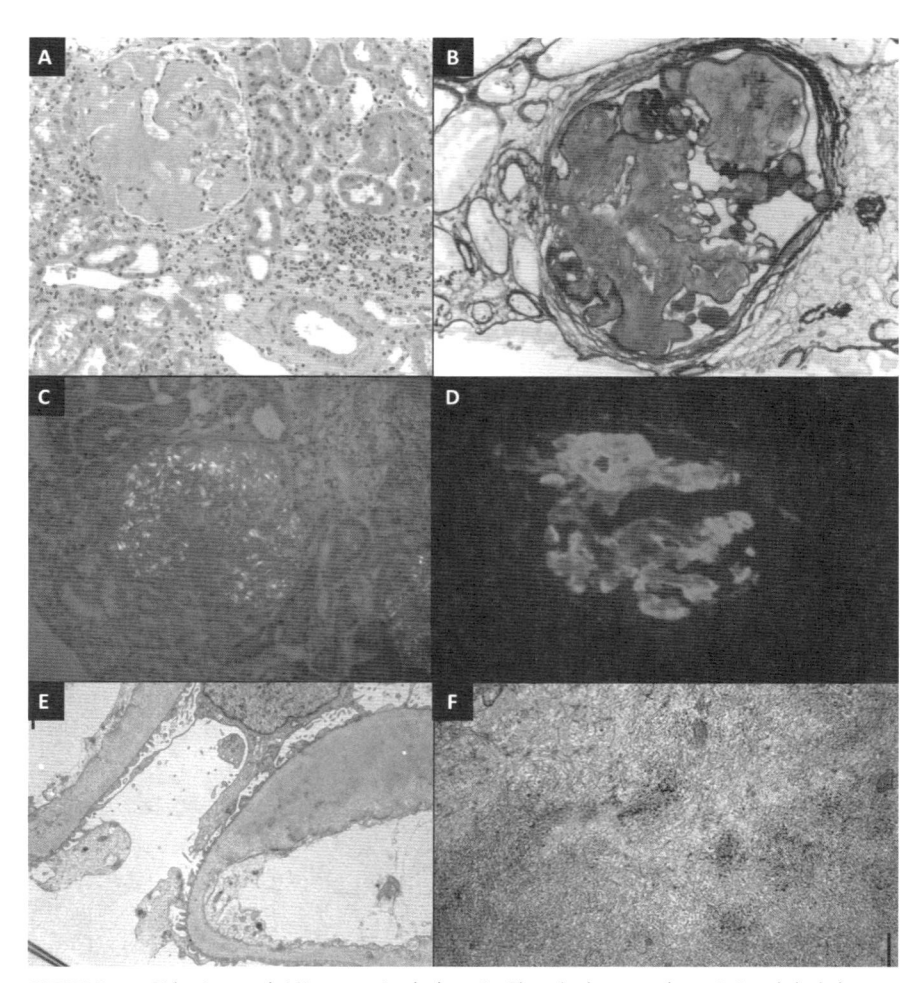

FIGURA 1 Biópsia renal. Microscopia de luz. **A.** Glomérulo com deposição global de material eosinofílico amorfo (hematoxilina e eosina; 200×). **B.** Depósitos glomerulares exibem pouca afinidade pela prata (PAMS; 400×). **C.** Birrefringência de coloração "verde-maçã" em depósitos glomerulares (vermelho congo em luz polarizada; 200×). **D.** Imunofluorescência direta. Glomérulos com depósitos intensamente positivos para fibrinogênio. Microscopia eletrônica de transmissão. **E.** Parte superior da parede capilar glomerular à direita da figura exibe acentuado espessamento por deposição de material mal definido a esse aumento (6.000x). **F.** Depósitos glomerulares constituídos por fibrilas extremamente delgadas em distribuição aleatória (60.000×). (Veja imagens coloridas no encarte ao final do livro.)
Fonte: imagens cedidas pelas Dras. Denise Malheiros e Lívia Barreira.

sendo observados em outros compartimentos renais. A imunofluorescência foi positiva para fibrinogênio, localizada em regiões de depósitos amiloides. A microscopia eletrônica evidenciou depósitos organizados de fibrilas delgadas de 8-12nm em capilar glomerular. A combinação dos achados histológicos foi compatível com amiloidose, sendo a codeposição de fibrinogênio sugestivo de amiloidose familiar por mutação na cadeia A-α do fibrinogênio.

Evolução: dado o histórico familiar de doença renal e o diagnóstico de amiloidose com depósitos de fibrinogênio à biópsia renal, na ausência de evidências de discrasias plasmocitárias ou doenças infecciosas/inflamatórias crônicas e na presença de acometimento renal exclusivo, optamos por realizar teste gênico direto para o gene *FGA*. Esse exame identificou a mutação NM_000508.3:c.1634A > T, E526V em *FGA* (Figura 2), confirmando o diagnóstico de amiloidose familiar por mutação na cadeia A-α do fibrinogênio. A paciente não apresentou recuperação de função renal, evolução compatível com os parâmetros de cronicidade avançada observados na biópsia renal, progredindo para doença renal em estágio final e início de hemodiálise.

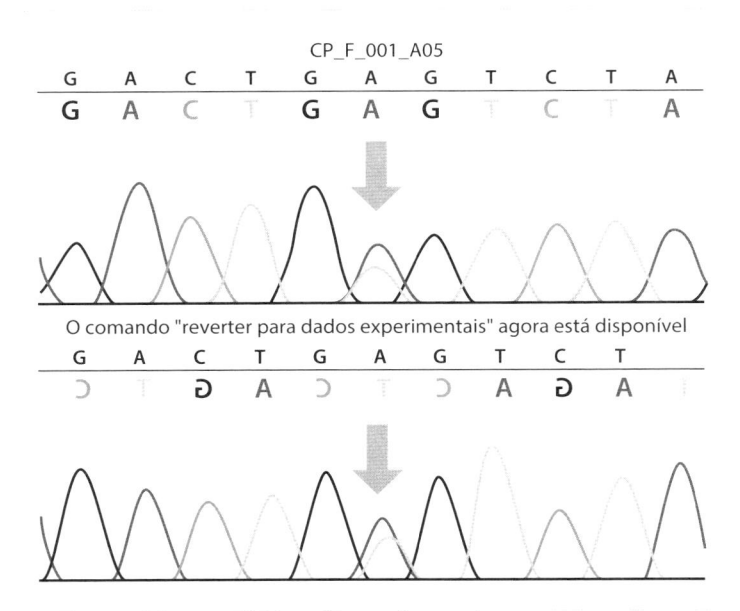

FIGURA 2 Cromatograma. Sequenciamento da região que compreende o *hot spot* no éxon 5 confirma a presença de mutação patogênica, NM_000508.3:c.1634A > T ou p.E526V em heterozigose (nas fitas *forward* e *reverse*). (Veja cromatograma colorido no encarte ao final do livro.)
Fonte: elaborada pelos autores.

AMILOIDOSES RENAIS

As amiloidoses renais consistem num grupo de doenças causadas pela deposição de material amiloide no rim. As fibrilas amiloides são polímeros insolúveis compostos por subunidades de proteínas de baixo peso molecular (5-25kD), que adquirem configuração em folha β-pregueada antiparalela e se depositam em órgãos e tecidos. Tal deposição causa destruição progressiva da arquitetura dos mesmos. Atualmente são descritos 36 tipos de fibrilas amiloides, entre as quais 11 apresentam deposição renal (exclusiva ou não). Essa realidade faz do rim o órgão mais frequentemente acometido nas amiloidoses.

As amiloidoses são classificadas etiologicamente em três subgrupos de acordo com a origem da proteína amiloide:

- **Amiloidose AL:** causada pela deposição de cadeias leves e/ou pesadas de imunoglobulinas produzidas por clones neoplásicos de plasmócitos ou linfócitos B; representam cerca de 80-85% dos casos de amiloidoses renais e acometem em geral pacientes a partir da 5ª década de vida.
- **Amiloidose AA:** causada pela deposição de substância amiloide A, uma proteína de fase aguda produzida pelo fígado em resposta a estados inflamatórios crônicos, como doenças infecciosas crônicas (tuberculose, hanseníase, hepatite B) ou inflamatórias (artrite reumatoide, febre familiar do mediterrâneo); correspondem a 5-10% dos casos de amiloidoses renais e, a depender da etiologia associada, podem acometer todas as faixas etárias.
- **Amiloidoses hereditárias:** causadas por mutações em determinados genes, levando à produção de proteínas com alterações estruturais que adquirem conformações aberrantes e patogênicas. Correspondem ao restante dos casos de amiloidose, incluindo amiloidose familiar por cadeia A-α de fibrinogênio, transtirretina e lisozima, além de outras.

Neste capítulo vamos nos concentrar em apresentação clínica, propedêutica, diagnóstico e tratamento das amiloidoses hereditárias.

Amiloidoses hereditárias

O primeiro caso de amiloidose hereditária foi descrito em 1932, em uma família com depósito multivisceral de proteína amiloide que levou a quadro de insuficiência renal. O padrão de herança na família era autossômico dominante. Após tal caso, novas famílias foram descritas e novas proteínas amiloides foram sendo progressivamente identificadas.

A formação de fibrilas amiloides ocorre devido à produção de proteínas defeituosas, que não sofrem processamento adequado após a tradução e desenvolvem conformação patológica em folha β-pregueada antiparalela. O acometimento renal se dá sob a forma de síndrome nefrótica pura, com evolução progressiva para doença renal crônica terminal. Os sítios de deposição extrarrenal variam em função da proteína mutada.

Os achados à biópsia renal associados às amiloidoses hereditárias não se diferenciam das amiloidoses AL e AA. À microscopia de luz observa-se deposição difusa de material eosinofílico em mesângio e alça capilar, que não se cora pela prata metenamina, tricrômico de masson ou ácido periódico de Schiff. O vermelho congo é a coloração específica para avaliação de depósitos amiloides. Os depósitos coram-se em vermelho e, quando submetidos à microscopia de luz polarizada, adquirem birrefringência característica com cor "verde-maçã". Nas áreas de depósitos amiloides, a imunofluorescência pode mostrar depósitos de cadeias leves lambda ou kappa na amiloidose AL e fibrinogênio na amiloidose por cadeia A-α do fibrinogênio. Técnicas de imuno-histoquímica também podem auxiliar no diagnóstico diferencial, entretanto, resultados falso-negativos podem ser observados se a mutação ocorrer na região de ligação do anticorpo utilizado na técnica histológica.

Os testes genéticos podem confirmar o diagnóstico das amiloidoses hereditárias, entretanto o acesso a esses exames ainda não é amplamente disponível. Além disso, como algumas amiloidoses apresentam penetrância incompleta, o teste genético positivo poderia não estar relacionado à proteína depositada, levando a um falso diagnóstico. A microdissecção a laser seguida por espectrometria de massas, por sua vez, é capaz de identificar a assinatura proteica em mais de 98% dos casos. Dessa forma, constitui-se no exame de maior acurácia para o diagnóstico e, de acordo com a Sociedade Internacional de Amiloidoses, no padrão-ouro para o diagnóstico diferencial das amiloidoses.

A carga/distribuição das fibrilas amiloides pode ser mensurada pela cintilografia [123] ISAP, que utiliza iodo marcado associado à substância P amiloide, constituinte de todas as fibrilas amiloides. Tal exame não permite a diferenciação do subtipo de fibrila.

Apesar de não haver tratamento específico para a maioria das amiloidoses renais hereditárias, o diagnóstico correto evita a adoção de tratamentos desnecessários. Algumas casuísticas de amiloidoses hereditárias mostram que até 80% dos pacientes chegam a receber tratamento quimioterápico e/ou transplante de medula óssea, expondo o paciente a terapêuticas desnecessárias e com alto risco potencial, inclusive de óbito. Recentemente foi desenvolvido um anticorpo que se liga à substância P amiloide, o composto (R)-1-[6-[(R)-2-carboxy-pyrrolidin-1-yl]-6-oxo-hexanoyl]pyrrolidine-2-carboxylic acid] (CPHPC), que reduziu os níveis séricos das proteínas amiloides. A associação de um anticorpo humanizado anti-CPHPC da classe IgG1, administrado após a infusão da primeira droga, mostrou reduzir não só os níveis séricos como também os depósitos teciduais de amiloide. Tais drogas promissoras encontram-se em estudos com grandes casuísticas e, como o alvo é a substância P amiloide, têm efeito para todas as formas de amiloidose.

Amiloidose por cadeia A-α de fibrinogênio

Apesar de não ser a amiloidose hereditária mais prevalente, a amiloidose por mutação na cadeia A-α do fibrinogênio (AFib) é a causa mais comum de amiloidose familiar com acometimento renal. A amiloidose por mutação na cadeia A-α do fibrinogênio (AFib) é geneticamente homogênea, com herança autossômica dominante e penetrância incompleta, causada por mutação no gene FGA. Acomete geralmente pacientes na 5ª a 6ª décadas de vida e as maiores casuísticas descritas são europeias, destacando-se Portugal e Inglaterra. Dados de incidência e prevalência não são conhecidos.

O quadro clínico da AFib é predominantemente renal, entretanto relatos de casos de depósitos extrarrenais, como baço, coração e fígado, já foram descritos. O diagnóstico pode ser feito por meio de biópsia renal, onde se detecta imunofluorescência positiva para fibrinogênio. Em até 15% dos casos, entretanto, tal marcador pode ser negativo. Outra forma de fazer o diagnóstico é por meio do teste genético. Cerca de metade das mutações associadas à AFib descritas na literatura se concentram em um intervalo gênico relativamente pequeno no éxon 5 de *FGA*, o que facilita sua investigação por meio do teste gênico direto por sequenciamento por Sanger. A microdissecção a laser seguida por espectrometria de massas também permite o diagnóstico.

Como o fibrinogênio é uma proteína de produção hepática, o tratamento definitivo para o AFib é o transplante hepático. Tal procedimento pode ser realizado de forma isolada ou dupla, fígado/rim, quando há associação de doença renal crônica avançada associada. O transplante renal isolado não é indicado, pelo risco de recidiva da doença no enxerto.

Amiloidose por LECT2

A amiloidose por fator quimiotático de leucócitos 2 (ALECT2) é um subtipo de amiloidose cuja patogênese ainda não foi elucidada. Desse modo, não há certeza se há caráter genético associado à doença. Nos Estados Unidos, já é terceira causa mais comum de amiloidose, e sua frequência diagnóstica vem aumentando significativamente. Acomete pacientes entre a 5ª e a 6ª décadas de vida, com predomínio de homens. Em casuística americana, acomete principalmente pacientes com ancestralidade mexicana.

O depósito amiloide na ALECT2 é predominantemente renal, porém já foram descritos depósitos em fígado, baço e adrenais. À biópsia renal, há predomínio de depósitos intersticiais, podendo acometer também os outros compartimentos renais. Em alguns pacientes, identificou-se polimorfismo em homozigose do nucleotídeo G na posição 172 do exon 3, que corresponde à troca de aminoácidos por valina ou isoleucina na posição 40 da proteína madura, entretanto tal variante é encontrada em uma frequência de até 51% em pacientes com ancestralidade mexicana. Nesse contexto, a espectrometria de massas é ferramenta importante para o diagnóstico da doença. Não há tratamento específico para a doença e recidiva pós-transplante renal já foi descrita.

Amiloidose hereditária por transtirretina

A amiloidose hereditária por transtirretina (ATTR) é uma doença autossômica dominante causada por mutação no gene *TTR* e que apresenta penetrância incompleta. É a causa mais comum de amiloidose hereditária, entretanto acometimento renal é visto apenas em cerca de 15-20% dos casos. Existem regiões endêmicas da doença, como Portugal, Japão, Chipre e Maiorca, onde a prevalência pode chegar até a 1-10/10.000.

O acometimento renal se dá sob a forma de síndrome nefrótica com perda progressiva de função. Há acometimento neurológico com neuropatia sensitivo-motora periférica e disautonomia (diarreia crônica, bexiga neurogênica, hipotensão postural), envolvimento do sistema nervoso central (depósitos em leptomeninge, demência, ataxia, convulsão, hidrocefalia), manifestações cardíacas (insuficiência cardíaca, morte súbita, arritmias) e acometimento ocular (opacidades vítreas, glaucoma).

O diagnóstico é feito por meio de biópsia de tecido, que comprova depósitos amiloides, teste genético e/ou espectrometria de massas de amostra de biópsia renal. Na biópsia renal os depósitos amiloides podem ser encontrados em todos os compartimentos renais.

O tratamento definitivo para a ATTR é o transplante hepático. Previamente era realizado o "transplante em dominó", ou seja, transplante de um fígado novo para o paciente portador da doença e transplante do fígado com mutação para um paciente hígido idoso. Contudo, há inúmeros relatos de doença nos pacientes que receberam o fígado portador da mutação.

Existem duas classes medicamentosas para o tratamento da ATTR: os estabilizadores de estrutura do tetrâmero da transtirretina (tafamidis e diflunisal) e as terapias de silenciamento gênico utilizando oligonucleotídeos anti-sense ou siRNA (inotersen e patisiran). Para ambas as classes ainda não há evidências de benefício para o acometimento renal da doença.

As causas restantes de amiloidose hereditária renal são por deposição de apolipoproteínas (AI, AII, AIV, CII e CIII), gelsolina, lisozima e constituem-se em doenças raras.

⚙️ CONSIDERAÇÕES FINAIS

- Amiloidose hereditária deve sempre ser lembrada como diagnóstico diferencial das amiloidoses, principalmente quando não há evidências de outras doenças sistêmicas.
- A microdissecção a laser com espectrometria de massas é o padrão-ouro para o diagnóstico.
- Apesar de não haver tratamento específico, o diagnóstico evita condutas potencialmente deletérias ao paciente, como quimioterapia e transplante de medula óssea.

🎓 REFERÊNCIAS

1. Kyle RA. Amyloidosis: a convoluted story. Br J Haematol 2001;114(3):529-38.
2. Rochet JC, Lansbury PT Jr. Amyloid fibrillogenesis: themes and variations. Curr Opin Struct Biol 2000;10(1):60-8.
3. Sethi S, Vrana JA, Theis JD, Leung N, Sethi A, Nasr SH, et al. Laser microdissection and mass spectrometry-based proteomics aids the diagnosis and typing of renal amyloidosis. Kidney Int 2012;82(2):226-34.
4. Benson MD, Buxbaum JN, Eisenberg DS, Merlini G, Saraiva MJM, Sekijima Y, et al. Amyloid nomenclature 2018: recommendations by the International Society of Amyloidosis (ISA) nomenclature committee. Amyloid 2018;25(4):215-9.
5. Said SM, Sethi S, Valeri AM, Leung N, Cornell LD, Fidler ME, et al. Renal amyloidosis: origin and clinicopathologic correlations of 474 recent cases. Clin J Am Soc Nephrol 2013;8(9):1515-22.
6. Fogo AB, Lusco MA, Najafian B, Alpers CE. AJKD Atlas of Renal Pathology: AL Amyloidosis. Am J Kidney Dis 2015;66(6):e43-e45.
7. Fogo AB, Lusco MA, Najafian B, Alpers CE. AJKD Atlas of Renal Pathology: Hereditary and Other Non-AL Amyloidoses. Am J Kidney Dis 2015;66(6):e49-51.
8. Richards DB, Cookson LM, Berges AC, Barton SV, Lane T, Ritter JM, et al. Therapeutic Clearance of Amyloid by Antibodies to Serum Amyloid P Component. N Engl J Med 2015;17;373(12):1106-14.
9. Gillmore JD, Lachmann HJ, Rowczenio D, Gilbertson JA, Zeng CH, Liu ZH, et al. Diagnosis, pathogenesis, treatment, and prognosis of hereditary fibrinogen A alpha-chain amyloidosis. J Am Soc Nephrol 2009;20(2):444-51.
10. Said SM, Sethi S, Valeri AM, Chang A, Nast CC, Krahl L, et al. Characterization and outcomes of renal leukocyte chemotactic factor 2-associated amyloidosis. Kidney Int 2014;86(2):370-7.
11. Lobato L, Rocha A. Transthyretin amyloidosis and the kidney. Clin J Am Soc Nephrol 2012;7(8):1337-46.

Síndrome nefrítica-nefrótica em homem adulto

Fabio de Azevedo Reis
Lívia Barreira Cavalcante
Cristiane Bitencourt Dias

Homem de 42 anos, pardo. Paciente referiu que, há um mês, iniciou quadro de edema nos membros inferiores, associado à percepção de urina com espuma, com ganho ponderal de 4 kg no período e negação de alterações do volume urinário. **Antecedentes pessoais e familiares:** nega comorbidades e cirurgias prévias. Nega tabagismo, transfusão sanguínea e alergia medicamentosa. Sem uso de medicações prévias. Nega doença renal na família. Ao exame físico, estava em bom estado geral, normocorado, hidratado, anictérico, acianótico, afebril. Ausculta cardíaca e pulmonar normais. Frequência cardíaca de 94 bpm; PA 150 × 92 mmHg. Abdome: globoso, RHA presentes, flácido, com macicez móvel presente, indolor à palpação, baço palpável a 5 cm do rebordo costal esquerdo. Extremidades com edema simétrico com cacifo 3+/4 até o joelho bilateralmente, sem sinais de TVP. Aos exames complementares:

TABELA 1 Exames em destaque

	Valores à admissão		Valores à admissão
Ureia (mg/dL)	41	Anti-SSB	NR
Creatinina (mg/dL)	1,52	FR (UI/mL)	252,3
MDRD (mL/min/1,73 m^2)	61	ANCA	NR
Proteinúria relação P/C	3,57	C3 (mg/dL)	63
FAN	NR	C4 (mg/dL)	8
Anti-DNA	NR	Anticoagulante lúpico	NR
Anti-SM	NR	Anticardiolipina	NR
Anti-SSA	NR	PCR	1,2

C3 – normal: 67-149 mg/dL; C4 – normal: 10-38 mg/dL; FR: fator reumatoide (normal < 14 UI/mL); NR: não reagente.
Fonte: elaborada pelos autores.

Urina I – densidade 1.015; pH 5,0; Leuc 4/c; Hemácias 57/c; nitrito negativo, ausência de hemácias dismórficas, cilindros e cristais ausentes. Eletrólitos e gasometria venosa normais. Hemograma e coagulograma normais, enzimas hepáticas canaliculares e hepatocelulares normais. Sorologias para vírus B, C e HIV negativas. VDRL negativo. Eletroforese de proteínas séricas destacando proteína total de 4,5 g/dL (valor de referência: 6 a 8 g/dL); albumina de 2,7 g/dL (valor de referência: 3,2 a 5 g/dL); e gamaglobulina de 0,2 mg/dL (valor de referência: 0,7 a 1,5 g/dL). Demais alfa-1, alfa-2 e beta-2 sem alterações. Ultrassom renal sem alterações.

Diagnóstico sindrômico: síndrome mista (nefrítico nefrótica) + consumo de complemento sérico + elevação de fator reumatoide (FR).

Hipóteses diagnósticas:

1. **Glomerulonefrite membranoproliferativa**: **prós** – tem como apresentação clínica laboratorial principal a síndrome mista. E o consumo de complemento pode ocorrer em metade dos casos. Há possibilidade de causa secundária infecciosa com esplenomegalia, p.ex., esquistossomose, ou crioglobulinemia, que também se apresenta com padrão membranoproliferativo e deve ser colocada como hipótese pela elevação de FR nos casos da crioglobulinemia tipo II.
2. **Nefrite lúpica**: **prós** – apresentação nefrítico-nefrótica com consumo de complemento. **Contra** – menos frequente em homens, nenhuma outra manifestação extrarrenal característica de lúpus e anticorpos negativos.

Procedeu-se à biópsia renal diagnóstica.

A microscopia óptica mostra proliferação mesangial e endocapilar global, com acentuação da arquitetura lobular dos glomérulos (A) e duplos contornos da membrana basal glomerular (B). Microscopia eletrônica com deposição de elétrons densa subepitelial e subendotelial (C). Imunofluorescência (IF) com IgG positivo 1+/3, IgM positivo 3+/3, C3 positivo 3+/3, kappa e lambda positivo 1+/3, todos em alça de capilar glomerular, padrão granular, global e difusa. **Conclusão: glomerulonefrite membranoproliferativa mediada por imunocomplexo**.

Evolução: em exames de fezes, foram evidenciados ovos de *Schistosoma mansoni* – 48 ovos/g. Feito diagnóstico de glomerulonefrite membranoproliferativa associada à esquistossomose e iniciado praziquantel 40 mg/kg em dose única e losartan. Repetido exame de fezes 6 semanas depois, com resultado negativo. Em quatro anos de evolução, o paciente estava com creatinina sérica de 1,05 mg/dL e proteinúria de 0,2 g/dia.

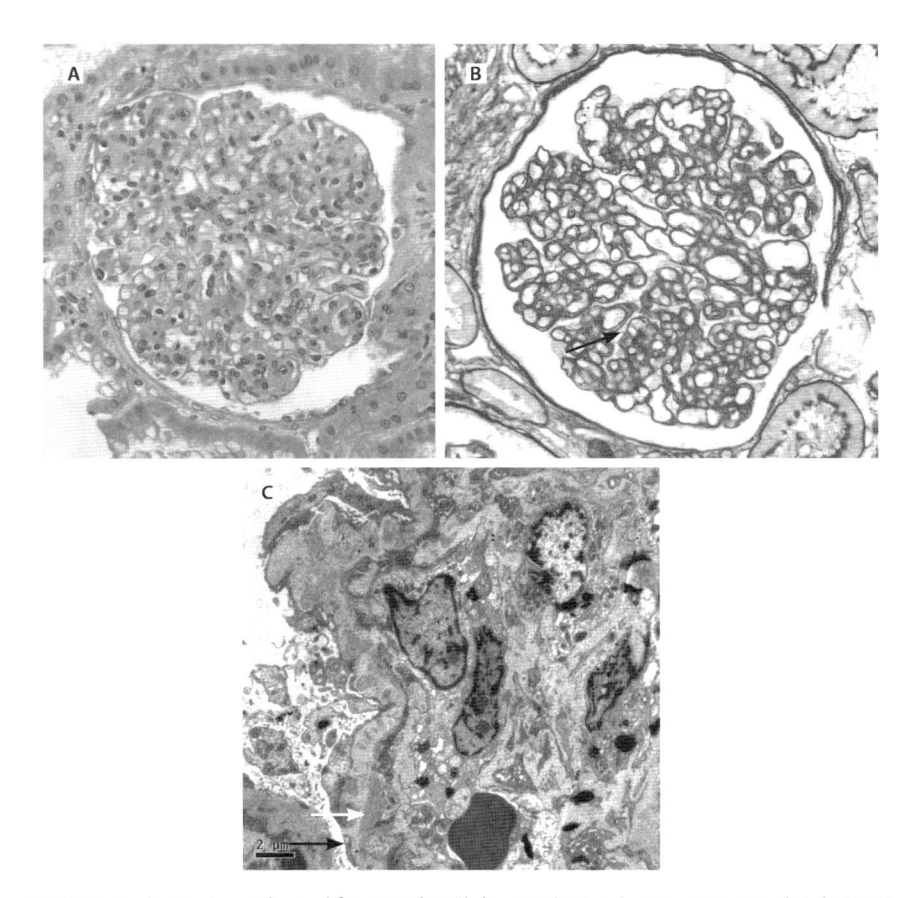

FIGURA 1   **A.** Destacando proliferação de células residentes (mesangiais e endoteliais). **B.** Duplo contorno (seta). **C.** Microscopia eletrônica com depósitos subepiteliais (seta preta) e endoteliais (seta branca). (Veja imagens coloridas no encarte ao final do livro.)
Fonte: imagens de arquivo dos autores.

GLOMERULONEFRITE MEMBRANOPROLIFERATIVA

Antes considerada uma entidade clínico-patológica, a glomerulonefrite membranoproliferativa (GNMP), também chamada de glomerulonefrite mesangiocapilar, atualmente é vista como padrão de lesão histológica, e não como uma doença em si[1]. Essa mudança se deu diante de uma nova classificação baseada na IF de biópsia renal proposta por Sethi e Fervenza[2]. Anteriormente, a GNMP era classificada do ponto de vista histológico pela localização de depósitos eletrondensos no glomérulo por microscopia eletrônica (ME). Era então classificada em tipo I, caracterizada por depósitos subendoteliais; tipo II, com depósitos intramembranosos, também chamada de doença de depósito denso (DDD); e tipo III, configurada por depósitos tanto subendoteliais como subepiteliais[1]. Essa classificação, além de pouco prática, não proporcionava ideias de etiologia e patogênese.

Epidemiologia

A maior parte dos dados de que dispomos ainda é baseada na antiga classificação histológica, já que a mudança proposta é recente. Porém, é fato que a incidência e a prevalência da GNMP vêm em queda nos últimos anos, principalmente em países desenvolvidos. Essa queda se deu em particular pelo melhor controle das doenças infecciosas, que classicamente contribuem para causas secundárias de GNMP. Das biópsias com glomerulonefrite confirmada, o padrão de GNMP representa de 7 a 10% dos casos[1]. Dados do Registro Paulista de Glomerulopatias[3] mostram uma incidência um pouco menor, de cerca de 4,2%.

Apresentação clínica

A faixa etária acometida dependerá da etiologia, de acordo com a qual, na infância, espera-se associação da GNMP com doença autoimune ou alterações genéticas da via alternativa do complemento. E, na idade adulta, além das etiologias descritas em crianças, ocorrem as doenças infecciosas e gamopatias monoclonais[4,5].

Como a GNMP é uma representação histológica de diversas doenças, a apresentação clínica é extremamente variável. Essa grande variabilidade ocorre pelas diferenças na patogênese das doenças etiológicas e também pelo momento no qual o diagnóstico e a biópsia renal são realizados. Classicamente, os pacientes apresentam uma síndrome mista, ou seja, características de síndrome nefrótica e síndrome nefrítica. Porém, há descrição de pacientes com hematúria e proteinúria assintomáticas, síndrome nefrítica clássica, síndrome nefrótica, doença renal crônica, e até mesmo glomerulonefrite rapidamente progressiva[6]. Em casuística do serviço de nefrologia do Hospital das Clínicas de São Paulo (HC-SP), foram diagnosticados 92 casos de GNMP no período de 1999 a 2014. A idade média ao diagnóstico foi de 44,3±15,4 anos, um predomínio do sexo masculino, com 62% de homens, mediana de creatinina sérica de 1,8 mg/dL, média de proteinúria de 6,2±3,2 g/dia, albumina sérica de 2,5±0,6 g/dL e consumo de complemento em 49% dos casos, em especial de C3 isoladamente[7].

Patologia

As alterações encontradas na histologia renal são decorrentes da deposição de imunoglobulinas e de fatores do complemento no mesângio e na parede dos capilares glomerulares. Os achados típicos à microscopia óptica são: expansão e hipercelularidade mesangial, proliferação endocapilar, proliferação epitelial (crescentes) e reação da membrana basal glomerular com formação de uma nova membrana, dando um aspecto de duplo contorno ou trilho de bonde (Figura 1B). A IF é usada para estabelecer uma nova classificação da GNMP em três grupos (Figura 2): 1. GNMP com preseça de imunoglobulina cuja patogênese seria a formação de imunocomplexos circulantes ou *in situ* e tem como principais etiologias as causas infecciosas, autoimunes e gamopatias monoclonais; 2. GNMP com depósito exclusivo de C3, cuja patogênese é uma alteração genética ou imunológica da via alternativa do complemento; 3. GNMP com IF negativa, que seria secundária ao acometimento vascular renal e tem como maiores exemplos a microangiopatia trombótica (MAT) e a rejeição crônica do transplante renal[1]. A GNMP com depósito exclusico de C3 é a única que necessitaria de ME para fazer diferença entre DDD e glomerulonefrite do C3 (GNC3).

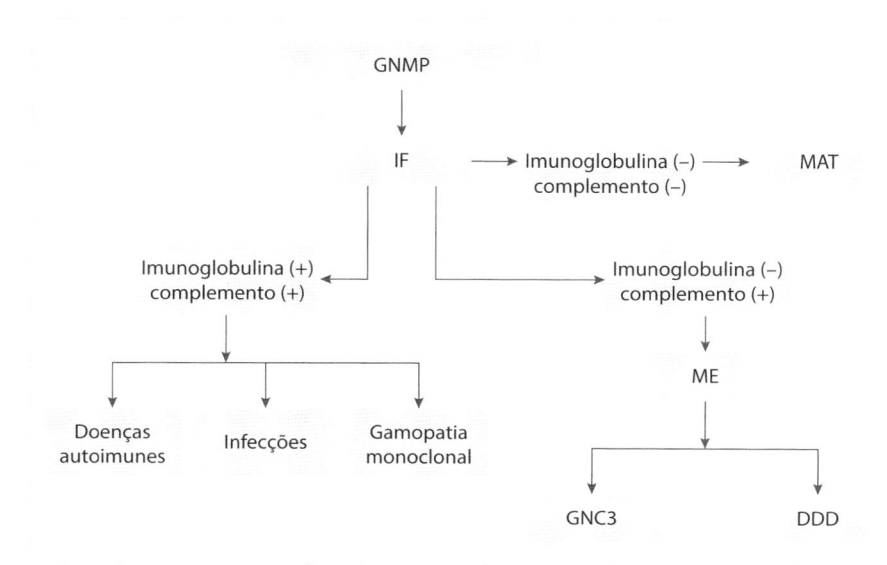

FIGURA 2   Classificação da glomerulonefrite membranoproliferativa baseada nos achados da imunofluorescência.
GNMP: glomerulonefrite membranoproliferativa; MAT: microangiopatias trombóticas.
Fonte: elaborada pelos autores.

GLOMERULONEFRITE MEMBRANOPROLIFERATIVA MEDIADA POR IMUNOCOMPLEXOS

A seguir, são mencionadas as principais doenças envolvidas na GNMP mediada por imunocomplexos[1].

Infecções

Classicamente, incluem a hepatite C com ou sem crioglobulinemia (tipo II) e a esquistossomose, além de hepatite B, endocardite, sífilis, abscessos, infecções em *shunts*, malária, hanseníases e *Mycoplasma*.

Na casuística do serviço de nefrologia do HC-SP, a GNMP mediada por imunocomplexos foi a mais frequente, com 73 dos 92 casos de GNMP (79,3%), destacando que 30,1% corresponderam a causas infecciosas[7]. As causas infecciosas foram vírus C da hepatite em 7 pacientes, esquistossomose em 6, HIV em 2, coinfecções virais em 3 e vírus B da hepatite, hanseníase, sífilis e endocardite com um caso cada uma[7]. Vale ressaltar que 54,5% dos pacientes com vírus C da hepatite nessa casuística tinham crioglobulinemia[7], lembrando que o padrão membranoproliferativo é o mais encontrado nas crioglobulinemias relacionadas ou não ao vírus C da hepatite.

Esquistossomose mansônica, doença provocada pelo helminto *Schistosoma mansoni*, permanece como uma importante doença no contexto da saúde pública brasileira[8]. O acometimento gastrointestinal e hepático é o mais comumente visto na prática clínica, porém outros órgãos e sistemas podem ser envolvidos, entre eles os rins, principalmente os glomérulos[9,10]. No Brasil, alguns trabalhos foram publicados sobre o tema, entres eles o de Abensur et al., que teve como objetivo avaliar casos de síndrome nefrótica em pacientes com esquistossomose mansônica na forma intestinal, encontrando nas biópsias renais 33,3% de glomerulonefrite proliferativa mesangial, 25% de glomeruloesclerose segmentar e focal (GESF), 20,8% de glomerulonefrite membranoproliferativa (GNMP) e 8,3% de glomerulopatia membranosa e doença de lesões mínimas, respectivamente[11].

A patogênese da glomerulopatia provocada pelo *Schistosoma* ainda não é bem definida, porém especula-se que esse parasita estimularia o sistema imune, provocando a produção de anticopos e a formação de imunocomplexos que se depositariam no mesângio, regiões subendotelial e subepitelial do glomérulo, sendo essa via da patogênese mais associada ao desenvolvimento de GNMP[12,13]. A deposição desses imunocomplexos pode ser intensificada pelo *shunt* porto-sistêmico secundário à hipertensão portal na forma hepatoesplênica, portanto, associando essa forma de esquistossomose à GNMP. Além dessa via autoimune, acredita-se que os ovos do parasita poderiam provocar a produção de citoquinas que acometeriam diretamente os podócitos, sendo essas mais relacionadas à patogênese da GESF[14].

Pela diversidade de lesões glomerulares, em 1992 foi formulada pela Associação Africana de Nefrologia (AFRAN) uma classificação clínico-patológica atribuindo cinco tipos de glomerulopatias associadas à esquistossomose: classe I, a glomerulopatia proliferativa mesangial; classe II, a glomerulonefrite exsudativa, que ocorreria associada à salmonelose; classe III, a GNMP; classe IV, a GESF; e a classe V, que seria a glomerulopatia por amiloidose e ocorreria em associação com salmonela e *E. coli*[15]. Como demonstrado nas casuísticas brasileiras, essa classificação e as formas mais prevalentes de glomerulopatia não condizem com a nossa realidade. No Brasil, o combate às formas hepatoesplênicas da doença, por meio de diagnóstico e tratamento precoces, parece ter impactado a diminuição do acometimento glomerular, em especial reduzindo a GNMP, como mostrado em estudo de dos Santos et al.[13]. Trabalhos com seguimento dos pacientes com *S. mansoni* e glomerulopatia para avaliar sobrevida renal e tratamento são praticamente inexistentes.

Doenças autoimunes

Entre elas, constam principalmente lúpus, síndrome de Sjögren. artrite reumatoide, glomerulopatia fibrilar, crioglobulinemia tipo III e doença mista do tecido conjuntivo. Em nossa casuística, esse padrão histológico ocorreu em 11% dos casos com doença autoimune associada (destacando que o estudo excluiu pacientes com lúpus).

Gamopatias monoclonais

Como exemplos, temos a gamopatia monoclonal de significado renal, a macroglobulinemia de Waldenström, a leucemia linfocítica crônica, o linfoma de células B de baixo grau, a crioglobulinemia tipo I e a glomerulopatia imunotactoide.

Em relação aos casos associados a gamopatias monoclonais, três considerações importantes precisam ser feitas:

A. Haverá o acometimento renal e o paciente preencherá critérios extrarrenais para a neoplasia hematológica em questão, como descrito na casuística do serviço de nefrologia do HC-SP, onde 3 pacientes com GNMP associada a imunocomplexos tiveram diagnóstico de linfoma (n = 1), leucemia linfocítica crônica (n = 1) e mieloma múltiplo (n = 1). Dois pacientes que estavam no grupo com IF negativa tiveram diagnóstico de mieloma múltiplo (n = 1) e síndrome de Castleman (n = 1). E um paciente que estava no grupo com depósito exclusivo de C3 teve diagnóstico de mieloma múltiplo[7].

B. Haverá pico monoclonal sérico e urinário confirmado por imunofixação sérica e urinária, sem diagnóstico extrarrenal de neoplasia hematológica e sem a presença de imunoglobulina monoclonal à IF de biópsia renal. A isso ainda chamamos de gamopatia de significado indeterminado sem ligação patogênica com a GNMP[16,17].

C. Poderá ou não haver pico monoclonal, com nenhum outro achado extrarrenal; contudo, a IF mostrará a presença de imunoglobulina monoclonal, predominantemente IgG kappa. A isso chama-se atualmente de gamopatia de significado renal (GSR). Pode ocorrer em 0,17 a 3,7% das casuísticas, acometendo principalmente mulheres adultas brancas, com o padrão membranoproliferativo e proliferação endocapilar com mais frequência descritos, com rápida evolução para doença renal crônica estágio V e rápida recorrência após transplante renal[18]. A GSR tem como base a presença de um clone de plasmócitos ou de células B muitas vezes indetectáveis. Nesse grupo, o tratamento seria similar ao do mieloma múltiplo ou linfoma, com uma discussão multidisciplinar entre nefrologistas e onco-hematologistas[19].

GLOMERULONEFRITE MEMBRANOPROLIFERATIVA ASSOCIADA A ALTERAÇÃO DA VIA ALTERNATIVA DO COMPLEMENTO

Glomerulopatia do C3 será mais amplamente abordada em outro capítulo.

Tratamento

As recomendações para o tratamento da GNMP são baseadas sempre na avaliação da doença de base. Por exemplo, nos casos relacionados ao vírus C da hepatite, o KDIGO 2019[16] nos dá as seguintes orientações:

TABELA 2   Orientações para tratamento da GNMP pelo vírus C

Apresentação renal	Tratamento
Função renal estável e proteinúria não nefrótica	Terapia antiviral
Atividade de crioglobulinemia, síndrome nefrótica ou glomerulonefrite rapidamente progressiva	Terapia antiviral + imunossupressores com ou sem plasmaferese
Glomerulonefrite que não responde ao tratamento antiviral	Rituximab

Fonte: elaborada pelos autores.

Na crioglobulinemia, principalmente associada ao vírus C da hepatite, o rituximab é o imunossupressor de escolha por estar associado a um menor efeito na replicação viral. Há dois estudos com rituximab e crioglobulinemia com posologias diferentes. Aqui citamos o de Vita et al., que conduziram um estudo randomizado em pacientes com vasculite por crioglobulinemia com ou sem o vírus da hepatite C, no qual 29 pacientes usaram rituximab na posologia de 1 g no dia zero e 1 g no dia 14 *versus* 28 pacientes que usaram corticoide e azatioprina ou corticoide e ciclofosfamida via oral, mostrando superioridade e segurança no uso do rituximab[17].

Nos pacientes com GNMP relacionada à esquistossomose que mantêm síndrome nefrótica após tratamento antiparasitário, assim como as formas idiopáticas com síndrome nefrótica e as associadas a doenças autoimunes, o tratamento imunossupressor deve ser tentado. Não há grandes evidências do melhor tratamento, porém, além do rituximab, como descrito, podemos usar associação de corticoide com ciclofosfamida endovenosa ou via oral[20]. O corticoide pode ser dado na forma de pulso de metilprednisolona 500 mg a 1 g endovenoso 1×/dia por três dias, e, a partir do quarto dia, dose de prednisona 1 mg/kg/dia via oral por um mês, seguida de desmame com dose de 5 mg/dia no sexto mês. Também no quarto dia inicia-se a ciclosfofamida, que, se se optar pela forma em pulsoterapia, será na dose de 0,5-1 g/m^2 1×/mês por seis meses. Se optado pela forma via oral, será de 1,5 a 2 mg/kg/dia 1×/dia por 3 meses[20]. Se tiver ocorrido melhora da proteinúria com manutenção ou melhora da função renal, um tratamento de manutenção com prednisona 5 mg e azatioprina 1,5 a 2,5 mg/kg/dia 1×/dia por dois anos pode ser instituído. Caso não tenha ocorrido melhora do paciente, a imunossupressão deverá ser suspensa e tratamento conservador, instituído.

Em pacientes com proteinúria não nefrótica e função renal estável, o tratamento conservador com controle da pressão arterial, uso de anti-proteinúrico, além de um seguimento rigoroso, pode ser suficiente.

CONSIDERAÇÕES FINAIS

- A GNMP é um padrão histológico com diversas etiologias envolvidas, porém ainda com descrições de formas idiopáticas. A apresentação clínica é variável com observação mais frequente de síndrome mista.
- A nova classificação baseada na IF de biópsia renal ajuda na elaboração da etiologia e da patogênese, porém pode ser falha em alguns casos, o que foi observado em nossa casuística com casos de hepatite C e gamopatias que

foram encontrados nos grupos com imunocomplexos, nos só com C3 e nos com IF negativa[7].

- Talvez mais que uma classificação, é preciso ficar atento às etiologias da GNMP. As etiologias mais frequentes são infecciosas, autoimunes, gamopatias, alterações da via alternativa do complemento e vasculares. Exames sorológicos virais, painel autoimune e eletroforese de proteína sérica são exames iniciais essenciais.

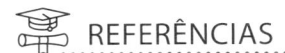

REFERÊNCIAS

1. Masani N, Jhaveri KD, Fishbane S. Update on Membranoproliferative GN. Clin J Am Soc Nephrol 2014;9:600-8.
2. Sethi S, Fervenza FC. Membranoproliferative glomerulonephritis: pathogenetic heterogeneity and proposal for a new classication. Semin Nephrol 2011;31: 341-8.
3. Malafronte P, Mastroianni-Kirsztajn G, Betônico GN, Romão JE, Alves MAR, Carvalho MF, et al. Paulista registry of glomerulonephritis: 5-year data report. Nephrol Dial Transplant 2006;21:3.098-105.
4. Briganti EM1, Dowling J, Finlay M, Hill PA, Jones CL, Kincaid-Smith PS, et al. The incidence of biopsy-proven glomerulonephritis in Australia. Nephrol Dial Transplant 2001;16:1.364-7.
5. Fervenza FC, Sethi S, Glassock RJ. Idiopathic membranoproliferative glomerulonephritis: does it exist? Nephrol Dial Transplant 2012;0:1-7.
6. Sethi S, Fervenza FC. Membranoproliferative glomerulonephritis-a new look at an old entity. N Engl J Med 2012;366(12):1.119-31.
7. Dias CB, Testagrossa L, Jorge L, Malheiros D, Woronik V. Clinical and histological features of patients with membranoproliferative glomerulonephritis classified by immunofluorescence findings. J. Bras. Nefrol2017;39:447-53.
8. Souza FPC, Vitorino RR, Costa AP, et al. Esquistossomose mansônica: aspectos gerais, imunologia, patogênese e história natural. Rev Bras Clin Med 2011; 9(4):300-7.
9. Van MEA, Deelder AM, Gigase PL. Effect of partial portal vein ligation on immune glomerular deposits in Schistosoma mansoni-infected mice. Br J Exp Pathol 1977;58:412-7.
10. Martinelli R, Noblat AC, Brito E, Rocha H. Schistosoma mansoni-induced mesangiocapillary glomerulonephritis: influence of therapy. Kidney Int 1989;1.227-33.
11. Abensur H, Nussenzveig I, Saldanha LB, Pestalozzi MSC, Barros MT, Marcondes M, et al. Nephrotic Syndrome associated with hepatointestinal schistosomiasis. Rev Inst Med Trop São Paulo 1992;34(4):273-6.
12. Nussenzveig I, De Brito T, Carneiro CRW, Silva AMG. Human Schistosoma mansoni-associated glomerulopathy in Brazil. Nephrol Dial Transpl 2002;17:4.
13. dos Santos WLC, Sweet GMM, Bahiense-Oliveira M, Rocha PN. Schistosomal glomerulopathy and changes in distribution of histological patterns of glomerular disease in Bahia, Brazil. Mem Inst Oswaldo Cruz 2011;106(7):901-4.
14. Van MEA, Deelder AM, Gigase PL. Schistosoma mansoni: anodic polysaccharide antigen in glomerular immune deposits of mice with unisexual infections. Exp Parasitol 1981;52:62-8.
15. Barsoum RS. Schistosomal glomerulopathies. Kidney Int 1993;44:1-12.
16. Rovin BH, Caster DJ, Cattran DC, Gibson KL, Hogan JJ, Moeller MJ, et al., for conference participants. Management and treatment of glomerular diseases (part 2): conclusions from a kidney disease: improving global outcomes (KDIGO) controversies conference. Kidney Int 2019;95:281-95.

17. Vita S, Quartuccio L, Isola M, Mazzaro C, Scaini P, Lenzi M, et al. A randomized controlled trial of rituximab for the treatment of severe cryoglobulinemic vasculitis. Arthritis Rheumat 2012;64:843-53.

18. Sethi S, Zand L, Leung N, Smith RJH, Jevremonic D, Herrmann SS, et al. Membranoproliferative glomerulonephritis secundary to monoclonal gammopathy. Clin J Am Soc Nephrol 2010;5:770-82.

19. Said SM, Cosio FG, Valeri AM, Leung N, Sethi S, Salameh H, et al. Proliferative glomerulonephritis with monoclonal immunoglobulin G deposits is associated with high rate of early recurrence in the allograft. Kidney Int 2018;94:159-69.

20. KDIGO 2012. Idiopathic membranoproliferative glomerulonephritis. Kidney Intl Supplements 2012;2: 198-9.

11

Síndrome nefrítica e nefrótica em adolescente

Andrés Santiago Bueno Castro
Denise Avancini Malheiros
Cristiane Bitencourt Dias

Paciente masculino de 16 anos, sem comorbidades ou antecedentes importantes, queixou-se de dispneia há 3 meses, com piora nos últimos 8 dias, além de edema de membros inferiores progressivo. Em exames de sangue prévios de rotina realizados 4 meses antes do início dos sintomas, apresentava função renal normal. No pronto-socorro de outro serviço, 3 dias antes de nossa avaliação, foi verificado que o paciente estava hipertenso. Sem antecedentes pessoais e familiares relevantes. **Exame físico:** estava em regular estado geral, eutrófico, descorado +/4, acianótico, anictérico, afebril, eupneico. Ausculta pulmonar normal, ausculta cardíaca com bulhas hipofonéticas, rítmicas e sem sopros, pressão arterial de 160 × 100 mmHg. Abdome flácido, indolor, sem visceromegalias e membros inferiores com edema 3+/4 simétrico.

Exames complementares: ver Tabela 1, a seguir.

TABELA 1 Exames em destaque

	Valores à admissão		Valores à admissão
Ureia (mg/dL)	134	PCR	0,9
Creatinina (mg/dL)	4,89	FR (UI/mL)	12
MDRD (mL/min/1,73 m²)	13	VHS	50
Proteinúria relação P/C	3,87	C3 (mg/dL)	56
FAN	1/160	C4 (mg/dL)	20
Anti-DNA	negativo	Hemoglobina (g/dL)	9,9 normocítica

C3 (normal 67-149 mg/dL); C4 (normal 10-38 mg/dL); FR: fator reumatoide (normal < 14 UI/mL); NR: não reagente; VHS: velocidade de hemossedimentação.
Fonte: elaborada pelos autores.

Urina I: densidade 1010; pH 6,0; leucócitos 8/c; hemácias 36/c; nitrito negativo, ausência de hemácias dismórficas, cilindros e cristais ausentes. Eletrólitos destacando cloro normal, potássio de 6 meq/L, fósforo de 5,7 mg/dL com cálcio iônico normal. Gasometria venosa com pH: 7,32 e HCO3 de 20,2 meq/L. Enzimas hepáticas canaliculares e hepatocelulares normais. Sorologias para vírus B, C e HIV negativas, além do VDRL negativo. Eletroforese de proteínas séricas destacando proteína total 4,8 g/dL (valor de referência 6 a 8 g/dL); albumina 2,2 g/dL (valor de referência 3,2 a 5 g/dL), demais sem alterações. Ultrassonografia de rins e vias: Rim direito mede 10,2 cm com espessura do parênquima de 1,3 cm, com rim esquerdo de 9,8 cm com espessura do parênquima de 1,4 cm. Discreto aumento difuso da ecogenicidade cortical bilateral.

Diagnóstico sindrômico: glomerulonefrite rapidamente progressiva com consumo de sérico de C3. As glomerulonefrites rapidamente progressivas que consomem complemento são: nefríte lúpica, glomerulonefrite pós-infecciosa, glomerulonefrite do C3 e glomerulonefrite membranoproliferativa.

Hipóteses diagnósticas:

1. **Nefrite lúpica: prós** – síndrome mista (nefrítico/nefrótico), consumo de complemento, anemia e FAN positivo; **contra** – homem menos frequente, aparecimento súbito da doença sem queixas extrarrenais.
2. **Glomerulonefrite pós-infecciosa: prós** – aparecimento aparentemente súbito de síndrome nefrítica, consumo de C3; **contra** – presença de polo nefrótico, falta de evidência de infecção prévia.
3. **Glomerulonefrite membranoproliferativa: prós** – tem como apresentação clínica laboratorial principal a síndrome mista e o consumo de complemento, podendo ter a apresentação de glomerulonefrite rapidamente progressiva em 10% dos casos. E como se trata de adolescente, a glomerulonefrite membranoproliferativa por alteração da via alternativa do complemento (glomerulopatia do C3) seria uma hipótese forte.
4. **Glomerulopatia do C3: outros padrões histológicos** – a glomerulopatia do C3 pode apresentar-se com outros padrões histológicos, além do padrão membranoproliferativo, como: proliferativo mesangial, proliferativo endocapilar, crescêntico ou aspecto pouco alterado, quase normal, dos glomérulos.

Laudo da biópsia renal: o exame histológico mostrou cortical com 20 glomérulos. Os tufos revelam hipercelularidade mesangial e expansão da matriz (Figura 1B), formando sinéquias em dois glomérulos. Oito glomérulos exibem crescentes celulares (Figura 1A). A membrana basal está global e difusamente

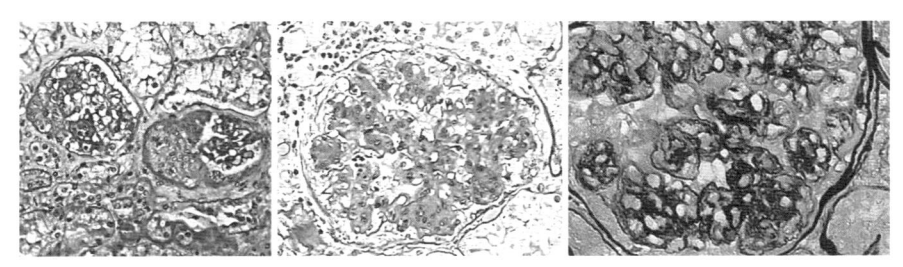

FIGURA 1   **A.** PAS – Crescentes celulares. **B.** Picrosírius – Hipercelularidade mesangial e expansão da matriz. **C.** PRATA – Presença de desdobramento da membrana basal. (Veja imagens coloridas no encarte ao final do livro.)
Fonte: imagens de arquivo dos autores.

espessada à custa de desdobramentos (Figura 1C). O interstício está focalmente dissociado por fibrose. Os vasos não apresentam alterações histológicas. O exame de imunofluorescência exibe depósito exclusivo de fator C3 do complemento (2+/3+) em alças capilares glomerulares, com padrão granular, global e difuso.

Evolução: o paciente foi submetido a tratamento com metilprednisolona 1 g uma vez ao dia por três dias. No quarto dia foi feito o primeiro de seis pulsos mensais de ciclofosfamida $0,75$ g/m^2 e prednisona 1 mg/kg/dia com início de desmame após um mês de uso. Ao sexto mês a prednisona estava em 5 mg e foi iniciado uso de micofenolato mofetil 1 g via oral 2 × dia. Paciente teve melhora da proteinúria, normalização do complemento sérico, porém manteve doença renal crônica que foi piorando progressivamente e sendo retirada toda imunossupressão. Após 6 anos do diagnóstico o paciente iniciou diálise e após um ano recebeu transplante de doador vivo, encontrando-se transplantado há 13 anos, sem sinais de recidiva da doença.

GLOMERULOPATIA DO C3

A glomerulopatia do C3 é uma doença definida por sua patogênese que é a alteração, imunológica ou genética, nas proteínas reguladoras da via alternativa do complemento, levando a uma hiperatividade desse sistema. O diagnóstico é dado pela imunofluorescência quando apresenta depósito exclusivo de C_3 ou C_3 com imunoglobulina, desde que o C_3 seja maior em duas cruzes de intensidade em relação a esta, localizados em mesângio e/ou em alça capilar glomerular. O padrão de microscopia óptica é variável e em capítulo anterior relatamos o padrão membranoproliferativo[1].

Epidemiologia

Nos EUA a incidência da glomerulopatia do C_3 é estimada entre 1-2 casos por 1.000.000 e, segundo registros, houve um total de 49 casos nos últimos 3 anos[2]. Nos países da Europa a incidência é praticamente a mesma, 1 caso por 1.000.000. Trata-se de uma doença rara, de etiologia específica e de difícil diagnóstico.

Patologia

O padrão histológico mais comum é o membranoproliferativo (GNMP). De fato, o reconhecimento da glomerulopatia do C3 mostrou a necessidade de alterar o critério para classificação da GNMP. Assim, a GNMP deixou de ser caracterizada pela localização dos depósitos, demonstrada por meio da microscopia eletrônica (antigos tipo I, II e III da GNMP) e passou a ser definida pelo tipo de depósitos demonstrados por meio do exame de imunofluorescência – GNMP mediada por imunocomplexos ou por complemento (uma das apresentações da glomerulopatia por C3)[3]. Outros padrões histológicos são descritos na glomerulopatia do C3, além da GNMP: glomerulonefrite proliferativa mesangial, glomerulonefrite difusa aguda (fazendo confusão diagnóstica com pós-infecciosa) e glomerulonefrite crescêntica[1]. Em uma das maiores casuísticas de glomerulopatia do C3 com 80 pacientes, o padrão membranoproliferativo ocorreu em 55%, proliferativo mesangial em 21%, glomerulonefrite difusa aguda em 15% e glomerulonefrite crescêntica em 9%[4].

No caso do padrão membranoproliferativo a microscopia eletrônica nos permite distinguir entre os dois tipos ou classes de glomerulopatia do C3:

A. doença de depósito denso (DDD): caracterizada pela presença de depósitos que ocupam completamente a lâmina densa da membrana basal glomerular, geralmente linear e extenso, muito característico em sua visualização;
B. glomerulonefrite do C3[5]: presença de depósitos localizados em mesângio, subepitelial, subendotelial e intramembranoso.

Apresentação clínica

Como o padrão histológico renal de microscopia óptica é variável, a apresentação clínico-laboratorial segue o mesmo caminho. Na casuística de Medjeral-Thomas NR et al., com 80 casos de glomerulopatia do C3, a mediana de idade foi 21 anos, com 91% dos pacientes brancos, 51% de homens, apresentação clínico- laboratorial heterogênea e C3 baixo em 59%[4]. Em outra casuística com 12 pacientes, a idade variou de 8 a 73 anos, sem predomínio de sexo, creatinina sérica entre 0,6 a 3,1 mg/dL, hematúria em 100% dos casos, 75% de hipertensão arterial, proteinúria entre 615 mg a 15 g/dia, 75% com C3 baixo e dois pacientes com história familiar de doença renal[5].

Pode ocorrer envolvimento extrarrenal da doença como a degeneração macular, caracterizada por perda progressiva da visão noturna e atrofia da retina, além da lipodistrofia que é caracterizada pela perda progressiva e simétrica da gordura subcutânea poupando membros inferiores. Aproximadamente 83% dos pacientes com lipodistrofia têm hipocomplementemia e positividade do fator nefrítico (C3NeF), que é considerado um anticorpo que retroalimenta a ativação da via alternativa do complemento (Figura 2).

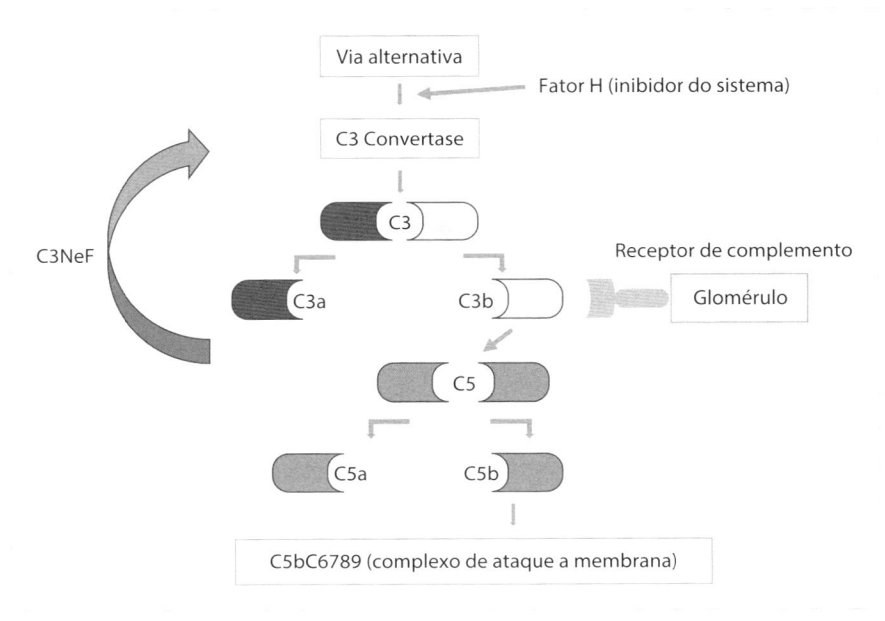

FIGURA 2   Ativação da via alternativa do sistema complemento.
Fonte: adaptada de Torban et al.[6]

Fisiopatologia

A via alternativa é ativada continuamente em baixos níveis na circulação (fase fluida) pela hidrólise espontânea do C3, levando a formação do C3b. Essa característica permite que essa via seja rapidamente acionada quando necessário. Porém, com intuito de evitar um descontrole desse sistema, o que poderia levar a um dano ao hospedeiro, existem diversos reguladores da via alternativa do complemento, e os principais são: fator H (principal regulador), fator I, proteínas relacionadas ao fator H (CFH), que são 5 proteínas, de 1 a 5, CD55, receptor 1 do complemento, CD59, CD46 (também chamado de proteína cofator de membrana), dentre outros.

A desregulação na via alternativa do complemento pode ocorrer por mutações em alguma dessas proteínas, ou por produção de autoanticorpos contra algumas delas. Independentemente do mecanismo, uma ativação anormal da via alternativa do complemento especialmente na fase sérica vai gerar uma produção excessiva de C3 ativa (C3b) e de seus produtos de degradação (iC3b e C3dg), que vão se depositar no glomérulo. O depósito desses produtos glomerulares no mesângio e na região subendotelial leva à inflamação glomerular, gerando a glomerulopatia do C3.

O anticorpo mais descrito na literatura é o C3NeF, que é um anticorpo que se liga à C3 convertase (C3bBb) da via alternativa e impede sua dissociação espontânea, estabilizando sua função. Ou seja, o C3NeF mantém C3 convertase ativa a partir da via alternativa, de modo que não pare de clivar C3 em C3a e C3b e, como consequência, pode levar a um consumo de C3. O C3NeF está presente em até 80% dos casos de DDD e até 46% nas GNC3, mais comumente acometendo pessoas jovens[7]. Em estudo da Mayo Clinic com 12 pacientes com glomerulopatia do C3, 5 foram identificados autoanticorpos, principalmente C3Nef e anti-Fator H, tratando-se de pacientes mais jovens, na maioria entre 8 e 52 anos[5].

É importante ficar atento, pois gamopatias monoclonais de significado renal podem se apresentar como glomerulopatia do C3 em pacientes mais velhos. Cadeia leve lambda monoclonal pode se ligar ao Fator H e bloquear sua atividade[7]. Infelizmente é um diagnóstico difícil e geralmente confirmado pelo exame de espectrofotometria de massa.

Diagnóstico

A glomerulopatia do C3 tem a particularidade de que seu diagnóstico se faz com o resultado da imunofluorescência. No entanto, no contexto da apresentação clínica do paciente, é preciso realizar uma série de exames de sangue e urina para descartar outras patologias. Os exames de sangue devem ser dosagem sérica dos complementos C3 e C4, FAN, eletroforese de proteínas em sangue, imunofixação sérica, sorologias de hepatite B, C, HIV e VDRL, exame de urina, proteinúria 24 h ou relação proteína/creatinina. A hipocomplementemia de C3 está presente em 45-60%[4,5], mas não é essencial para o seu diagnóstico.

Prognóstico

O prognóstico renal é ruim, levando à insuficiência renal crônica em 60% dos casos em 10 anos a partir do diagnóstico, e tem uma alta probabilidade de recidiva no transplante renal de 65 a 70% em um tempo de 30 a 80 meses pós-transplante[4,5]. Em estudo comparando glomerulonefrite do C3 e DDD, em 6 anos a evolução para doença renal crônica foi semelhante, 39 e 42%, respectivamente[2].

Tratamento

Como estamos nos referindo a uma doença rara, todos os tratamentos são baseados em casos clínicos ou série de casos[8]. Extrapolamos o tratamento para semelhante ao tratamento das formas idiopáticas nas formas de membranoproliferativa. Assim, os pacientes com proteinúria não nefrótica e função renal estável serão tratados com inibidores do sistema renina-angiotensina-aldosterona, controle de pressão arterial, combate a obesidade e tabagismo. Os pacientes com síndrome nefrótica ou glomerulonefrite rapidamente progressiva serão tratados com imunossupressão[9]. Em estudo com 30 pacientes usando micofenolato mofetil 1 g 2 × ao dia por no mínimo 3 meses (sem grupo controle), foi observada uma resposta com remissão completa ou parcial da proteinúria em 67% dos pacientes[10]. Tentativas com corticoide e ciclofosfamida via oral, como descrita na evolução do paciente, também podem ser adotadas.

As terapias que atuam diretamente contra o sistema do complemento começaram a se expandir recentemente, após aumentar o conhecimento das bases fisiopatológicas da doença. As primeiras publicações com série de casos foram usando o anti-C5, o eculizumab, com resposta heterogênea e demonstração de deposição dessa medicação nos glomérulos[11]. Esses dados inconsistentes da medicação, aliados à compreensão de que frações do C3b seriam patogênicas e, portanto, o bloqueio em C5 não mudaria o curso da doença, levaram à pesquisa de outros bloqueadores desse sistema. O fator CR1 é uma glicoproteína localizada em algumas superfícies celulares (eritrócitos, neutrófilos, linfócitos B/T, podócitos), modula a cascata do complemento em diferentes níveis e, entre suas funções, inibe a C3 convertase. Em um modelo animal de camundongos com glomerulopatia do C3 e deficiência completa de CFH, Zhang et al.[12] infundem CR1 solúvel por via intravenosa ou intraperitoneal e, 48 horas após a infusão, repetem a biópsia renal, observando uma depuração quase completa dos depósitos de C3, bem como um aumento acentuado no C3 sérico. Outra terapia, que ainda está em fase de experimentação, é o uso de uma molécula de CFH. Nichols et al.[13] infundem uma molécula recombinante de CFH no peritônio de camundongos com deficiência para CFH e observam que os valores séricos de C3 aumentam e os depósitos de C3 no glomérulo diminuem.

Transplante

Existe um risco de recorrência da doença em torno de 70% dos rins transplantados, com até 50% de perda do enxerto nos 30 meses seguintes ao diagnóstico pós-transplante. Os fatores de risco para recorrência não são bem conhecidos, embora alguns autores apontem que a agressividade da doença nos rins nativos é decisiva[14,15]. Outro grupo com maior risco de recorrência são as glomerulopatias do C3 no contexto de uma gamopatia monoclonal, exceto se o tratamento específico com quimioterápicos for estabelecido[16].

CONSIDERAÇÕES FINAIS

- A glomerulopatia do C3 é definida pela imunofluorescência, independentemente do padrão histológico descrito na microscopia óptica.
- A apresentação clínica é variável com micro-hematúria, graus variados de insuficiência renal e proteinúria que podem atingir a faixa nefrótica. A hipocomplementemia do C3 não ocorre em todos os casos.
- A base fisiopatológica da doença é uma hiperatividade da via alternativa do complemento, seja ao nível genético ou imunológico com alteração no microambiente glomerular.
- O tratamento pode variar do uso de agentes antiproteinúricos em pacientes com função renal estável e proteinúria não nefrótica a tratamento com imunossupressores nos pacientes com síndrome nefrótica ou glomerulonefrite rapidamente progressiva.
- A recorrência no transplante renal é muito frequente, com perda da função do enxerto em até 50% dos casos.

REFERÊNCIAS

1. Goodship THJ, Cook HT, Fakhouri F, Fervenza FC, Frémeaux-Bacchi V, Kavanagh D, et al., for Conference Participants. Atypical hemolytic uremic syndrome and C3 glomerulopathy: conclusions from a "Kidney Disease: Improving Global Outcomes" (KDIGO) Controversies Conference. Kidney Int 91(1)235-43.
2. Bomback AS, Santoriello D, Avasare RS, Regunathan-Shenk R, Canetta PA, Ahn W, et al. C3 glomerulonephritis and dense deposit disease share a similar disease course in a large United States cohort of patients with C3 glomerulopathy. Kidney Int 2018;93:997-85.

3. Sethi S, Fervenza FC, Membranoproliferative glomerulonephritis – a new look at an old entity. N Engl J Med 22 2012;366(12):1119-31.

4. Medjeral-Thomas NR, O'Shaughnessy MM, O'Regan JÁ, Traynor C, Flanagan M, Wong L, et al. C3 glomerulopathy: clinicopathologic features and predictors of outcome. Clin J Am Soc Nephrol 2014;9:46-53.

5. Sethi S, Fervenza FC, Zhang Y, Zand L, Vrana JA, Nasr SH, et al. C3 glomerulonephritis: clinicopathological findings, complement abnormalities, glomerular proteomic profile, treatment and follow-up. Kidney Int 2012;82:465-73.

6. Torban E, Braun F, Wanner N, Takano T, Goodyer PR, Lennon R, et al. From podocyte biology to novel cures for glomerular disease. Kidney Int 2019;96:850-61.

7. Kaartimen K, Safa A, Kotha S, Ratti G, Meri S. Complement dysregulation in glomerulonephritis. Semin Immunol 2019;45:101331.

8. KDIGO 2019. Management and treatment of glomerular diseases (part 2): conclusions from a kidney disease: Improving Global Outcomes (KDIGO) Controversies Conference. Kidney Int 2019;95:281-95.

9. KDIGO 2012. Idiopathic membranoproliferative glomerulonephritis. Kidney Intl Supplements 2012;2:198-99.

10. Avasare RS, Canetta PA, Bomback AS, Marasa M, Caliskan Y, Ozluk Y, et al. Mycophenolate mofetil in combination with steroids for treatment of C3 glomerulopathy. A case series. Clin J Am Soc Nephrol 2018;13:406-13.

11. Herlitz LC, Bomback AS, Markowitz GS, Stokes MB, Smith RN, Colvin RB, et al. Pathology after eculizumab in dense deposit disease and C3 GN. J Am Soc Nephrol 2012;23(7):1229-37.

12. Zhang Y, Nester CM, Holanda DG, Marsh HC, Hammond RA, Thomas LJ, et al. Soluble CR1 therapy improves complement regulation in C3 glomerulopathy. J Am Soc Nephrol 2013;24:1820-9.

13. Nichols EM, Barbour TD, Pappworth IY, Wong EKS, Palmer JM, Sheerin NS, et al. An extended mini-complement factor H molecule ameliorates experimental C3 glomerulopathy. Kidney Int 2015;88:1314-22.

14. Angelo JR, Bell CS, Braun MC. Allograft failure in kidney transplant recipients with membranoproliferative glomerulonephritis. Am J Kidney Dis 2011;57:291-9.

15. Zand L, Lorenz EC, Cosio FG, Fervenza FC, Nasr SH, Gandhi MJ, et al. Clinical findings, pathology, and outcomes of C3GN after kidney transplantation. J Am Soc Nephrol 2014;25:1110-7.

Síndrome nefrótica em jovem com resolução abrupta

Beatriz Azevedo de Miranda
Lívia Barreira Cavalcante
Cristiane Bitencourt Dias

Homem de 22 anos, pardo, procura atendimento por apresentar há um mês edema em pés e tornozelos, seguido por surgimento de lesões avermelhadas em porção medial de membros inferiores. Após uma semana desse início, evoluiu com edema em face, redução da diurese e espuma na urina. Referiu ganho de 12 kg no período. Negava comorbidades prévias ou internações. Na família só relato de doença de Chagas. Ao **exame físico**, o paciente estava em bom estado geral, normocorado, hidratado, anictérico, acianótico, afebril. Ausculta cardíaca e pulmonar normais. Abdome flácido e indolor. Edema em membros inferiores, simétrico com 3+/4 e edema bipalpebral. Pressão arterial 106 × 63 mmHg. **Exames complementares** à admissão: ver Tabela 1, a seguir.

TABELA 1 Exames em destaque

	Valores à admissão		Valores à admissão
Ureia (mg/dL)	23	Colesterol total (mg/dL)	260
Creatinina (mg/dL)	0,9	Triglicerídeos (mg/dL)	230
Relação P/C urinária	4.800 mg/g	C3 (mg/dL)	158
Albumina sérica (g/dL)	2,9	C4 (mg/dL)	21

P/C: proteinúria/creatinina urinária (amostra de urina isolada); C3 (normal 67-149 mg/dL); C4 (normal 10-38 mg/dL).
Fonte: elaborada pelas autoras.

Urina I: densidade 1015; pH 7,0; leucócitos 0/c; hemácias 0/c; nitrito negativo, cilindros e cristais ausentes, proteinúria presente. Eletrólitos e gasometria venosa normais, assim como hemograma, coagulograma, enzimas canaliculares e hepatocelulares. Fator antinuclear (FAN) negativo. Sorologias para vírus B, C e HIV negativas. Sorologia para *Treponema pallidum* reagente > 3,0 (valor de referência: < 0,329). VDRL reagente 1/128. Ultrassonografia de rins e vias urinárias sem alterações.

Diagnóstico sindrômico: síndrome nefrótica.

Hipóteses diagnósticas:

1. **Nefropatia membranosa secundária: prós** – na idade de 18 anos a hipótese de nefropatia membranosa só pode ser a forma secundária, pois está longe da idade de forma primária (a partir dos 30 anos). Apresenta-se clinicamente como síndrome nefrótica e tem como causa secundária provável a sífilis.
2. **Glomerulosclerose segmentar e focal: prós** – é a causa mais comum de síndrome nefrótica no adolescente/adulto jovem e mais frequente em negros; **contra** – não há associação descrita com sífilis. Porém a glomeruloesclerose segmentar e focal está associada a infecções como HIV, citomegalovírus, parvovírus, etc.
3. **Doença de lesão mínima: prós** – síndrome nefrótica mais comum em crianças abaixo de 10 anos, decaindo sua frequência até os 19 anos quando passa a ser responsável por somente 10% das glomerulopatias primárias. Tem como única apresentação clínica a síndrome nefrótica de início abrupto; **contra** – as causas secundárias mais relatadas com doença de lesão mínimas são linfomas, leucemias e medicações.

Procedeu-se à biópsia renal diagnóstica com o laudo: biópsia com 10 glomérulos apresentando como única alteração uma hipercelularidade mesangial. Imunofluorescência com 17 glomérulos com IgG 3+ , IgA 1+, IgM 1+, C3 1+ e C1q 1+ granular em mesângio e alça capilar. Diagnóstico compatível com glomerulopatia membranosa grau I, não descartando causa secundária em função da hipercelularidade mesangial e padrão *full house* à imunofluorescência. A classificação de membranosa graus I, II, III e IV será melhor abordada no capítulo de Nefropatia Membranosa Primária. Contudo, o diagnóstico de nefropatia membranosa grau I é feito pelo achado de IgG depositado em alça capilar glomerular de forma granular à imunofluorescência, com microscopia óptica normal ou muito próxima ao normal.

Evolução: o paciente recebeu tratamento com penicilina benzatina. Após três semanas, tinha apresentado completa remissão do edema, com proteinúria de 0,11 g/24h.

NEFROPATIA MEMBRANOSA SECUNDÁRIA

A investigação das causas secundárias mais prevalentes conforme a epidemiologia local é obrigatória na nefropatia membranosa (NM). Devem ser solicitados exames para avaliação de doenças reumatológicas, como complemento, anti-DNA e FAN e fator reumatoide. Devem-se incluir sorologias para sífilis, hepatites B e C, HIV e avaliação epidemiológica para esquistossomose e malária. Investigação das neoplasias mais prevalentes de acordo com a faixa etária ou de acordo com o quadro clínico do paciente deve ser realizada. Doenças infecciosas prevalentes na região e que tenham relação com a NM devem ser consideradas.

Nefropatia membranosa secundária a neoplasia

Somando vários estudos com NM secundária de diversas etiologias, num total de 175 casos, 10,8% foram positivos para anti-PLA2R, demonstrando grande especificidade da dosagem desse anticorpo à forma primária da doença[1]. Atualmente, há outros três anticorpos descobertos na NM. O exostosin, que foi o antígeno descoberto em formas de NM autoimunes, a trombospondina tipo 1 proteína domínio 7A (THSD7A) e, mais recentemente, foi descrito um fator de crescimento epidérmico (*neural epidermal growth factor-like 1protein*, NELL-1), este associado a formas primárias e neoplasias[2,3].

As formas secundárias correspondem a 20% das biópsias de NM, com 5% associadas a neoplasia. Estudo com 741 pacientes com NM, com média de idade de 52,3 ± 17 anos, mostrou prevalência exatamente de 5% de neoplasias, sendo que, para a faixa etária, seria esperado 3,2% (aumento de 1,5 ×), com aumento mais prevalente no primeiro ano do diagnóstico renal[4]. Os tumores mais relacionados à NM são os sólidos, em especial o de pulmão (Tabela 2).

Não existe nenhum protocolo de rastreio de neoplasia no paciente com diagnóstico de NM. O que sugerimos é que pacientes tabagistas ou com história familiar de câncer sejam avaliados para tumores sólidos independentemente da idade. Pacientes acima de 50 anos não tabagistas e sem histórico familiar serão investigados caso apresentem algum sinal ou sintoma como: sintomático respiratório, alteração do hábito intestinal, anemia, perda de peso, dispepsia, linfadenopatia, visceromegalia, sorologias positivas para hepatites B e C ou mulheres sem rastreio ginecológico anual. O tratamento é oncológico.

Nefropatia membranosa secundária a doença autoimune

Algumas doenças autoimunes podem cursar com acometimento glomerular na forma de NM (Tabela 2). A mais prevalente é a nefrite lúpica classe V. Esta ocorre entre 8 a 20% das formas de nefrite lúpica e se caracteriza pelo acometimento de pacientes próximo aos 30 anos, com proteinúria nefrótica ou síndrome nefrótica, função renal preservada e hipocomplementemia em

57% dos casos[5]. Ao passo que nas formas proliferativas (classe III ou IV) espera-se que acometa mais jovens, com consumo de complemento como regra e apresentação nefrítica ou mista. O tratamento para a membranosa lúpica é semelhante aos das formas proliferativas, com fase de indução e manutenção. Atualmente preferimos o esquema ASPREVA para essa forma de nefrite lúpica (ver capítulo de nefrite lúpica).

Outra doença autoimune associada à NM é a síndrome de Sjögren primária. Essa doença pode ter diversos tipos de acometimento renal, porém os mais frequentes são a acidose tubular renal distal e a nefrite túbulo-intersticial. O acometimento glomerular é raro, contudo, quando ocorre, a forma membranosa é a mais frequente[6]. O tratamento é à base de corticoide e um segundo imunossupressor que pode ser micofenolato, azatioprina ou até mesmo a ciscloisporina.

Na artrite reumatoide (AR) o acometimento renal pode ocorrer, porém, não de forma tão importante como no lúpus eritematoso sistêmico. Há poucos estudos de biópsia renal em AR. Talvez a maior casuística seja de Helin et al. publicada em 1995, com 110 biópsias renais de pacientes com AR mostrando que a NM é a terceira glomerulopatia mais frequente nessa população, perdendo para a glomerulonefrite mesangial e amiloidose AA. Contudo, nos pacientes com apresentação clínica de proteinúria ou síndrome nefrótica exclusiva, a NM foi a segunda mais frequente perdendo para a amiloidose AA[7]. Nesse estudo, 63% dos pacientes com NM usavam sais de ouro e D-penicilamina, que são drogas relacionas a NM (Tabela 2). A mudança de tratamento da AR, não utilizando mais essas medicações pode ter impactado em uma menor frequência de NM atualmente.

Nefropatia membranosa secundária a infecções

No caso clínico em questão, a NM foi secundária à sífilis, que é uma infecção sexualmente transmissível pelo espiroqueta *Treponema pallidum*. De acordo com seu curso, a sífilis pode ser primária (úlcera genital indolor); secundária (erupção macular ou papular – tronco e extremidades, também as glomerulopatias) ou terciária (acometimento do sistema nervoso central, aortite, goma sifilítica renal), e alguns pacientes podem ser assintomáticos.

O diagnóstico da sífilis é feito pela associação de testes treponêmicos e não treponêmicos, sendo o teste não treponêmico mais utilizado o *Venereal Disease Research Laboratory* (VDRL). Eles diminuem seus títulos e até podem negativar após tratamento. Lembrando que esses testes reagem a cardiolipina, podendo, por isso, ocorrer falsos-positivos, havendo a necessidade de confirmação com os testes treponêmicos. Em lúpus, 25% dos pacientes têm VDRL falso-positivo em títulos baixos[8].

TABELA 2 Membranosa secundária – etiologias

Causas	Exemplos
Doenças infecciosas	Hepatite B (VHB), hepatite C (VHC), HIV, sífilis Doenças parasitárias (esquistossomose, malária)
Neoplasias	Tumores sólidos (pulmão, próstata, cólon), linfoma, melanoma, mesotelioma, feocromocitoma
Doenças autoimunes	LES (classe V), tireoidite, diabetes *mellitus*, artrite reumatoide, síndrome de Sjögren, dermatomiosite, espondilite anquilosante, fibrose retroperitoneal, pós-transplante renal, doença de IgG4
Doenças aloimunes	Doença do enxerto *versus* hospedeiro, transplante de células hematopoiéticas, glomerulopatia *de novo* em transplantados renais
Drogas/toxinas	AINH, inibidores da cox-2, sais de ouro, captopril, penicilamina, mercúrio, poluição (China)

Fonte: adaptada de Couser.[9]

O teste treponêmico mais utilizado é *o Fluorescent Treponemal Antibody Absorption* (FTA-ABS), lembrando que, uma vez tendo sífilis, ficam positivos para a vida toda.

A importância da descrição do caso clínico em questão é que o número de casos de sífilis aumentou em 81% de 2014 a 2018, segundo órgãos americanos. Na literatura, nos casos relatados de sífilis com síndrome nefrótica a maioria era NM. O tratamento é somente a penicilina benzatina – 2,4 milhões de unidades intramuscular duas doses com intervalo de uma semana.

Outras doenças infecciosas relacionadas à NM mais frequentes são hepatite B, HIV e hepatite C. Quanto às hepatites, o tratamento também consiste na abordagem do vírus, porém, no caso do HIV – chamada de glomerulopatia do HIV relacionada a imunecomplexos –, se a carga viral for negativa podemos lançar mão de protocolo de imunossupressão, à semelhança das formas de membranosa primária.

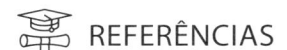 **REFERÊNCIAS**

1. Murtas C, Ghiggeri GM. Membranous glomerulonephritis: histological and serological features to differentiate cancer-related and non-related forms. J Nephrol 2016;29:469-78.
2. Sethi S, Debiec H, Madden B, et al. Neural epidermal growth factor-like 1 protein (NELL-1) associated membranous nephropathy. Kidney Int 2020;97,163-74.
3. Ahmad SB, Appel GB. Antigens, antibodies, and membranous nephropathy: a decade of progress. Kidney Int 2020;97,29-31.
4. Heaf JG, Hansen A, Laier GH. Quantification of cancer risk in glomerulonephritis. BMC Nephrology 2018;19:27-43.
5. Fernández LS, Otón T, Askanase A, et al. Pure Membranous Lupus Nephritis: Description of a Cohort of 150 Patients and Review of the Literature. Reumatol Clin 2019;15(1):34-42.

6. Yang HX, Wang J, Wen YB. Renal involvement in primary Sjogren's syndrome: A retrospective study of 103 biopsy-proven cases from a single center in China. Int J Rheumatic Dis 2017;21:222-8.
7. Helin HJ, Korpela MM, Mustonen JT, et al. Renal biopsy findings and clinicopathologic correlations in rheumatoid arthritis. Arthritis Rheum 1995;38(2):242-7.
8. Grigor R, Edmonds J, Lewkonia R, et al. Systemic lupus erythematosus: a prospective analysis. Ann Rheum Dis 1987;37:121-8.
9. Couser WG. Primary membranous nephrpathy. Clin J Am Soc Nephrol 2017;12:983-7.

Idosa com acometimento pulmonar e renal

Tomás Didier de Moraes Ferreira
Lívia Barreira Cavalcante
Lectícia Barbosa Jorge

Mulher de 75 anos, branca. Há duas semanas com quadro progressivo de fadiga, calafrios, náuseas, vômitos, oligúria e edema de membros inferiores, associado a tosse seca, porém, com episódios de escarro hemoptoico e dispneia progressiva há 3 dias. Nega hematúria macroscópica. **Antecedentes pessoais e familiares:** pré-diabetes, hipotireoidismo, dislipidemia e ex-tabagista (50 a.m.). Nega doença renal prévia, nega história familiar de doença renal. Em uso de levotiroxina e sinvastatina. **Ao exame físico:** regular estado geral, hipocorada, afebril, taquipneica, saturação de oxigênio em ar ambiente de 85%, murmúrios vesiculares presentes, com estertores crepitantes difusos, ausculta com frequência cardíaca de 100 bpm, pressão arterial: 161 × 98 mmHg, abdome sem alterações, extremidades bem perfundidas, com edema simétrico de membros inferiores 2+/4+, sem empastamento de panturrilhas. **Exames complementares** (ver Tabela 1):

TABELA 1 Exames laboratoriais à admissão

	Valores à admissão		Valores à admissão
Ureia (mg/dL)	235	Hemoglobina (g/dL)	10,1
Creatinina (mg/dL)	10,2	Leucócitos (/mm^3)	3.800
Prot/crea urinária (g/g)	1,2	Linfócitos (/mm^3)	570
PCR (mg/dL)	24,6	Plaquetas (/mm^3)	400.000
FAN	NR	Potássio (mEq/L)	6,1
Anti-DNA	NR	Sódio (mEq/L)	130
Anti-SM	NR	pH	7,15
FR (UI/mL)	10,1	Bicarbonato (mmol/L)	17

(continua)

TABELA 1 Exames laboratoriais à admissão (*continuação*)

	Valores à admissão		Valores à admissão
ANCA	1:20	Albumina (g/dL)	2,9
C3 (mg/dL)	102	Urina 1: hemácias	> 100/c
C4 (mg/dL)	29	Urina 1: dismorfismo	Presente
Anti-MBG	Encaminhado a serviço externo – ainda sem resultado	Urina 1: leucócitos	2/c

NR: não reagente. Valores de referência: creatinina (basal da paciente: 0,7 mg/dL); ureia (< 50 mg/dL); prot/crea urinária (< 0,02); PCR: proteína C reativa (< 5 mg/dL); FR: fator reumatoide (< 14 UI/mL); ANCA: anticorpos anticitoplasma de neutrófilos (não reagente); C3 (67-149 mg/dL); C4 (10-38 mg/dL); anti-MBG – anticorpo antimembrana basal glomerular (< 20 UI/mL); hemoglobina (12-16 g/dL); leucócitos (4.000-11.000/mm³); linfócitos (900-3.400/mm³); plaquetas (150.000-450.000/ mm³); potássio (3,5-5,0 mEq/L); sódio (135-145 mEq/L); pH (7,35-7,45); bicarbonato (23-27 mmol/L); albumina (3,5-4,8 g/dL); urina 1 (hemácias < 2/campo; leucócitos < 2/campo; dismorfismo: ausente).
Fonte: elaborada pelos autores.

Demais exames: coagulograma normal, assim como enzimas hepáticas canaliculares e hepatocelulares. Sorologias para vírus B, C e HIV negativas, VDRL negativo. Ultrassonografia de rins e vias urinárias sem alterações. Tomografia computadorizada de tórax evidenciou opacidades parenquimatosas pulmonares difusas por todos os campos pulmonares, com predomínio nas regiões posteriores, caracterizadas por opacidades em vidro-fosco. Enfisema centro-lobular e parasseptal esparsos (Figura 1).

Diagnóstico sindrômico: glomerulonefrite rapidamente progressiva associada a hemorragia alveolar: síndrome pulmão-rim.

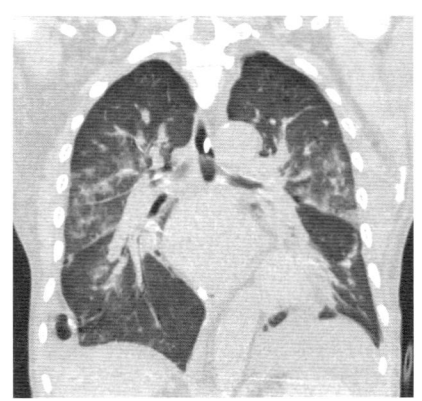
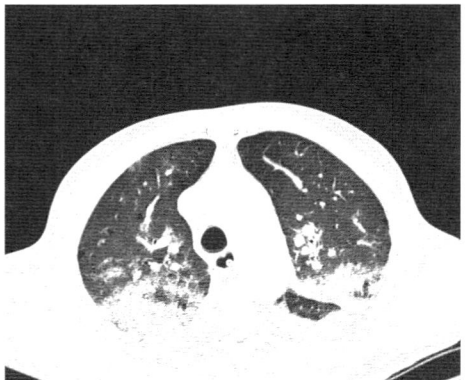

FIGURA 1   Tomografia computadorizada de tórax demonstrando opacidades em vidro-fosco difusamente distribuídas.
Fonte: imagens de arquivo dos autores.

Hipóteses diagnósticas etiológicas iniciais:

1. **Glomerulonefrite pauci-imune**: **prós** – ANCA reagente, idade > 60 anos, acometimento pulmonar (escarro hemoptoico, opacidades difusas em vidro-fosco na TC), normocomplementêmica; **contra** – ANCA em baixo título.
2. **Doença do anticorpo antimembrana basal glomerular**: **prós** – idade > 60 anos (distribuição bimodal), acometimento pulmonar (escarro hemoptoico, opacidades difusas em vidro-fosco na TC), normocomplementêmica, antecedente de tabagismo; **contra** – raro.
3. **Lúpus eritematoso sistêmico – nefrite lúpica**: **prós** – frequente causa de glomerulonefrite proliferativa, a apresentação com rapidamente progressiva é menos comum, mas como doença mais prevalente ainda vemos bastantes casos (10% das biópsias renais de nefrites lúpicas proliferativas possuem mais 50% de crescentes); **contra** – idade elevada, ausência de sinais e sintomas típicos, acometimento pulmonar e hemorragia alveolar apesar de descrito é muito raro, FAN e anti-SM negativos, C3 e C4 dentro da normalidade.
4. **Púrpura de Henoch-Schönlein**: **prós** – casos descritos de hemorragia alveolar e glomerulonefrite rapidamente progressiva; **contra** – doença rara, ausência de púrpuras ao exame físico.

A biópsia renal seria prescindível, já que temos o ANCA positivo?
Não, já que até 50% dos casos de doença do anticorpo antimembrana basal têm ANCA detectável, e, além disso, o estudo histopatológico permite melhor avaliação prognóstica[1].

Portanto, o paciente realizou hemodiálise para controle de uremia, e, posteriormente, foi submetido à biópsia renal: 1) *Microscopia óptica:* amostra de cortical com 66 glomérulos, 25 deles globalmente escleróticos. Em 34 glomérulos há crescentes, sendo 23 delas celulares e circunferenciais, associadas a deposição de fibrina, ocasionais neutrófilos e cariorréxis. São observadas rupturas da membrana basal e da cápsula de Bowman. O interstício está difusamente dissociado por edema e infiltrado inflamatório misto, predominantemente linfomononuclear. Há focos de extravasamento de hemácias. Os túbulos exibem lesões degenerativas epiteliais difusas, com focos de descamação parcial do epitélio e presença de cilindros hemáticos na luz. A membrana basal tubular se encontra em geral íntegra e delgada. Uma artéria arqueada e três interlobulares revelam fibrose de camada íntima. Algumas das arteríolas apresentam necrose fibrinoide de parede. 2) *Imunofluorescência:* depósitos lineares globais e difusos de IgG (++), C3 (+), Kappa (+) e Lambda (+) sobre alças de capilares glomerulares.

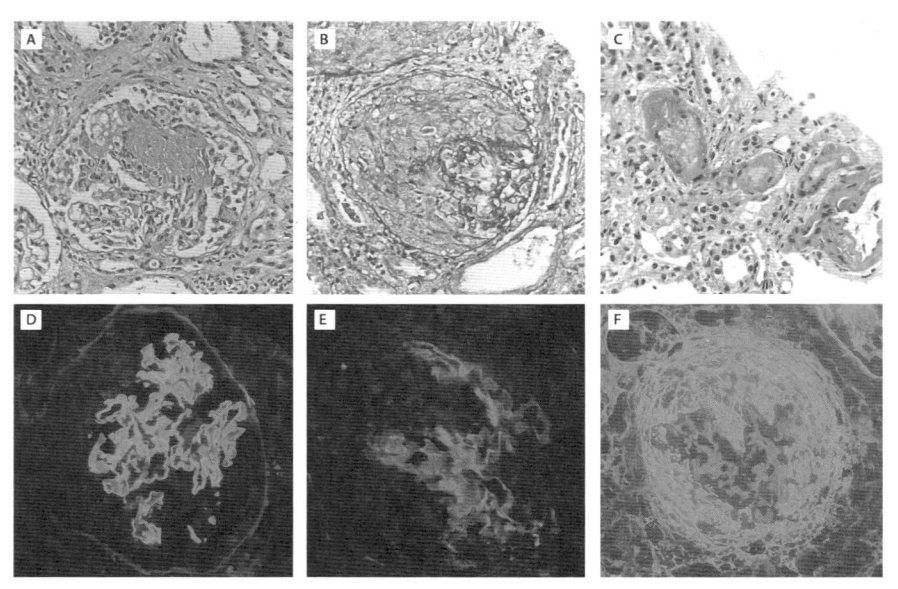

FIGURA 2 **A.** Glomérulo mostrando extensa necrose fibrinoide, crescente celular e alguns neutrófilos permeando a luz dos capilares (HE 200x). **B.** Crescente celular circunferencial, com ruptura da membrana basal glomerular (PAS 200x). **C.** Arteriolite necrotizante (HE, 400x). **D.** Depósito linear global de IgG em membrana basal glomerular (imunofluorescência, 200x). **E.** Depósito linear de C3 em padrão semelhante ao IgG, com intensidade mais fraca (imunofluorescência, 200x). **F.** Deposição de fibrinogênio em crescentes glomerulares (imunofluorescência, 100x). (Veja imagens coloridas no encarte ao final do livro.)
Fonte: imagens de arquivo dos autores.

Conclusão: a integração de achados histológicos, exame de imunofluorescência e dados clínicos é consistente com doença do anticorpo antimembrana basal glomerular em associação com glomerulonefrite ANCA-relacionada. **Arteriolite necrotizante.**

Evolução: solicitada dosagem sérica do anticorpo antimembrana basal glomerular (ELISA): 183 UI/mL (VR: < 20 UI/mL). Plano terapêutico (iniciado antes do resultado do anti-MBG): pulsoterapia com metilprednisolona endovenosa 1 g ao dia por 3 dias, seguido de prednisona 1 mg/kg/dia, associado a plasmaferese terapêutica em 6 sessões, com intervalo de 48 horas, com troca de 1,5x do volume plasmático por sessão, o fluido de reposição escolhido foi plasma fresco congelado. Paciente evoluiu com quadro de sepse de foco pulmonar, optado por não realizar pulso com ciclofosfamida no momento. Nova dosagem de anticorpo, após término da última sessão de plasmaferese resultou negativa. Paciente realizou pulsoterapia com ciclofosfamida na dose de 750 mg endovenosa, mensalmente. Paciente manteve o anticorpo negativo nos meses subsequentes, e, apesar de não apresentar mais episódios hemoptoicos, permaneceu dependente de terapia renal substitutiva, sendo suspensa pulsoterapia com ciclofosfamida após terceira dose. O tratamento de manutenção também não foi realizado porque paciente já em remissão clínica com negativação do ANCA e complicações infecciosas na hemodiálise.

DOENÇA DO ANTICORPO ANTIMEMBRANA BASAL GLOMERULAR

Classificada como vasculite de pequenos vasos, a doença do anticorpo antimembrana basal glomerular é rara. Tem como base fisiopatológica a formação de autoanticorpos antimembrana basal que se depositam e agridem a membrana basal de capilares glomerulares e/ou alveolares, levando à formação de imunocomplexos. Esses promovem uma intensa resposta inflamatória e consequente lesão imunomediada, determinando, na maioria das vezes, um quadro de glomerulonefrite rapidamente progressiva associada a hemorragia alveolar. O tratamento baseia-se em terapia imunossupressora e deve ser iniciado assim que houver suspeita clínica. Os epônimos *síndrome de Goodpasture* e doença de Goodpasture também são utilizados para se referirem, respectivamente, à presença concomitante do acometimento renal e pulmonar; e quando há a detecção do anticorpo antimembrana basal glomerular, porém tais termos vêm em desuso[1].

Epidemiologia

Estudos apontam uma incidência de 0,5-1,6 casos por milhão de habitantes ao ano[2,3]. A doença é mais comum em brancos e asiáticos, mas também acomete populações de origem africana. Corresponde a aproximadamente 15% das glomerulonefrites crescênticas, contudo representa apenas 0,8% dos pacientes com doença renal crônica em estádio final. A idade em que a doença se manifesta tem distribuição bimodal, havendo um pico de incidência na terceira década, e outro pico na sexta e sétima décadas. Nos pacientes mais jovens há uma predileção pelo sexo masculino e o quadro mais comum é o de glomerulonefrite associada a hemorragia alveolar, enquanto na população com faixa etária mais elevada, as mulheres são mais suceptíveis e o mais comum é o acometimento renal isolado[1].

Fisiopatologia

Como citado anteriormente, a doença do anticorpo antimembrana basal glomerular é causada pelo ataque de autoanticorpos a antígenos que se localizam na membrana basal. O principal antígeno envolvido é o domínio não colágeno 1 da cadeia alfa-3 do colágeno tipo IV: $\alpha3(IV)NC1$. Tal antígeno se distribui principalmente em regiões glomerulares e alveolares, o que explica o quadro clínico. Os anticorpos são, sobretudo, da classe IgG (principalmente IgG1 e IgG3), e desencadeiam uma resposta inflamatória local mediada, não só pelo sistema complemento, mas também via receptor Fc. Além da resposta humoral, há também a hipótese de que linfócitos T autorreativos contribuam para a injúria glomerular e alveolar[1]. A causa dessa reação imunológica à membrana basal é desconhecida, mas alguns fatores podem predispor o processo: fatores ambientais, como infecção, tabagismo e inalação de hidrocarbonetos; e genéticos como a presença do HLA-DR15 e DR4, por exemplo[4].

Manifestações clínicas

Aproximadamente 80 a 90% dos pacientes apresentam quadro clínico compatível com glomerulonefrite rapidamente progressiva (injúria renal aguda, com hematúria dismórfica associada a proteinúria sub-nefrótica). Do total, 40 a 60% apresentam hemorragia alveolar concomitante, podendo se manifestar com dispneia, tosse, hemoptise, infiltrado pulmonar e até anemia. Há, ainda, uma pequena parcela que se manifesta com acometimento pulmonar isolado. Manifestações sistêmicas, como fadiga, perda ponderal, febre ou artralgia sugerem quadro de vasculite ANCA associada. O ANCA é positivo em 10 a 50% dos pacientes com diagnóstico de doença do anticorpo antimembrana basal glomerular, e há controvérsia na literatura quanto a diferença de prognóstico quando comparados com os pacientes com positividade isolada do anticorpo anti-MBG[4].

Diagnóstico

O diagnóstico da doença do anticopo antimembrana basal glomerular baseia-se na demonstração dos autoanticorpos, seja no sangue ou no rim. Portanto, todo paciente com suspeita da doença deve realizar sorologia (ELISA), com sensibilidade de 63 a 100% (a depender do kit). O exame de Western Blot é mais específico que o ELISA, pode ser realizado como complementação diagnóstica. Além do exame sérico, a biópsia renal deve ser realizada em todos os pacientes suspeitos, a menos que houver contraindicação ao procedimento. Os achados típicos são os de glomerulonefrite crescêntica, com crescentes em alta proporção e no mesmo estágio de desenvolvimento (diferentemente da vasculite pauci-imune), com imunofluorescência demonstrando deposição linear de IgG ao longo dos capilares glomerulares, podendo, também, acometer túbulos distais[3,4].

É de suma importância investigar o acometimento pulmonar com exames de imagem. Quando há hemorragia alveolar, a radiografia de tórax pode revelar opacidades difusas e a tomografia computadorizada de tórax pode demonstrar opacidades em vidro-fosco e/ou consolidações, com distribuição difusa e bilateral[3,4].

Diagnósticos diferenciais

Qualquer quadro de glomerulonefrite rapidamente progressiva associada a hemorragia alveolar ("síndrome pulmão-rim") entra no diagnóstico diferencial da doença do anticorpo antimembrana basal glomerular: vasculite ANCA relacionada; crioglobulinemia; lúpus eritematoso sistêmico, dentre outros[4]. Entretanto, em geral, essas patologias possuem menor proporção de crescentes dentre o número total de glomérulos estudados na biópsia.

O padrão de depósito linear de IgG na imunofluorescência pode ser observado, também, na nefropatia diabética e glomerulopatia fibrilar. Todavia, diferenças nos aspectos clínicos e histopatológicos, bem como a ausência do anticorpo anti-MBG, contribuem para distinguir as doenças[4].

Tratamento

A terapêutica da doença do anticorpo antimembrana basal glomerular baseia-se na imunossupressão. Assim, resumidamente, objetivamos o controle da inflamação com corticosteroides; a inibição da produção de novos autoanticorpos com o uso de ciclofosfamida, por exemplo; e a pronta remoção dos autoanticorpos circulantes através da plasmaférese terapêutica[1]. O tratamento precoce é fundamental para melhor resposta terapêutica e para prognóstico mais favorável a longo prazo[5]. Outros fatores correlacionados com melhor desfecho renal são: a proporção de glomérulos preservados e a ausência de oligoanúria na admissão.

A. Tratamento de indução – plasmaferese
A maioria dos estudos não é controlado, mas sugere que 40 a 50% dos pacientes deixam de progredir para doença renal dialítica ou de evoluírem a óbito se submetidos ao tratamento combinado de plasmaferese e imunossupressão[5].

A eficácia da plasmaferese terapêutica foi avaliada em apenas um estudo randomizado, com n = 17, em que foram tratados com imunossupressão isolada ou associada a plasmaferese. Após o término do tratamento, respectivamente 25% e 66% dos pacientes ficaram dependentes de diálise. Porém, apesar do resultado, fatores como a porcentagem de crescentes na biópsia e o valor da creatinina sérica da admissão tiveram melhor correlação com desfecho do que a realização da plasmaferese. Um estudo retrospectivo, com n = 221, demonstrou melhor prognóstico renal e menor mortalidade naqueles pacientes que se submeteram a plasmaferese quando comparados com aqueles que fizeram apenas tratamento imunossupressor. Apesar de não haver benefício claro, a plasmaferese terapêutica é recomendada na doença do anticorpo antimembrana basal glomerular, primeiramente pela evidência de maior sobrevida geral dos pacientes quando comparado ao período pré-plasmaferese, e também por ser plausível a ideia de que remover os autoanticorpos de maneira mais rápida por meio da plasmaferese leva a menor lesão glomerular e alveolar, quando comparada com a lenta remoção observada no tratamento imunossupresor isolado[5].

A plasmaferese deve ser realizada diariamente ou em dias alternados, com 1-1,5 × trocas de volemia. A reposição pode ser realizada com albumina, porém nos casos de hemorragia alveolar ou biópsia recente, pode-se considerar o uso de plasma fresco congelado (1-2 litros) no final de cada sessão para correção dos fatores de coagulação. Logo, uma especial atenção deve ser dada aos pacientes que realizaram biópsia renal e necessitam ou estão realizando plasmaférese porque a reposição apenas com albumina aumenta o risco de complicações pós-biópsia. A duração do tratamento é de 2 a 3 semanas, porém, pode ser estendida se o paciente persistir com o quadro pulmonar ou mantiver títulos elevados de anti-MBG na corrente sanguínea[5].

B. Tratamento de indução – imunossupressores

Além da plasmaferese terapêutica, é de suma importância a pulsoterapia com corticosteroides e ciclofosfamida. É recomendado o uso de metilprednisolona na dose de 15 mg/kg/dia (até no máximo 1.000 mg/dia), endovenosa, diariamente por 3 dias, seguido por dose diária de prednisona na dose de 1 mg/kg/dia (até no máximo 80 mg/dia), que pode ser reduzida em caso de remissão.

O uso da ciclofosfamida pode ser via oral na dose diária de 2 mg/kg/dia (até no máximo 100 mg/dia em idosos) ou endovenosa, na dose de 500-1.000 mg/m^2 mensalmente por 3 meses, se paciente com disfunção renal grave e oligúria; se não tolerar a administração via oral; ou se houver risco de má adesão. No caso de efeitos adversos, a ciclofosfamida pode ser substituída por rituximabe ou micofenolato mofetil, porém, até o momento, faltam estudos controlados e randomizados que suportem o uso de tais medicamentos[5].

C. Tratamento de manutenção – duração da terapia

O tempo exato de tratamento é incerto. Séries de casos demonstram que o tratamento combinado de ciclofosfamida e prednisona por 3 meses, seguido de prednisona isolada pelos 6 a 9 meses subsequentes, levou a baixos índices de remissão. Portanto, é recomendado tratamento combinado por apenas 3 meses, contanto que o anticorpo anti-MBG resulte negativo ao final desse período[5].

D. Monitorização do tratamento

A dosagem do anticorpo anti-MBG deve ser realizada idealmente a cada uma ou duas semanas, até dois resultados negativos de forma consecutiva. Há serviços que dosam após 6 meses de tratamento, para confirmar remissão[5].

E. Resistência ao tratamento

Tendo em vista não haver estudos controlados e randomizados, o KDIGO não tem recomendação específica nos casos de resistência ao tratamento de primeira linha. Todavia, a *Kidney Disease Outcomes Quality Initiative* (KDOQI) recomenda que, se os títulos do anticorpo anti-MBG permanecerem elevados após 3 meses de tratamento com ciclofosfamida, essa deve ser substituída por azatioprina (1 a 2 mg/kg/dia) e mantida por 6 a 9 meses[6]. Alternativas como micofenolato mofetil (1g 12/12h) e rituximabe (375 mg/m^2, 4 doses mensais) foram descritas em séries de casos, e podem ser utilizados nos casos refratários[7].

F. Recidiva

A recidiva é rara (menos de 3% dos casos)[1], porém, em caso de suspeita, o anticorpo anti-MBG deve ser dosado, assim como avaliado sinais clínico--laboratoriais de manifestação da doença, e, se positivos, deve-se iniciar novo curso de plasmaférese e imunossupressores. A recidiva pós-transplante renal também é rara, e o paciente está habilitado a realizar o transplante após pelo menos 6 meses de negatividade do anticorpo anti-MBG[7].

G. Tratamento – complicações

As infecções são as principais complicações do tratamento da doença do anticorpo antimembrana basal glomerular, portanto, é recomendado a profilaxia com antiparasitário. Se uma infecção for detectada durante o período da realização da plasmaferese, é recomendado o uso de imunoglobulina (100-400 mg/kg).

O uso da ciclofosfamida pode predispor a pneumonia por *Pneumocystis carinii*, amenorreia, alopecia e cistite hemorrágica. Já os corticosteroides podem levar a infecções fúngicas, gastrite, osteopenia, entre outros[5].

Prognóstico

Tendo em vista o caráter autolimitado da doença do anticorpo antimembrana basal glomerular, os pacientes que permanecem com função renal intacta no primeiro ano tendem a evoluir com melhor desfecho. Já aqueles com comprometimento renal, geralmente, têm maiores índices de doença renal dialítica e mortalidade. Um estudo multicêntrico mostrou que, após 5 anos da doença, 66% dos pacientes ficaram dependentes de diálise e a mortalidade foi de 17%. Os principais preditores de doença renal dialítica, conforme supracitado, foram: necessidade de diálise na admissão (*hazard ratio* [HR] 3.17, 95% CI 1.59-6.32); porcentagem de glomérulos normais (HR 0.97, 95% CI 0.95-0.99) e extensão do infiltrado intersticial na biópsia renal (HR 2.02, 95% CI 1.17-3.50)[5].

Variantes da doença do anticorpo antimembrana basal glomerular:

1. **Positividade dupla de anticorpos ANCA e anti-MBG**
Aproximadamente 10 a 50% dos pacientes com doença do anticorpo antimembrana basal glomerular podem apresentar positividade para ANCA (mais frequentemente antimieloperoxidase – MPO). Nesses casos, os pacientes podem apresentar sinais de vasculite sistêmica ou resposta inflamatória exacerbada. A detecção do ANCA pode ser precoce, antes mesmo do paciente desenvolver a doença do anticorpo antimembrana basal glomerular, sugerindo que a inflamação causada pela presença do ANCA pode ser um gatilho para seu desenvolvimento[8]. Análises de coortes europeias analisaram o desfecho comparativo entre pacientes com dupla-positividade de anticorpos e aqueles apenas com anti-MBG, e chegou-se a conclusão de que os primeiros tiveram morbi-mortalidade mais precoces, com acometimento pulmonar e renal graves, bem como necessidade de imunossupressão mais intensa. No acompanhamento, apresentaram, também, mais recidiva, com taxa comparável a pacientes com vasculite pauci-mune, de modo que, nesses casos, deve-se considerar tratamento de manutenção semelhante ao da vasculite pauci-imune[9]. Há outros estudos, porém, que mostraram desfechos semelhantes entre os grupos com dupla-positividade e os com apenas o anti-MBG positivo[9,10,11], o que torna o tema ainda controverso na literatura.

2. **Associação com nefropatia membranosa**
Alguns casos da associação entre doença do anticorpo antimembrana basal glomerular e nefropatia membranosa já foram descritos na literatura[12,13,14]. Um deles compara esses pacientes (n = 8) com os que não possuem nefropatia membranosa associada (n = 30) e concluem que os primeiros têm menor creatinina sérica ao diagnóstico, menor oligúria e maior sobrevida renal no

primeiro ano[14] Entretanto, é preciso ter cuidado com erros de interpretação da imunofluorescência da biópsia renal, onde padrões granulares mais intensos de depósito de IgG (típicos da nefropatia membranosa) serem confundidos como um padrão linear e promover um falso diagnóstico de doença antimembrana basal.

3. **Doença do anticorpo antimembrana basal glomerular atípica**

Descrita uma série de casos com 20 pacientes com hematúria, proteinúria, insuficiência renal, sem hemorragia alveolar. Esses pacientes não apresentavam anti-MBG sérico detectável, biópsia renal com imunofluorescência com depósito linear de IgG na membrana basal glomerular, porém sem a presença de crescentes. O prognóstico desses pacientes foi melhor que o da doença típica[15].

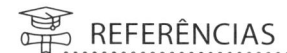 REFERÊNCIAS

1. McAdoo SP, Pusey CD. Anti-glomerular basement membrane disease. Clin J Am Soc Nephrol 2017;12:1162.
2. Canney M, O'Hara PV, McEvoy CM, et al. Spatial and temporal clustering of anti-glomerular basement membrane disease. Clin J Am Soc Nephrol 2016;11:1392.
3. Segelmark M, Hellmark T. Anti-glomerular basement membrane disease: an update on subgroups, pathogenesis and therapies. Nephrol Dial Transplant 2019;34(11):1826-32.
4. Pusey C D, Segelmark M. Anti-GBM (Goodpasture) disease: Pathogenesis, clinical manifestations, and diagnosis. In: Glassock RJ, Fervenza FC, Lam AQ Ed. UpToDate. Waltham, MA: UpToDate, 2020.
5. Kaplan AA, Appel GB, Pusey CD. Treatment of anti-GBM antibody (Goodpasture's) disease. In: Glassock RJ, Fervenza FC, Lam AQ Ed. UpToDate. Waltham, MA: UpToDate, 2020.
6. Beck L, Bomback AS, Choi MJ, et al. KDOQI US commentary on the 2012 KDIGO clinical practice guideline for glomerulonephritis. Am J Kidney Dis 2013;62:403-41.
7. Kidney International Supplements 2012;2:240-42; doi:10.1038/kisup.2012.27.
8. Olson SW, Arbogast CB, Baker TP, Owshalimpur D, Oliver DK, Abbott KC, et al. Asymptomatic autoantibodies associate with future anti-glomerular basement membrane disease. J Am Soc Nephrol 2011;22:1946-52.
9. McAdoo SP, Tanna A, Hruskova Z, Holm L, Weiner M, Arulkumaran N, et al. Patients double-seropositive for ANCA and anti-GBM antibodies have varied renal survival, frequency of relapse, and outcomes compared to single-seropositive patients. Kidney Int 2017;92(3):693-702.
10. Levy JB, Hammad T, Coulthart A, et al. Clinical features and outcome of patients with both ANCA and anti-GBM antibodies. Kidney Int 2004;66:1535.
11. Rutgers A, Slot M, van Paassen P, et al. Coexistence of anti-glomerular basement membrane antibodies and myeloperoxidase-ANCAs in crescentic glomerulonephritis. Am J Kidney Dis 2005;46:253.
12. Sano T, Kamata K, Shigematsu H, Kobayashi Y. A case of anti-glomerular basement membrane glomerulonephritis superimposed on membranous nephropathy. Nephrol Dial Transplant 2000;15:1238.
13. Basford AW, Lewis J, Dwyer JP, Fogo AB. Membranous nephropathy with crescents. J Am Soc Nephrol 2011;22:1804.

14. Jia XY, Hu SY, Chen JL, et al. The clinical and immunological features of patients with combined anti-glomerular basement membrane disease and membranous nephropathy. Kidney Int 2014;85:945.
15. Nasr SH, Collins AB, Alexander MP, et al. The clinicopathologic characteristics and outcome of atypical anti-glomerular basement membrane nephritis. Kidney Int 2016;89:897.

Paciente diabético com disfunção renal

Raquel Megale Moreira
Roberto Zatz

Homem de 49 anos, branco. **História da moléstia atual:** paciente relata que há cerca de um mês iniciou-se um quadro de cefaleia, vertigem e calafrios. Procurou pronto-socorro próximo a sua residência, onde, após exame de urina, recebeu diagnóstico de infecção urinária e prescrição de ceftriaxone durante 7 dias. No quinto dia desse tratamento, ainda sem melhora do quadro, surgiu edema, inicialmente de membros inferiores (MMII), estendendo-se para membros superiores (MMSS) e face, e progredindo para anasarca. Associaram-se a esse quadro dispneia e urina espumosa, além de descontrole pressórico e glicêmico (constatado em domicílio), com piora da função renal: a creatinina plasmática chegou a 2,7 mg/dL (estava em 1,4 meses antes do início do quadro).

Antecedentes pessoais e familiares: diabetes *mellitus* (DM) diagnosticada há 1,5 ano após episódio de infecção intestinal, com tratamento por 2 meses (não sabe dizer qual), suspenso após controle glicêmico, segundo o paciente. O paciente conta que, há 1 ano, surgiram lesões cutâneas extensas em membros inferiores, inicialmente eritematosas e depois bolhosas, que persistem até o momento. Mãe e irmão diabéticos e pai hipertenso. Nega doença renal na família.

Exame físico: bom estado geral, corado, hidratado, anictérico, acianótico, afebril. Ausculta cardíaca e pulmonar normais. Frequência cardíaca de 67 bpm; PA 220 × 110 mmHg. Abdome: globoso, flácido, indolor à palpação, sem massas ou visceromegalias, RHA presentes. Extremidades: edema simétrico com cacifo 1+/4+ até joelho, com presença de pequenas bolhas de conteúdo seroso em membro inferior direito (MID), sem sinais de TVP.

Exames complementares (ver também Tabela 1): urina I – densidade 1015; pH 6,0; leucócitos 70/c; hemácias 60/c; nitrito negativo, ausência de hemácias dismórficas, cilindros hialinos e granulosos raros e cristais de urato amorfos. Eletrólitos e gasometria venosa normais. Hemograma e coagulograma normais, enzimas hepáticas, canaliculares e hepatocelulares normais. Sorologias para vírus B, C e HIV negativas. VDRL negativo. Eletroforese de proteínas séricas: albumina 1,7 g/dL (valor de referência 3,2 a 5 g/dL), sem outras alterações, PTH 69 pg/mL e hemoglobina glicada 11,5%.

Ultrassonografia renal: rim direito 11,8 cm e rim esquerdo 11,3 cm, com aumento de ecogenicidade e perda da diferenciação córtico-medular.

Fundo de olho: presença de retinopatia diabética.

TABELA 1 Principais parâmetros (sangue) à admissão

Ureia (mg/dL)	140	Anti-SSB	NR
Creatinina (mg/dL)	2,15	FR (UI/mL)	NR
MDRD (mL/min/1,73 m²)	35	ANCA	NR
Proteinúria 24h	13 g/24h	C3 (mg/dL)	75
FAN	NR	C4 (mg/dL)	45
Anti-DNA	NR	Anticoagulante lúpico	NR
Anti-SM	NR	Anticardiolipina	NR
Anti-SSA	NR	PCR	7,5

C3 (normal 67-149 mg/dL); C4 (normal 10-38 mg/dL); FR: fator reumatoide (normal < 14 UI/mL); NR: não reagente.
Fonte: elaborada pelos autores.

Diagnóstico sindrômico: síndrome mista (nefrítico/nefrótica) com redução de função renal.

Hipóteses diagnósticas:

1. **Doença renal do diabetes (DRD): prós** – tem como apresentação proteinúria intensa, hipertensão e perda de função renal. Hb glicada muito alta. Presença de retinopatia diabética; **contra** – presença de hematúria. DM2 sem duração definida. Piora rápida da função renal.
2. **GNDA: prós** – apresentação nefrítica, com história recente de infecção de partes moles, lesões ainda presentes; **contra** – faixa etária. Apresentação com proteinúria nefrótica. Costuma cursar com consumo de complemento, embora possa estar em fase de recuperação.
3. **GN da IgA: prós** – hematúria intensa. Sem consumo de complemento; **contra** – apresentação com síndrome nefrótica.
4. **GN membranoproliferativa: prós** – apresentação com síndrome mista; **contra** – sem consumo de complemento.

5. **GN membranosa: prós** – faixa etária, síndrome nefrótica; **contra** – perda excessivamente rápida de função renal.
6. **Amiloidose: prós** – síndrome nefrótica, proteinúria extremamente alta; **contra** – hematúria, hipertensão, ausência de alteração cardíaca (amiloidose AL). Ausência de doença crônica (amiloidose AA). Ausência de antecedentes familiares de DRC (amiloidose hereditária).
7. **GN crescêntica: prós** – perda rápida de função renal. Hipertensão muito grave; **contra** – síndrome nefrótica (mas não exclui).
8. **Glomerulopatia colapsante: prós** – síndrome nefrótica com proteinúria muito alta e perda rápida de função renal e hipertensão, sem consumo aparente de complemento; **contra** – hematúria excessivamente alta.
9. **Associação entre DRD e outra glomerulopatia:** a DRD explica vários dos achados clínicos, mas é pouco compatível com outros, como a hematúria. No entanto, é uma hipótese forte no contexto desse paciente. É possível que qualquer dos diagnósticos elencados se tenha associado à DRD. Essa é uma situação que não chega a ser incomum e pode explicar satisfatoriamente o quadro clínico. Esse esclarecimento é importante, porque pode impor uma alteração completa do esquema terapêutico a ser adotado.

Com base nessas considerações, procedeu-se a uma biópsia renal diagnóstica, que será apresentada ao final do capítulo.

DOENÇA RENAL DO DIABETES

O diabetes *mellitus* (DM) é uma doença sistêmica caracterizada pela incapacidade de efetuar adequadamente a regulação hormonal do metabolismo da glicose. O diabetes *mellitus* do tipo 1 (DM1) resulta de uma reação autoimune que destrói as células beta pancreáticas, reduzindo a níveis muito baixos a produção de insulina. O diabetes tipo 2 (DM2) consiste essencialmente de um estado de resistência periférica à ação da insulina. Em ambos os casos, a hiperglicemia resultante gera profundas alterações hemodinâmicas e metabólicas que comprometem a homeostase. No longo prazo, ambos os tipos de DM podem causar sérias lesões cardiovasculares e renais.

A doença renal do diabetes (DRD), também conhecida como nefropatia diabética, é uma complicação microvascular decorrente de alterações renais específicas, tanto funcionais como estruturais, apresentando-se classicamente com proteinúria e perda progressiva da função renal. Além disso, a DRD causa um significativo aumento de mortalidade, relacionado não apenas à DRC, mas principalmente às lesões cardiovasculares associadas.

Em vista de sua alta e progressiva prevalência e dos distúrbios que causa, o diabetes *mellitus* constitui um problema crescente de saúde pública em todo o planeta, principalmente o DM2, dez vezes mais frequente do que o DM1.

Epidemiologia

A DRD é atualmente a causa mais frequente de doença renal crônica terminal (DRCT) em todo o mundo. Sua prevalência tem aumentado rapidamente, devido ao crescimento do DM2 e à maior sobrevida dos pacientes diabéticos, graças à maior disponibilidade de opções terapêuticas. Nos Estados Unidos e na Europa, a DRD é a principal causa de DRCT com necessidade permanente de diálise. No Brasil, essa porcentagem é estimada em 31%, sendo a segunda causa de DRCT (a primeira ainda é a nefrosclerose hipertensiva), possivelmente porque esses pacientes vão a óbito antes de chegar à fase de DRCT.

Cerca de aproximadamente 50% dos pacientes com DM1 e entre 30 e 40% dos pacientes com DM2 vêm a desenvolver a DRD e tendem a evoluir para DRCT. Embora essa taxa seja menor no DM2, esses pacientes constituem 50% dos diabéticos em diálise, devido à maior prevalência do DM2 em relação ao DM1.

Vários fatores de risco predispõem ao desenvolvimento de DRD. Alguns aumentam a susceptibilidade à DRD, como idade, sexo, etnia, história familiar de hipertensão e/ou DRC e polimorfismos genéticos, como o do receptor AT1 da angiotensina 2 e o da enzima conversora de angiotensina 1; outros aceleram sua progressão, como hipertensão, descontrole glicêmico, obesidade, tabagismo e dislipidemia.

Patogênese da DRD

A patogênese da DRD envolve uma complexa interação entre fatores metabólicos, hemodinâmicos e inflamatórios. A hiperglicemia é o fator central do desenvolvimento e progressão da doença. Em primeiro lugar, a concentração mais alta de glicose leva, por um simples efeito de massa, à glicação não enzimática de proteínas estruturais e circulantes. O acúmulo de produtos avançados de glicação (AGE, na sigla em inglês) pode causar lesões renais estruturais, como o espessamento da membrana basal glomerular, a expansão mesangial e a formação de nódulos de Kimmelstiel-Wilson. Por outro lado, a hiperglicemia, em conjunto com o próprio ambiente hormonal associado ao DM (elevação dos níveis de glucagon, peptídeo natriurético e hormônio de crescimento, entre outros), tem um efeito dilatador principalmente sobre a arteríola aferente, levando a uma elevação da pressão e do fluxo intraglomerulares, acarretando por sua vez um aumento da TFG. Essa hipertensão glomerular, em conjunto com a hipertrofia concomitante, promove uma agressão mecânica às paredes glomerulares, levando a um processo de esclerose do tufo, após uma série de fenômenos intermediários, como a proliferação de células mesangiais, com aumento de produção de matriz; a lesão de células endoteliais, com a possível formação de microtrombos; e a lesão de podócitos, com consequente aderência ao folheto parietal da cápsula de Bowman e formação de sinéquias.

Todos esses eventos acabam por levar a um processo inflamatório crônico, com infiltração por linfócitos, macrófagos e miofibroblastos, mediada por interleucinas e outras moléculas proinflamatórias, produzidas por células renais e pelas próprias células invasoras. Tem papel de destaque a ativação local do sistema renina-angiotensina, com a angiotensina 2 exercendo um duplo papel: de um lado, promovendo constrição da arteríola eferente, elevando a pressão intraglomerular; de outro, contribuindo diretamente para o processo inflamatório, por sua ação estimuladora sobre linfócitos e macrófagos. Contribui também a esse processo a produção de AGEs, que podem alterar algumas proteínas circulantes de tal forma a serem reconhecidas por receptores situados na superfície de leucócitos, promovendo a ativação de vias inflamatórias intracelulares. Em anos recentes, surgiram evidências de que a imunidade inata, em especial a via do NF-κB, pode contribuir substancialmente à instalação de um processo inflamatório e à progressão da DRD. Como em outras formas de DRC, tem papel relevante o estresse oxidativo, com a formação de radicais livres altamente reativos que podem ativar várias vias da imunidade inata e a produção local de angiotensina II.

Em fases mais avançadas, entra também em cena o efeito da disfunção da barreira glomerular, expondo as células tubulares proximais a altas concentrações de proteínas que, uma vez reabsorvidas e hidrolisadas, promovem a produção de mediadores inflamatórios, contaminando o interstício renal e levando a um processo de fibrose. Por fim, a perda contínua de néfrons obriga as unidades restantes a aumentar suas TFGs individuais, o que só pode ser obtido à custa de elevação da pressão intraglomerular, agravando a agressão mecânica às paredes glomerulares e fechando um ciclo vicioso que ajuda a perpetuar o quadro.

Esse caráter intricado e multifatorial da DRD dificulta sua compreensão e complica seu tratamento, embora a multiplicidade de vias inflamatórias acabe por proporcionar vários alvos terapêuticos promissores, vários deles em fase de investigação pré-clínica.

A Figura 1 mostra uma concepção esquemática da patogênese da DRD:

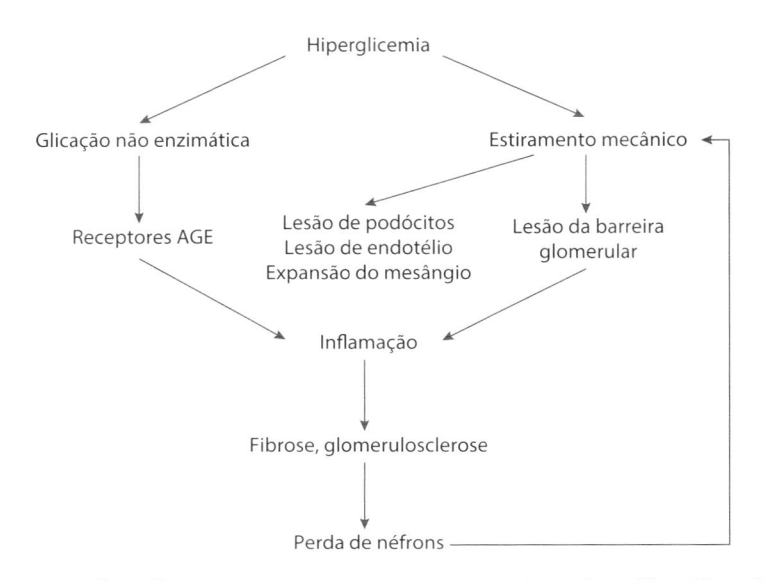

FIGURA 1   Patogênese da nefropatia diabética.
AGE: produtos avançados de glicação não enzimática.
Fonte: elaborada pelos autores.

História natural da DRD

Em princípio, a história natural da DRD pode ser descrita a partir de dois parâmetros centrais: a TFG e a proteinúria. Numa primeira fase, é possível observar um aumento substancial e sustentado da TFG (hiperfiltração), acompanhado de hipertrofia renal. Essa fase se estende por poucos anos, seguindo-se um período prolongado de aparente estabilidade do TFG, no qual, entretanto, já se desenvolvem lesões glomerulares incipientes, cuja única manifestação é a presença de albuminúria de intensidade moderada (que muitos ainda denominam microalbuminúria), entre 30 e 300 mg/g de creatinina. Segue-se uma fase de nefropatia crônica, em que a proteinúria atinge níveis clinicamente relevantes (superiores a 300 mg/dia) e progressivos e a TFG declina continuamente. Ao final de um período variável, mas raramente inferior a 10 anos, contados a partir do início da doença, o paciente chega a um estágio de DRC avançada, culminando com a necessidade permanente de terapia de substituição renal (TSR). É importante notar que, diferentemente do DM1, cujo início é bem marcante, a duração do DM2 é em geral incerta, uma vez que sua instalação é quase sempre insidiosa. Assim, a doença pode ter estado presente durante anos no momento em que o diagnóstico de DM2 é estabelecido.

Essa descrição da história natural da DRD pode ser combinada ao estadiamento atualmente adotado de forma genérica para a DRC, que prevê 5 fases, desde a presença de lesões estruturais renais com TFG normal (Fase 1) até a perda quase total da função renal (Fase 5), com estratificação mais detalhada de risco com base na albuminúria.

Tanto na DRD como no caso mais geral da DRC inexiste uma fórmula capaz de prever a velocidade de queda da TFG, que é uma característica individual de cada paciente, embora aqueles com proteinúria mais acentuada tendam a progredir mais rapidamente, e com maior frequência, a fases avançadas da doença. No entanto, como na DRC em geral, as manifestações clínicas da DRD podem ser extremamente discretas ou nem serem percebidas, só se tornando proeminentes, refletindo as complicações resultantes da perda de néfrons – edema, hipertensão, anemia, acidose metabólica, dores ósseas – , quando a doença chega a fases avançadas. São comuns também os sinais e sintomas decorrentes de comorbidades cardiovasculares, como insuficiência cardíaca congestiva, doença coronariana e insuficiência arterial periférica (na verdade, doenças cardiovasculares são causa importante de morte nesses pacientes). Há, no entanto, algumas peculiaridades da DRD, como o aparecimento precoce de anemia (por dano às células peritubulares produtoras de eritropetina) e hiperpotassemia, também precoce, decorrente de hipoaldosteronismo hiporreninêmico, além de uma tendência acentuada a desenvolver adinamia óssea, em detrimento das formas mais comuns de doença óssea metabólica associada à DRC (possivelmente porque a insulina facilita a liberação do PTH).

Embora seja comum a DRD avançada apresentar-se de forma "clássica", com proteinúria acentuada, frequentemente em níveis nefróticos, e que haja um paralelismo entre albuminúria e perda de TFG, de um lado, e doença cardiovascular, de outro, tornou-se claro em anos recentes que muitos pacientes, especialmente no caso do DM2, se afastam desse padrão. É possível que mais da metade desses pacientes não se apresentem com albuminúria, que por sua vez pode estar dissociada da TFG, de tal modo que se torna cada vez mais clara a existência de uma subpopulação de pacientes diabéticos que desenvolvem DRD, até mesmo com necessidade de TSR, sem nunca apresentar albuminúria acentuada. É possível que ao menos parte desses pacientes tenha nefroesclerose hipertensiva, em vez de DRD ou outra glomerulopatia grave. Não se pode deixar de levar em consideração, também, o efeito de medicações como anti-hipertensivos e, especialmente, inibidores do sistema renina-angiotensina, utilizados por uma larga parcela dos pacientes diabéticos.

Em suma, a apresentação clínica "clássica" da DRD é a de uma doença com proteinúria e declínio da função renal que correm em paralelo ao longo de um período que pode superar 20 anos, juntamente com manifestações crescentes de doença cardiovascular, conforme esquematizado na Figura 2. Nos casos em que esse quadro se apresenta de forma inequívoca, impõe-se o diagnóstico clínico de DRD, mas frequentemente o cenário é "atípico", com rebaixamento da TFG sem proteinúria.

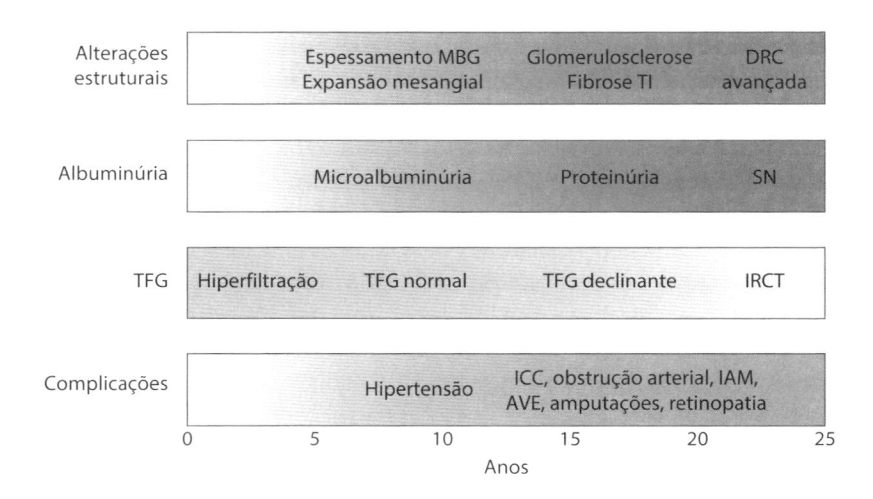

Patologia da DRD

Em vista da variedade de alterações estruturais provocadas pela DRD, foi elaborada pelo Research Committee of Renal Pathology (RCRP), em 2006, uma classificação histológica unificada para uniformização de critérios e também para melhor comunicação entre patologistas e clínicos. Essa classificação aplica-se basicamente ao DM1, cujo início é bem marcado, permitindo melhor registro do tempo de evolução. Deve-se notar que raramente a biópsia renal é indicada para pacientes com DRD, o que dificulta essa pretendida uniformização de critérios.

De acordo com esse consenso do RCRP, a DRD pode apresentar-se em 4 classes:

Classe 1: Espessamento da membrana basal glomerular

A biópsia renal mostra pouca ou nenhuma alteração à microscopia óptica. A única anomalia encontrada nessa fase é um espessamento da membrana basal glomerular, que aparece de 1,5 a 2 anos após o diagnóstico de DM1, sendo visualizada somente ao microscópio eletrônico. Ela pode estar presente em pacientes DM1 normoalbuminúricos. Em pacientes com DM2 é mais difícil a verificação dessa alteração.

Classe 2: Expansão mesangial

Essa anomalia, que costuma aparecer 5 a 7 anos após o início do DM, corresponde ao que se denominava anteriormente "glomerulosclerose diabética difusa". Trata-se de uma expansão da área do tufo glomerular ocupada pela matriz mesangial, distorcendo as alças capilares e podendo limitar a superfície filtrante. Há evidências de que essa lesão pode ser revertida se for instituído um controle rigoroso e sustentado do distúrbio metabólico. Pela definição da RCRP, o diagnóstico de DRD Classe 2 exige que a matriz mesangial ocupe mais de 25% da área glomerular. Para maior precisão, a Classe 2 é subdividida em Classe 2A (expansão mesangial leve) e Classe 2B (expansão mesangial grave). Cabe ao/à patologista decidir, quando for o caso, em qual das duas classes enquadrar a biópsia. Nessa fase podem ocorrer também lesões endoteliais e perda de podócitos, além das alterações da membrana basal glomerular descritas para a Classe 1. Aparece aqui também o espessamento da membrana basal dos túbulos renais.

Classe 3: Esclerose nodular (lesão de Kimmestiel-Wilson)

É nessa fase que aparecem as lesões mais caracteristicamente associadas ao DM, embora não sejam patognomônicas: os nódulos de Kimmelstiel-Wilson (KW), que, como o nome indica, são formações nodulares com aspecto hialino, rodeadas por núcleos celulares. Basta um nódulo que siga de modo inequívoco esse padrão para estabelecer o diagnóstico de DRD Classe 3. Outras lesões comumente associadas a essa classe, além das associadas às Classes 1 e 2, incluem a mesangiólise segmentar e a formação de microaneurismas.

Classe 4: Glomeruloesclerose diabética avançada

Nesse estágio a maioria dos glomérulos está tomada por um processo de hialinização global, envolvendo a deposição, dificilmente reversível, de moléculas tais como colágeno e fibronectina. Destacam-se também a atrofia tubular e a fibrose intersticial, acompanhada de infiltração monocítica desse compartimento. Em tais condições, pode ser difícil discernir se se trata realmente de DRD, ou se a nefropatia resultou de algum outro processo, não relacionado ao DM. Para firmar o diagnóstico de DRD, o/a patologista pode ser obrigado a lançar mão de critérios adicionais, como a presença de alterações características da DRD, o que inclui nódulos de KW e as chamadas lesões insudativas – depósitos, em capilares glomerulares, cápsula de Bowman e paredes arteriolares – de proteínas presumivelmente originárias da circulação. Pode ser necessário ainda levar em consideração critérios clínicos, como a presença simultânea de retinopatia (ver adiante).

A descrição das classes de DRD e os critérios para seu diagnóstico estão esquematizados na Tabela 2:

TABELA 2   Classificação histológica das alterações glomerulares na DRD

Classe	Descrição	Critérios
1	MO: sem alterações ME: espessamento MBG	Sem nenhum critério para outras classes MBG > 395 nm em mulheres e > 430 nm em homens. Em ambos: duração do DM > 9 anos
2A	Expansão mesangial leve	Sem nenhum critério para outras classes Expansão mesangial leve em > 25% do tufo
2B	Expansão mesangial intensa	Sem nenhum critério para outras classes Expansão mesangial intensa em > 25% do tufo
3	Esclerose nodular	Pelo menos 1 nódulo de Kimmestiel-Wilson < 50% de glomérulos com esclerose global
4	Glomeruloesclerose avançada	> 50% de glomérulos com esclerose global

Fonte: elaborada pelos autores.

Um complicador adicional é o fato de que a DRD, especialmente no caso do DM2, pode coexistir com outras doenças glomerulares, principalmente a glomerulonefrite pós-infecciosa e a glomerulopatia membranosa. Quando isso ocorre, pode ser muito difícil o diagnóstico de ND, a menos que se encontrem nódulos de KW, que tornam o quadro histológico mais específico.

Todas essas alterações estruturais, assim como a tendência à progressão para DRC terminal, são comuns ao DM1 e ao DM2. No entanto, a correlação entre os achados histológicos e as manifestações clínicas é menos marcada no DM2, possivelmente em razão de seu caráter mais insidioso.

Diagnóstico da DRD

O diagnóstico de DRD é baseado essencialmente em critérios clínico-laboratoriais, não sendo em princípio indicada a biópsia renal (ver adiante). Como em qualquer procedimento diagnóstico, é fundamental uma anamnese cuidadosa, com ênfase na duração do DM, na qualidade do controle metabólico (pacientes mais bem controlados tendem a apresentar menos complicações) e na pesquisa de antecedentes pessoais e familiares. O exame físico deve ser igualmente acurado, especialmente com relação ao sistema cardiovascular, sem dispensar, é claro, uma medida adequada da pressão arterial.

A presença de retinopatia diabética tem valor clínico considerável, especialmente no caso do DM1, uma vez que essa anomalia correlaciona-se fortemente com a DRD. No caso do DM2 essa correlação é bem menos acentuada, uma vez que a retinopatia está ausente em cerca de metade dos pacientes. Ainda assim, a pesquisa da retinopatia, quando positiva, pode auxiliar no diagnóstico da DRD.

Não há exames muito específicos na avaliação laboratorial da DRD. A medida da creatinina plasmática, a estimativa da TFG por meio de fórmulas como a CKD-EPI e o estadiamento em 5 fases são realizados de modo idêntico ao adotado para pacientes com DRC em geral. Quanto à albuminúria, é cada vez mais utilizada a relação albumina/creatinina (RAC) em amostras isoladas de urina, em vista da reconhecida dificuldade em obter coletas confiáveis durante 24 horas. Os valores considerados normais para a albuminúria são de até 30 mg/g (RAC), ou 30 mg/dia, se for possível a coleta de urina durante 24 h (Tabela 3). Mais recentemente, vários autores têm preferido a designação "albuminúria grau A1" quando a excreção de albumina se limita àqueles níveis. Valores situados entre 30 e 299 mg/g (ou mg/24h) caracterizam a "microalbuminúria", mais recentemente denominada "albuminúria moderada", ou ainda "albuminúria grau A2", indicativa de DRD incipiente. Finalmente, valores iguais ou superiores a 300 mg/g (ou mg/24h) caracterizam a "macroalbuminúria" ("albuminúria grau A3"), correspondente a uma DRD em progressão (podendo chegar a níveis nefróticos). Para a plena caracterização de uma albuminúria patológica são necessárias pelo menos duas medidas anormais, com intervalo de pelo menos 3 meses de diferença.

TABELA 3 Definições de albuminúria (em amostra isolada de urina)

Categorias	Relação albumina/creatinina na urina	Amostra de urina 24 h
Normal	< 30 mg/g	< 30 mg
Microalbuminúria	30-299 mg/g	30-299 mg
Macroalbuminúria	> 300 mg/g	> 300 mg/g

Fonte: elaborada pelos autores.

Deve-se ressaltar também que a proteinúria pode mostrar-se transitoriamente elevada por situações corriqueiras como exercício físico e febre. Outras condições, como infecções do trato urinário, hipertensão e insuficiência cardíaca congestiva, também podem elevar temporariamente a albuminúria, sem que isso indique necessariamente a presença de DRD.

É necessário lembrar mais uma vez que um contingente nada desprezível de pacientes diabéticos apresenta declínio progressivo da TFG na ausência de albuminúria clinicamente relevante, o que complica ainda mais o diagnóstico de DRD.

A ultrassonografia também é uma ferramenta diagnóstica muito utilizada em pacientes com DRC e, particularmente, na DRD. Com esse recurso é possível avaliar o tamanho renal, lembrando que rins de pacientes diabéticos sofrem hipertrofia no início do processo, de tal forma que, mesmo em fases avançadas da DRD as dimensões renais podem ter valores normais. Pode-se também detectar assimetrias entre os rins, levantando a suspeita de estenose unilateral da artéria renal, comum em pacientes com comorbidades vasculares frequentes como são os diabéticos, especialmente no caso do DM2. Essa suspeita também pode ser levantada quando a administração de inibidores do sistema renina-angiotensina se associa a uma queda abrupta da TFG. Um aumento da ecogenicidade renal revela o caráter crônico da nefropatia. Eventuais malformações ou obstruções das vias urinárias também podem ser reveladas com o ultrassom. Finalmente, o uso associado de Eco-Doppler permite uma melhor avaliação de um eventual estreitamento de artéria renal, bem como do índice de resistência renal (IRR).

Outros marcadores diagnósticos potencialmente úteis, principalmente no caso de DRD não proteinúrica, são os níveis circulantes de endotelina, TNF e outras interleucinas, que se encontram atualmente em fase de experimentação.

Biópsia renal em diabéticos

Como o diagnóstico da DRD é fortemente baseado em parâmetros clínicos, a biópsia renal não é em princípio indicada quando o paciente se apresenta com o quadro "clássico" de DM iniciada há mais de 10 anos, com perda lenta de função renal associada a proteinúria progressiva e retinopatia, sem outras alterações dignas de nota. No entanto, o quadro clínico de muitos pacientes foge a esse paradigma. Conforme observado anteriormente, é cada vez mais comum a observação de perda de função renal em diabéticos na ausência de proteinúria clinicamente relevante. Além disso, muitas vezes o DM se inicia insidiosamente, o que torna incerta sua duração. Frequentemente estão ausentes lesões de outros órgãos-alvo, como neuropatia, vasculopatias e retinopatia.

Além das situações em que as características clínicas colocam em dúvida o diagnóstico de DRD, há outras em que alguns elementos clínico-laboratoriais apontam em direção diferente. Um exemplo comum é o surgimento abrupto de proteinúria nefrótica. É também o caso quando o paciente se apresenta com hematúria. Embora esta ocorra em uma pequena porcentagem dos casos de DRD, é altamente sugestiva de que estamos diante de outra patologia, possivelmente uma glomerulonefrite. Tem igual significado o encontro de cilindrúria. Pressão arterial extremamente elevada e perda abrupta de função renal podem indicar condições graves como glomerulonefrite rapidamente progressiva ou vasculite. Manifestações clínicas de outras doenças sistêmicas, como lúpus, sugerem um possível envolvimento renal, em lugar de uma DRD, ou superpondo-se a ela.

Em todas as situações mencionadas (ver Tabela 4), pode ser necessária a realização de uma biópsia renal para firmar o diagnóstico, uma vez que o prognóstico e principalmente o tratamento dessas patologias são bem diferentes dos da DRD. Na verdade, a crescente conscientização de clínicos gerais, endocrinologistas e nefrologistas tem tornado cada vez mais frequente a indicação de biópsia em pacientes diabéticos com manifestações renais. Os achados dessas biópsias são muito variáveis, mas tendem a revelar a presença de nefropatia não diabética, associada à DRD ou mesmo isoladamente, enquanto em uma minoria dos casos o que aparece é apenas a DRD.

TABELA 4   Indicações de biópsia renal em diabéticos

Aumento abrupto da proteinúria, especialmente a níveis nefróticos
Sedimento urinário ativo
Declínio acelerado da TFG
Ausência de outras lesões de órgãos-alvo
Duração do DM inferior a 10 anos
Sinais e sintomas de outras doenças sistêmicas
Consumo de complemento
Níveis hipertensivos extremos ou hipertensão refratária

Fonte: elaborada pelos autores.

Tratamento da DRD

Detecção precoce

Em vista da natureza crônica e arrastada da DRD, sua abordagem é ambulatorial durante a maior parte de seu tempo de evolução. A detecção precoce da DRD é essencial para que o tratamento adequado possa ser instituído assim que possível, tornando mais favorável o prognóstico. Essa verificação deve ser realizada anualmente, com avaliação da TFG e da proteinúria, além da obrigatória determinação da pressão arterial. No caso do DM1, esse protocolo pode ser iniciado a partir de 5 anos após o diagnóstico de DM. Já para os pacientes com DM2, as verificações anuais devem ser iniciadas assim que o diagnóstico de DM é estabelecido, uma vez que, conforme observado anteriormente, a data de início do distúrbio é usualmente incerta. Esse controle deve ser mais rigoroso quando o risco é maior, como nos pacientes na puberdade (quase sempre com DM1) e naqueles com DM persistentemente descompensado, em geral por má aderência ao tratamento.

Controle glicêmico

Há atualmente evidências sólidas, acumuladas ao longo de várias décadas, de que um controle metabólico adequado tem efeito favorável sobre as complicações do DM, especialmente a DRD. Grandes *trials* clínicos como o DCCT (Diabetes Control and Complications Trial), EDIC (Epidemiology of Diabetes Interventions and Complications) e ADVENCE (Action in Diabetes and Vascular Disease: Preterax and Diamicron Modified Release Controlled Evaluation) demonstraram de modo convincente que o controle intensivo da glicemia reduz substancialmente a albuminúria e o risco de comprometimento da função renal. No entanto, as tentativas práticas de se atingir um controle metabólico ideal, com metas de manter a hemoglobina glicada (HbA1C) em níveis inferiores a 6%, mostraram-se temerárias, com grande aumento da incidência de acidentes hipoglicêmicos. Com base nessas evidências, o Kidney Disease: Improving Global Outcomes (KDIGO) passou a recomendar uma meta menos ambiciosa, de HbA1C < 7%. Mesmo essa meta mostrou-se arriscada, além de ter sua eficácia limitada quando a DRD e outras complicações já se instalaram, havendo atualmente uma tendência a tolerar níveis de HbA1C < 8%.

Atualmente, uma ampla gama de medicamentos é utilizada para o controle do distúrbio metabólico associado ao DM. Das várias classes de hipoglicemiantes orais, a metformina, uma biguanida, e sulfonilureias como a gliclazida são as mais utilizadas. Inibidores da DPP-4 como a sitagliptina, agonistas do GLP-1, como a liraglutide, e a pioglitazona, uma tiazolidinediona, também encontram espaço no atual arsenal terapêutico. Mais recentemente, as gliflozinas, como a canagliflozina, que são inibidores do cotransportador renal sódio-glicose 2 (SGLT2), passaram a representar uma opção não apenas para o controle glicêmico mas também para retardar a progressão da DRD e para evitar ou amenizar danos ao sistema cardiovascular. Agonistas do GLP-1 e inibidores da DDP-4 também parecem exercer ação renoprotetora independente de seu efeito metabólico.

Em fases mais avançadas do DM, quando os hipoglicemiantes orais perdem eficácia, pode ser necessário introduzir tratamento com insulina exógena. Há várias preparações disponíveis de insulina, desde as de ação ultrarrápida, como a Lispro, até as ultralentas, como a Glargina.

Várias das classes de drogas hipoglicemiantes, inclusive a insulina, necessitam de ajuste ou são contraindicados quando a TFG cai abaixo de 60 mL/min/1,73 m^2 de superfície corpórea. Há várias tabelas disponíveis para essa correção, essencial para diminuir o risco de hipoglicemia, sempre presente quando se utilizam esses medicamentos.

Uma análise mais detalhada da farmacologia e das indicações dessas drogas transcende o escopo deste livro e deve ser buscada em textos especializados.

Controle pressórico

A prevalência de hipertensão arterial (HA) é alta em pacientes com DRD, e muitas vezes a HA antecede a própria nefropatia. Tanto a hipertensão sistólica como a diastólica constituem um claro fator de risco para a progressão da DRD, correlacionando-se fortemente com a taxa de declínio da TFG, além de aumentar a morbidade cardiovascular e a mortalidade desses pacientes. Portanto, é imperativo manter a pressão arterial em níveis adequados. De acordo com o Eighth Joint National Committee (JNC-8), a pressão arterial desses pacientes deve ser mantida abaixo de 140×90 mmHg. Alguns defendem um controle mais rigoroso para pacientes proteinúricos e/ou com risco cardiovascular mais alto, preconizando manter a pressão arterial abaixo de 130/80 mmHg nesses casos. De todo modo, é desaconselhável baixar a pressão arterial de forma intempestiva, uma vez que tal conduta pode levar à hipoperfusão renal e a um quadro de injúria renal aguda, que pode ser de reversão difícil nesses pacientes.

Inibidores do sistema renina angiotensina aldosterona (SRAA)

Embora o benefício trazido pela redução em si da pressão arterial independa do esquema anti-hipertensivo utilizado, o tratamento de pacientes com albuminúria, ainda que normotensos, deve sempre incluir inibidores do Sistema-Renina-Angiotensina [Inibidores da Enzima Conversora de Angiotensina (IECA) ou Bloqueadores dos Receptores de Angiotensina 2 (BRA)], que baixam a pressão intraglomerular e a albuminúria, retardando a progressão da DRD e também reduzindo o risco cardiovascular. Na verdade, esse procedimento vale também para DRC de outras causas que não a DRD.

Não há evidências de que a associação IECA/BRA (duplo bloqueio do SRA) proporcione benefícios adicionais em relação aos obtidos com o uso de apenas um inibidor. Na verdade, alguns estudos mostraram que esse esquema pode causar efeitos colaterais sérios, especialmente hipercalemia, e pode até mesmo piorar a progressão da DRD. Algumas observações clínicas sugerem que a suspensão do uso de IECA ou BRA em fases muito avançadas da DRD pode ajudar a recuperar uma pequena parte da função renal (devido à interrupção do efeito dessas drogas sobre a pressão intraglomerular), permitindo adiar por algum tempo a necessidade de diálise permanente.

Os antagonistas da aldosterona podem ser úteis no tratamento da hipertensão e, combinados a outros anti-hipertensivos, podem ajudar a reduzir a albuminúria e retardar a progressão da DRD. No entanto, o uso desses compostos é problemático devido ao risco de hipercalemia, especialmente quando associado ao de IECA e BRA. A finerenona, um antagonista da aldosterona de última geração, com pouco efeito sobre a excreção de potássio, pode vir a resolver, quando liberada, essa limitação. Por enquanto, o único representante dessa classe de medicamentos disponível no Brasil é a espironolactona, que tem como efeito colateral adicional, e muito limitante, o desenvolvimento de ginecomastia.

Controle de lipídios

Uma vez que a dislipidemia associada ao DM representa um fator de risco não apenas para DRC como também para complicações cardiovasculares, o acompanhamento desses pacientes exige a obtenção de um perfil lipídico inicial, repetido após 4 a 12 semanas e, depois, a cada 12 meses.

O uso de estatinas está indicado para pacientes com DRD e com 50 anos ou mais de idade, e também para aqueles que, mesmo com menos de 50 anos de idade, já se apresentam com doença cardiovascular. Pode-se também utilizar como critério taxas de LDL superiores a 190 mg/dL ou, em pacientes com idades entre 40 e 75 anos, se esses níveis estiverem entre 70 e 189 mg/dL. Se a TFG já estiver abaixo de 60 ml/min/1,73 m², deve-se associar o ezetimibe, que limita a absorção intestinal de colesterol, potencializando assim a ação da estatina. O efeito salutar das estatinas parece ser proporcional ao risco cardiovascular pré-tratamento. Quando o paciente chega ao programa de diálise, o tratamento com estatina deve ser mantido. O uso de fibratos deve se restringir aos pacientes com níveis muito altos de triglicérides (que podem favorecer a instalação de uma pancreatite aguda), já que essas drogas trazem um risco de efeitos colaterais sérios como a rabdomiólise.

Alterações no estilo de vida

Além das diretrizes já enumeradas quanto ao controle da pressão arterial e dos níveis de glicose e lípides, há também necessidade de orientação dietética, buscando disciplinar a ingestão de carboidratos, lípides, sódio e, nas fases mais avançadas, fósforo e potássio. Não há evidência sólida de que restringir a ingestão proteica seja benéfica na DRD, a não ser em fases muito avançadas, quando se torna necessário restringi-la a menos de 0,8/kg/dia para limitar a geração de ureia. Os níveis de 25-OH-vitamina D também devem ser monitorados e, em caso de deficiência, adequadamente repostos, havendo até mesmo evidência de que essa conduta possa ajudar a deter a progressão da DRD. Vários estudos clínicos indicam que a administração de álcali para atenuar a acidose metabólica ajuda a retardar a progressão da DRD.

Outras modificações recomendáveis no estilo de vida, como em casos de DRC de outras causas, incluem a perda de peso, a redução da ingestão de álcool, a cessação de tabagismo e a prática de atividade física.

Novas terapêuticas

No momento, inúmeros estudos clínicos estão sendo conduzidos visando encontrar terapêuticas inovadoras para o tratamento da DRD, com base nos mecanismos patogênicos descritos acima. A Tabela 5 mostra alguns desses estudos de maneira esquemática.

TABELA 5   Alguns estudos sobre novas terapêuticas para o tratamento da DRD

Classe	Estudo	Princípio ativo	Resultados
Antioxidante	PIONEER-CSG-17	Piridoxina	< queda de TFG
Inibidores da fosfodiesterase	PREDAN trial	Pentoxifilina	< queda de TFG e albuminúria
Análogos da vitamina D	VITAL	Paricalcitol	< albuminúria
Antagonistas do receptor da endotelina	–	Atrasentan	< albuminúria
Inibidor da proteína quinase C	–	Ruboxistaurin	< albuminúria
Bloqueador de TFG-β ()	–	Pirfenidone	< declínio da TFG
Inibidor de JAK	–	Baricitinib	< albuminúria
Antagonista não esteroidal do receptor mineralocorticoide	–	Finerenone	< albuminúria

Fonte: elaborada pelos autores.

Instituição de TSR

Uma vez atingidas as fases mais avançadas da DRD, deve-se considerar a possibilidade de iniciar a Terapia de Substituição Renal (TSR). Considera-se atualmente que a escolha do momento adequado para isso deve obedecer aos mesmos critérios utilizados para DRC em geral: hipercalemia, acidose metabólica e retenção de volume refratários ao tratamento conservador, além de sintomas e sinais de uremia, como encefalopatia, náuseas e vômitos incontroláveis, sangramentos e pericardite.

Evolução e desfecho do caso clínico

Durante a internação, o paciente apresentou diminuição do edema de face e membros inferiores após administração de diurético, restrição hídrica e salina, redução da pressão arterial com anti-hipertensivos e da glicemia mediante controle nutricional e administração de glicazida, 30 mg/dia. A função renal teve melhora gradativa, com a creatinina sérica retornando a seu valor basal de 1,4 mg/dL por ocasião da alta hospitalar.

Laudo da biópsia renal: 22 glomérulos (3 globalmente escleróticos). Volume aumentado. Hipercelularidade mesangial, epitelial e endotelial. Presença de linfócitos e de neutrófilos no tufo. Cápsula de Bowman parcialmente espessada. Presença de sinéquias com a cápsula de Bowman em 10% dos glomérulos. Membrana basal espessada inespecificamente, com desdobramentos ocasionais (raros e grosseiros). Capilares glomerulares com alças dilatadas e proliferação endocapilar difusa. Presença de neutrófilos na luz de capilares glomerulares. Matriz mesangial com expansão em eixos por depósitos hialinos e esboço de formação de nódulos. Túbulos atróficos focalmente com neutrófilos no lume e linfócitos agredindo a membrana basal. Interstício com infiltrado linfoplasmocitário e neutrofílico e edema focal. Duas artérias interlobulares, com proliferação de íntima e hialinização da parede. Arteríolas em número de 14, com fibrose de íntima e hialinização acentuada da parede.

Laudo de imunofluorescência: 5 glomérulos. IgG: 1+/3 – Distribuição segmentar e difusa em alças glomerulares, com fraca marcação de padrão linear em membrana basal glomerular. C3: 3+/3: Difusamente em mesângio.

Os demais conjugados resultaram negativos.

Conclusão diagnóstica

- Glomerulonefrite endocapilar difusa aguda.
- Glomerulopatia intercapilar com esboço de nódulos, compatível com nefropatia diabética.
- Nefrite túbulo-intersticial.

CONSIDERAÇÕES FINAIS

Conforme a suspeita inicial, e em consonância com o péssimo controle metabólico (HbA1C de 11,5%), o paciente apresentava uma DRD que poderíamos classificar como de Classe 3, já com um grau relativamente avançado de DRC. Como também previsto na discussão clínica, havia uma segunda patologia glomerular superposta à DRD – uma glomerulonefrite difusa aguda (GNDA), a que muitos atualmente preferem se referir como glomerulonefrite pós-infecciosa (GNPI). O foco causador do quadro foi muito provavelmente a erisipela que o antecedeu. Deve-se notar que o diagnóstico inicial foi de infecção urinária, um erro infelizmente muito comum, motivado pela interpretação equivocada da presença de leucócitos na urina, ignorando o importante significado da hematúria.

A DM é um importante fator predisponente a infecções em idosos. Quando essas infecções resultam em uma glomerulonefrite, os locais de infecção, assim como os patógenos, diferem do observado em crianças, usualmente estreptococos em vias aéreas superiores. Em idosos, predominam infecções cutâneas, pneumonias e infecções do trato urinário, enquanto os estafilococos são os agentes mais comuns, seguidos por bactérias Gram-negativas. O período de latência também é diferente do observado na infância, o que, aliado ao fato de que os sintomas costumam ser mais inespecíficos, dificulta o diagnóstico de infecção em idosos. O prognóstico não é tão favorável quanto em crianças, podendo evoluir para DRC e necessidade de TSR. No caso em questão, felizmente, houve recuperação do quadro agudo, e a creatinina sérica retornou aos níveis basais.

REFERÊNCIAS

1. Brazilian Journal of Nephrology. Nefropatia diabética. J Bras Nefrol 2005;27(1):32-34.
2. Thomé FS, Sesso RC, Lopes AA, Lugon JR, Martins CT. Inquérito Brasileiro de Diálise Crônica 2017. J Bras Nefrol 2019;41(2):208-214.
3. Kopel J, Pena-hernaden C, Nugent K. Envolving spectrum of diabetic nephropathy. World J Diabetes 2019;10(5):269-79.
4. Umanath K, Lewis JB. Uptodate on diabetic nephropathy: core curriculum 2018. Am J Kidney Dis 2019;71(6):884-95.
5. Alicic RZ, Rooney MT, Tuttle KR. Diabetic kidney disease: challenges, progress, and possibilities. Clin J Am Soc Nephrol. 2017;12(12):2032-45.
6. Diretriz SBD. Doença renal do diabetes 2014-2015.
7. Yi-ChihLin, Yu-HsingChang, Shao-YuYang, Kwan-DunWu, Tzong-ShinnChu. Update of pathophysiology and management of diabetic kidney disease. J Form Med Assoc 2018;117(8): 662-75.
8. Tervaert TWC, et al. Pathologic classification of diabetic nephropathy. JASN 2010;21(4): 556-63.
9. Sulaiman MK Diabetic nephropathy: recent advances in pathophysiology and challenges in dietary management. Diabetol Metab Syndr 2019;11:7.
10. Lin Y, Peng S, Ferng S, Tzen C, Yang C (2009). Clinical indicators which necessitate renal biopsy in type 2 diabetes mellitus patients with renal disease. Int J Clin Pract, 2008;63:1167-76.
11. Nasr SH, et al. Postinfectious glomerulonephritis in the elderly. JASN 2011;22(1):187-95.
12. American Diabetes Association. Nephropathy in diabetes. Diabetes Care 2004; 27(1):s79-s83.
13. Magee C, Grieve DJ, Watson CJ, Brazil DP. Diabetic nephropathy: a tangled web to unweave. Cardiovasc Drugs Ther 2017;31(5-6):579-92.

15
Hematúria e proteinúria a esclarecer

Guilherme Parise Santa Catharina
Gianella Stefany Lavanda Delgado
Lívia Barreira Cavalcante
Lectícia Barbosa Jorge

Homem, 19 anos, branco, sem queixas, refere que, ao passar em médico do trabalho para exame admissional, teve sua pressão arterial medida em 170 × 110 mmHg. Foi então encaminhado à unidade básica de saúde dentro de período de uma semana, que confirmou pressão arterial elevada, 180 × 110 mmHg. Também realizou exames laboratoriais que revelaram hematúria e proteinúria, sendo então encaminhado ao nefrologista. **Antecedentes pessoais e familiares:** nega doenças renais ou autoimunes na família. Ao **exame físico** na consulta do nefrologista: bom estado geral, normocorado, hidratado, anictérico, acianótico, afebril e IMC normal de 20 kg/m^2. Ausculta cardíaca e pulmonar normais; PA 170 × 90 mmHg. Abdome: globoso, RHA presentes, flácido, indolor a palpação, sem ascite. Extremidades sem edemas.

Exames complementares: ver Tabela 1.

TABELA 1   Exames em destaque

	Valores à admissão		Valores à admissão
Ureia (mg/dL)	30	Albumina sérica	3,4
Creatinina (mg/dL)	1,0	C3 (mg/dL)	127
Proteinúria de 24 h	1,9 g	C4 (mg/dL)	31

C3 (normal 67-149 mg/dL); C4 (normal 10-38 mg/dL).
Fonte: elaborada pelos autores.

Urina I: densidade 1.015; pH 5,0; leucócitos 9/c; hemácias 50/c; nitrito negativo, ausência de hemácias dismórficas, cilindros e cristais ausentes.

Eletrólitos, gasometria venosa e hemograma normais. Sorologias para vírus B, C e HIV negativas. VDRL negativo. Pesquisa de autoanticorpos como FAN, anti-DNA e ANCA negativos. Ultrassonografia de rins e vias urinárias:

rins de tamanhos normais, ecogenicidade preservada e manutenção da relação corticomedular.

Diagnóstico sindrômico: alterações menores de exame de urina (hematúria e proteinúria a esclarecer) + hipertensão arterial.

Hipóteses diagnósticas:

1. **Nefropatia da IgA**: **prós** – uma das principais causas de hematúria e proteinúria com hipertensão arterial em paciente assintomático. Raça branca, complemento sérico normal e ausência de acometimento extrarrenal.
2. **Glomeruloesclerose segmentar e focal (GESF): prós** – cerca de 40% das GESF podem cursar com proteinúria não nefrótica e hematúria. Nas formas de GESF secundária a adaptação glomerular (obesidade, hipertensão arterial, diminuição de massa renal, etc.) é a forma comum de apresentação clínica; **contra** – não costuma ter hematúria tão pronunciada, espera-se hematúrias menores que 50/campo. Para ser atribuída a uma GESF pela hipertensão arterial é necessário um tempo grande de doença hipertensiva com acometimento de outros órgãos-alvo.
3. **Síndrome de Alport: prós** – causa de hematúria e proteinúria pelo acometimento do colágeno IV da membrana basal glomerular; **contra** – a hipertensão arterial aparece em consequência da insuficiência renal crônica. Por ser doença genética, esperam-se dados na família que o paciente nega e há acometimento ocular e auditivo.

Biópsia renal foi indicada.

À microscopia óptica, o exame histológico revela parênquima representado por cortical e medular com 29 glomérulos, um deles globalmente fibrosado. Os demais mostram expansão da matriz em eixos com hipercelularidade mesangial moderada associada. Os capilares glomerulares têm luz patente e a membrana basal não exibe alterações histológicas significativas. As cápsulas de Bowman estão íntegras, e delimitam espaços urinários livres. O interstício está dissociado por fibrose mínima, em 5% do compartimento. Adicionalmente, há edema leve e focos esparsos de infiltrado inflamatório linfomononuclear, com componente de eosinófilos. São encontrados raros túbulos atróficos. O restante dos túbulos apresenta lesões degenerativas agudas leves do epitélio, por vezes contendo cilindros hemáticos. Artérias e arteríolas estão dentro dos limites da normalidade histológica.

O exame de imunofluorescência mostra parênquima renal com 12 glomérulos, que apresentam depósitos granulares mesangiais de IgA (2+/3+) e de fator do complemento C3 (1+/3+), com distribuição global e difusa.

Conclusão: nefropatia da IgA, forma mesangial (índice de Oxford: M1 E0 S0 T0 C0).

NEFROPATIA DA IgA (NIgA)

Epidemiologia

Estudos epidemiológicos mostram que a NIgA é encontrada em todo o mundo, sendo a principal glomerulopatia primária na Europa e na Ásia, havendo dúvidas sobre a existência de algum fator étnico importante para esse predomínio ou se é em decorrência de políticas locais sobre indicações para biópsia renal. No Brasil, a NIgA é a terceira glomerulopatia primária mais frequente, correspondendo a 17,8% dos casos, segundo o Registro Paulista de Glomerulopatias[1]. É importante lembrar que depósitos de IgA também podem ser observados em biópsia renal de indivíduos sem evidência de doença renal, sendo isso um achado sem significado patogênico, porém que pode contabilizar nos números epidemiológicos da NIgA[2].

Etiologia

A nefropatia causada pela IgA é considerada uma doença de quatro momentos que serão detalhados na patogênese. Vale ressaltar que o primeiro momento dessa doença, que é a liberação na circulação sanguínea de imunoglobulinas A (IgAs) "anômalas", pode ter no seu início diversos "gatilhos", como:

- *infecções* – desencadeamento de hematúria macroscópica por infecção de mucosa do trato respiratório em pacientes com NIgA levaram à visão de liberação de IgAs anômalas, presentes no sistema linfoide dessa mucosa em pacientes geneticamente predispostos. Contudo, liberação de IgAs anômalas sem predisposição genética são observadas após inflamação ou infecção da mucosa intestinal, desencadeada por exposição a antígenos alimentares ou outras doenças intestinais. Essas IgAs anômalas são liberadas como consequência de um sistema imunológico local desregulado[3];
- *predisposição genética* – os estudos genéticos disponíveis sugerem que a NIgA é uma entidade geneticamente heterogênea que não possui herança mendeliana clássica atribuível a um único *locus* genético, mas é uma doença poligênica complexa, provavelmente envolvendo alelos suscetíveis ao complexo principal de histocompatibilidade (MHC) e alelos de susceptibilidade não MHC.

Patogênese

Como dito anteriormente, existem quatro elementos-chave que contribuem para a NIgA, e a extensão em que cada um deles opera determina a gravidade, o curso e o resultado final dessa nefropatia em qualquer indivíduo:

- **Primeiro insulto, estrutura anômala da molécula de IgA1:** a IgA1 característica dessa doença tem um defeito de galactosilação localizado na região de dobradiça da imunoglobulina A. A IgA1 sintetizada a partir de células B iniciadas por mucosa é relativamente pouco galactosilada quando comparada com a IgA1 sintetizada a partir de células B sistematicamente iniciadas[2], que, como visto anteriormente, pode ter caráter genético[4].
- **Segundo insulto, geração de complexos imunes à IgA, produção de autoanticorpos específicos contra as glicoformas de IgA1 não galactosiladas:** as moléculas de IgA1 mal galactosiladas **são propen**sas a autoagregação e formação de complexos com anticorpos IgG ou IgA.
- **Terceiro evento, depósito de complexos imunes à IgA – ligação dos receptores mesangiais de IgA:** com o aumento da formação do complexo imune, a IgA1 polimérica liga-se ao mesângio glomerular por meio do receptor CD71, presumivelmente. Os depósitos glomerulares de IgA1 desencadeiam a produção local de citocinas e fatores de crescimento, levando à alteração das células mesangiais e à ativação do complemento local. A classificação de Oxford para NIgA identificou cinco consequências patológicas chave da deposição de IgA que determinam de maneira independente o risco de desenvolver doença renal progressiva: proliferação de células mesangiais (M); proliferação endocapilar (E); glomerulosclerose (S); cicatrização túbulo-intersticial (T); e formação de crescentes (C). Tudo se inicia no mesângio, que promove liberação de mediadores pró-inflamatórios e profibróticos. Esses mediadores, juntamente com os efeitos diretos da exposição aos complexos imunes à IgA, causam lesão de podócitos, um processo fundamental para a cicatrização glomerular (S), além de ativação das células epiteliais tubulares proximais, que causa cicatrizes túbulo-intersticiais (T). A ativação do complemento local parece influenciar a extensão da lesão glomerular. O C3 é codificado com IgA em mais de 90% dos pacientes com NIgA. Tanto a via alternativa como a lectina podem ser ativadas, levando à geração das anafilatoxinas C3a e C5a e do complexo de ataque à membrana C5b-9, com subsequente promoção do mediador inflamatório e produção de proteínas da matriz pelas células mesangiais[5].
- **Quarto evento, lesão glomerular após a deposição e/ou formação *in situ* dos complexos IgG-IgA1:** a deposição mesangial de complexos imunes à

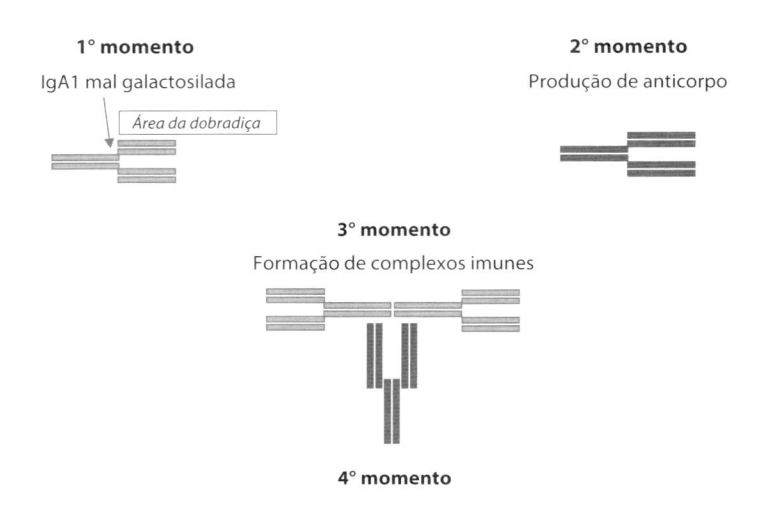

1º momento
IgA1 mal galactosilada

Área da dobradiça

2º momento
Produção de anticorpo

3º momento
Formação de complexos imunes

4º momento
Deposição em mesângio com produção de citoquinas/ativação de complemento/
sistema renina-angiotensina-aldosterona

FIGURA 1   Resumo da patogênese da NIgA.
Fonte: Magistroni R et al., 2015[6].

IgA1 leva à ativação de células mesangiais, o que desencadeia a proliferação celular mesangial e a liberação de mediadores pró-inflamatórios e profibróticos, incluindo TNF, TGF-β, IL-6 e angiotensina II[2]. Destaca-se, ainda, que a aldosterona é liberada pelas células mesangiais após a deposição do complexo imunológico IgA1, atuando sinergicamente com a angiotensina II para induzir apoptose nas células epiteliais tubulares renais[2]. Ainda, além das citocinas, o sistema renina-angiotensina-aldosterona tem papel importante na patogênese dessa doença.

Quadro clínico

Acomete indivíduos brancos e asiáticos mais frequentemente, na faixa etária entre 20 e 50 anos. A apresentação clínica mais frequente é hematúria e proteinúria assintomática e associação com hipertensão arterial. Esses pacientes são detectados acidentalmente em um exame de rotina ou durante uma avaliação diagnóstica de doença renal crônica. Nesses pacientes, a doença é de duração incerta. Hematúria macroscópica ocorre entre 10 e 20% dos pacientes e tem associação, na prática, com doença benigna. Menos de 10% apresentam síndrome nefrótica ou glomerulonefrite aguda rapidamente progressiva. Quando ocorre a síndrome nefrótica, os achados de histologia renal são de alterações glomerulares mínimas ou glomeruloesclerose segmentar e focal, e o tratamento é semelhante ao dessas glomerulopatias[7]. A presença de proteinúria sem micro-hematúria é rara.

Menos de 5% dos pacientes desenvolvem lesão renal aguda (LRA) com hematúria macroscópica. Isso ocorre por oclusão tubular e/ou danos causados pelos eritrócitos (> 50% de eritrócitos dismórficos), sendo um fenômeno reversível, embora possa ocorrer recuperação incompleta da função renal[7]. Essa LRA com hematúria macroscópica também pode ocorrer por formação de crescentes glomerulares. Na prática, pacientes com LRA e hematúria macroscópica que não recuperam função renal em 5 dias devem ser biopsiados à procura de crescentes glomerulares.

Histologia renal

O diagnóstico de NIgA é confirmado apenas por biópsia renal com estudos de imunofluorescência nos quais há uma dominância ou codominância de IgA depositada em mesângio. Vários outros testes foram propostos para a avaliação de uma possível NIgA, mas nenhum é recomendado.

As indicações para biópsia renal na suspeita de NIgA são a presença de sinais sugestivos de doença mais grave ou progressiva, como: proteinúria persistente (> 500 mg/dia) ou aumento da excreção de proteínas na urina; aumento da concentração sérica de creatinina; hipertensão de início recente ou uma elevação significativa da pressão arterial.

À microscopia de luz, a NIgA pode apresentar quase todos os padrões morfológicos relacionados às glomerulonefrites, inclusive glomérulos histologicamente normais, hipercelularidade mesangial, endocapilar, necrose fibrinoide, lesões esclerosantes segmentares e crescentes. A forma mais clássica de NIgA é uma glomerulopatia proliferativa mesangial leve. As formas membranoproliferativa e crescêntica difusa (com crescentes em mais de 50% dos glomérulos) são muito incomuns e devem levantar a suspeita de etiologias secundárias ou associação com outras doenças.

A característica principal da NIgA no exame de imunofluorescência, como mencionado anteriormente, é a deposição dominante ou codominante de IgA em mesângio, geralmente com intensidade forte a moderada, podendo haver extensão dos depósitos para capilares glomerulares. Adicionalmente, há predomínio de cadeia leve lambda. Quase sempre há codeposição de C3, mas marcação forte de C1q é incomum e sugere diagnóstico diferencial com NIgA secundária ou nefrite lúpica.

A microscopia eletrônica caracteristicamente apresenta depósitos mesangiais eletrondensos compatíveis com imunodepósitos. Pode haver fusão de

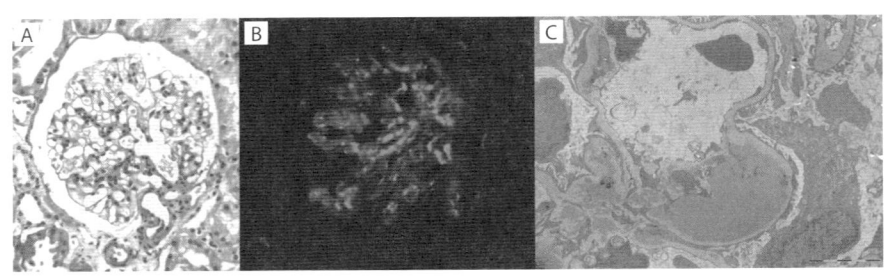

FIGURA 2 **A.** Glomérulo mostrando hipercelularidade mesangial leve, apresentação mais comum da NIgA (coloração PAS). **B.** Imunofluorescência para IgA demonstrando padrão mesangial. **C.** Eletromicrografia de paciente com NIgA exibindo depósitos mesangiais densos e volumosos. (Veja imagens coloridas no encarte ao final do livro.)
Fonte: imagens de arquivo dos autores.

pedicelos podocitários, sendo essa alteração mais extensa em pacientes com proteinúria nefrótica.

A microscopia óptica é usada para uma classificação, chamada Oxford, que pode melhorar a capacidade de identificar pacientes com um prognóstico renal ruim no momento da biópsia renal e também permite identificar respondedores a esteroides. Os pacientes com pior prognóstico são aqueles com acometimento túbulo-intersticial, esclerose glomerular e crescentes. Os pacientes com proliferação endocapilar que receberam terapia imunossupressora (principalmente corticosteroides) tiveram uma taxa de declínio na filtração glomerular significativamente mais baixa do que aqueles que não receberam esse medicamento[8]. Na Tabela 2 está descrita a classificação para NIgA, sendo necessários, no mínimo, 8 glomérulos na amostra e não podendo ser utilizada para formas secundárias de IgA como púrpura de Henoch-Schönlein.

TABELA 2   Classificação de Oxford para NIgA

Alterações histopatológicas na biópsia renal	Score		
	0	1	2
(M) Hipercelularidade mesangial	< 50%	> 50%	NA
(E) Hipercelularidade endocapilar	Não	Sim	NA
(S) Glomeruloesclerose segmentar	Não	Sim	NA
(T) Atrofia tubular/fibrose intersticial (% da amostra)	0-25%	26-50%	> 50%
(C) Crescentes	sem	uma crescente até < 25%	≥ 25% de crescentes

NA: não aplicável.
Fonte: elaborada pelos autores.

Então um escore máximo da classificação de Oxford é M1 E1 S1 T2 C2. Lembrando que as crescentes contabilizadas só podem ser celulares ou fibroce-lulares. O acometimento vascular não é contemplado nessa classificação, mesmo sabendo da associação de NIgA e microangiopatia trombótica (MAT). Na Tabela 3 agrupamos os achados de quatro grandes coortes nacionais e internacionais de NIgA, destacando que a coorte brasileira foi a única em que não houve predomínio do sexo masculino e na qual houve o maior acometimento túbulo-intersticial. Já a coorte europeia (VALIGA) teve o menor acometimento mesangial, endotelial e de crescentes. Essas duas coortes juntas tiveram o menor acometimento de asiáticos[9,10].

TABELA 3   Coortes de pacientes em NIgA

	Oxford N = 167	North American N = 87	VALIGA N = 647	HC-FMUSP n = 111
Idade (anos)	36,1 (28,8-46,8)	41,8 (31,3-47,2)	38,4 (28,8-50,2)	32 (25-44)
Sexo masculino (n/%)	117 (70,1)	51 (58,6)	472 (73)	45 (40,5)
Etnia (branca/asiática %)	64,1/31,1	51,7/24,1	97,1/0,5	72/6,3
TFG (mL/min/1,73 m²)	69,5 (55,3-93,1)	69,8 (56-85,8)	67,3 (45,9-88,4)	53 (30-80)
Proteinúria na biópsia (g/dia)	1,7 (1,1-2,9)	1,6 (1,1-2,8)	1,4 (0,7-2,6)	1,96 (1,13-3,42)
PAM na biópsia (mmHg)	99,3 (90,7-106,7)	98,7 (90-106)	100 (93,3-106,7)	65,6%
Patologia				
M1 (n/%)	131 (78,4)	78 (89,7)	174 (26,9)	86 (77,5)
E1 (n/%)	62 (37,1)	27 (31)	74 (11,4)	43 (38,7)
S1 (n/%)	132 (79)	57 (65,5)	487 (75,3)	85 (76,6)
T1/T2 (n/%)	41 (24,5)	17 (19,5)	142 (22)	46 (41,1)
Crescentes (n/%)	68 (40,7)	28 (32,2)	58 (9)	31 (27,9)
MAT (n/%)	–	–	–	10 (9)

TFG: taxa de filtração glomerular.
Fonte: elaborada pelos autores.

Tratamento

Existem duas abordagens para o tratamento da NIgA: as intervenções gerais ou terapia de suporte e a terapia imunossupressora usada em pacientes selecionados.

A **terapia de suporte** é indicada para todos os pacientes, a saber: controle da pressão arterial (PA alvo 125 × 75 mmHg), uso de inibidores da enzima conversora de angiotensina (IECA) ou bloqueadores dos receptores da angiotensina II (BRA), controle de cada componente da síndrome metabólica e parar de fumar[11].

Na **terapia com corticoide**, em geral, sugere-se um ciclo de 6 meses de terapia com glicocorticoides em pacientes com *clearance* de creatinina > 30 mL/min/1,73 m² e com características clínicas que apoiam a doença e a progressão ativa, que é definida como proteinúria persistente acima de 1 g/dia após terapia antiproteinúrica máxima com IECA ou BRA por 3 a 6 meses[12] e evidência morfológica de doença ativa com base na biópsia renal como proliferação endocapilar. No entanto, sugere-se não tratar com glicocorticoides pacientes com nível de creatinina sérica cronicamente elevado de 2,5 mg/dL ou glomerulosclerose proeminente e atrofia tubular intersticial ou fibrose na biópsia renal importante. Na Tabela 4, há duas formas de prescrição de corticoide na NIgA resumidas.

TABELA 4 Posologias de corticosteroides usadas em dois ensaios que mostraram benefício no uso de corticosteroides (*versus* terapia de suporte) na progressão da NIgA

Referência	País	Regime de corticoide
Pozzi et al.	Itália	Metilprednisolona intravenosa 1 g/dia por 3 dias consecutivos no início dos meses 1, 3 e 5; nos demais dias usa-se prednisona oral por 6 meses (0,5 mg/kg em dias alternados)
Manno et al.	Itália	Prednisona oral por 6 meses (1 mg/kg por dia por 2 meses, depois reduzida em 0,2 mg/kg por dia por mês)

Fonte: Cattran DC et al., 2012[12].

A **terapia imunossupressora combinada** pode ser considerada em pacientes com IgA na forma de glomerulonefrite rapidamente progressiva (crescêntica). Dados observacionais sugerem possíveis benefícios de regimes semelhantes aos usados na glomerulonefrite crescente idiopática: metilprednisolona por pulso intravenoso, seguida por prednisona oral e ciclofosfamida intravenosa pulsos mensais por 6 meses. Em 12 pacientes com no mínimo de acometimento de 10% de crescentes, um regime de tratamento consistiu no uso de metilprednisolona (15 mg/kg/dia durante 3 dias), seguido de prednisona oral (1 mg/kg/dia durante 60 dias com posterior desmame) e ciclofosfamida intravenosa mensal (0,5 g/m²) por 6 meses. Após o curso de 6 meses, houve reduções significativas na concentração sérica de creatinina (2,7 a 1,5 mg/dL) e na excreção proteica (4 a 1,4 g/dia). Comparada com 12 controles históricos não tratados (pareados por idade, sexo, concentração sérica basal de creatinina e gravidade histológica), a incidência de doença renal em estágio terminal em 3 anos foi significativamente menor no grupo tratado (1 de 12 [8%] *versus* 5 de 12 [42%])[13].

O micofenolato de mofetil e a ciclosporina foram avaliados para o tratamento da NIgA. Existem dados limitados sobre a eficácia do micofenolato de mofetil (MMF) no tratamento primário da NIgA progressiva, e nas diretrizes de prática clínica da KDIGO não recomendam seu uso. O uso de inibidores da calcineurina nessa doença foi limitado devido à nefrotoxicidade.

Rituximabe foi avaliado em um pequeno ensaio clínico randomizado de 34 pacientes com NIgA, em duas infusões de 1 g administradas com 2 semanas de intervalo, seguido por um curso idêntico 6 meses depois. Não houve diferença na taxa de filtração glomerular e proteinúria aos 12 meses pós-tratamento nos pacientes designados para rituximabe. Embora o tratamento com rituximabe tenha resultado na depleção bem-sucedida de células B CD19 + em 6 e 12 meses, não houve diferenças nos níveis séricos de autoanticorpos à IgA1 ou IgG entre os grupos na linha de base e aos 12 meses. Na Tabela 5, resumimos a abordagem terapêutica para os pacientes com NIgA.

TABELA 5 Tratamento sugerido para pacientes com NIgA primária, dependendo da apresentação inicial

Baixo risco (micro-hematúria isolada ou associada a proteinúria < 0,5 g/d, com TFG normal, sem hipertensão)	Monitoramento anual ou a cada 2 anos por pelo menos 10 anos		
Risco intermediário (proteinúria > 0,5 g/dia ou declínio da TFG)	Otimizar terapia de suporte por 3-6 meses	TFG ≥ 50 mL/min	Proteinúria < 1g/dia e TFG estável: continuar terapia de suporte
			Proteinúria > 1g/dia: continuar terapia de suporte + adicionar 6 meses de curso de corticoides
		TFG 30-50 mL/min	Continuar terapia de suporte, valor da imunossupressão incerto. Pensar criteriosamente riscos e benefícios
		TFG < 30 mL/min	Continuar terapia de suporte. Sem imunossupressão (exceto se NIgA crescêntica)
Alto risco (redução rápida ou aguda da TFG)	Síndrome nefrótica ou NIgA crescêntica com GNRP	Continuar terapia de suporte	
		Adicionar imunossupressão – corticoide e ciclofosfamida	
	IRA por macro--hematúria ou outras causas comuns	Terapia de suporte	

TFG: taxa de filtração glomerular; NIgA: nefropatia por IgA; IRA: insuficiência renal aguda; GNRP: glomerulonefrite rapidamente progressiva.
Fonte: elaborada pelos autores.

CONSIDERAÇÕES FINAIS

- A nefropatia por IgA é a causa mais comum de glomerulonefrite primária (idiopática) no mundo. A progressão lenta para a doença renal em estágio final ocorre em até 20% dos pacientes afetados, geralmente com mais de 20 anos de observação. Os pacientes restantes entram em remissão clínica sustentada ou apresentam hematúria e/ou proteinúria persistentes de baixo grau.

- Os preditores clínicos de progressão da nefropatia por IgA incluem creatinina sérica elevada, hipertensão arterial e proteinúria persistente acima de 1 g/dia. Pacientes que apresentam episódios recorrentes de hematúria macroscópica sem proteinúria apresentam baixo risco de doença renal progressiva.

- A classificação de Oxford é uma classificação da histologia renal que identificou diversas variáveis que se correlacionaram com desfechos renais adversos, independentemente das características clínicas, incluindo proliferação mesangial, proliferação endocapilar, glomerulosclerose e fibrose túbulo--intersticial.

- Lesões renais agudas podem representar transformação em doença crescêntica, o que requer terapia imunossupressora imediata.

REFERÊNCIAS

1. Malafronte P, Mastroianni-Kirsztajn G, Betônico GN, Romão JE, Alves MAR, Carvalho MF, et al. Paulista registry of glomerulonephritis: 5-year data report. Nephrol Dial Transplant 2006;21(11):3098-105.
2. Lai KN. Pathogenesis of IgA nephropathy. Nat Rev Nephrol 2012;8(5):275-83.
3. Floege J, Barbour SJ, Cattran DC, Hogan JJ, Nachman PH, Tang SCW, et al.; for Conference Participants. Management and treatment of glomerular diseases (part 1): conclusions from a Kidney Disease: Improving Global Outcomes (KDIGO) Controversies Conference. Kidney Int 2019;95:268-80.
4. Johnson RJ, Feehally J FJ. Nefropatia por IgA e nefrite de Henoch-Schönlein. In: Nefrologia clínica: abordagem abrangente, 2016. p. 266-7.
5. Wyatt RJ, Julian BA. IgA Nephropathy. N Engl J Med 2013;368:2402-14.
6. Magistroni R, D'Agati VD, Kiryluk K. New developments in the genetics, pathogenesis, and therapy of IgA nephropathy. Kidney Int. 2015;88(5):974-89.
7. Rodrigues JC, Haas M, Reich HN. IgA nephropathy. Clin J Am Soc Nephrol 2017;12:677-86.
8. Cattran DC, Coppo R, Cook HT, Feehally J, Roberts ISD, Troyanov S, et al. The Oxford classification of IgA nephropathy: Rationale, clinicopathological correlations, and classification. Kidney Int 2009;76(5):534-45.
9. Barbour SJ, Espino-Hernandez G, Reich HN, Rosanna Coppo R, Roberts ISD, Feehally J, Herzenberg AM, Cattran DC; for the Oxford Derivation, North American Validation and VALI-

GA Consortia. The MEST score provides earlier risk prediction in lgA nephropathy. Kidney Int 2016;89:167-75.

10. Neves PDMM, Pinheiro RBBP, Dias CB, Yu L, Testagrossa LA, Cavalcante LB, et al. Renal outcomes in Brazilian patients with immunoglobulin A nephropathy and cellular crescentic lesions. Kidney Blood Press Res 2020;doi: 10.1159/000507251.

11. Floege J, Feehally J. Treatment of IgA nephropathy and Henoch-Schönlein nephritis. Nat Rev Nephrol 2013;9(6):320-7.

12. Cattran DC, Feehally J, Cook HT, Liu ZH, Fervenza FC, Mezzano SA, et al. Kidney disease: Improving global outcomes (KDIGO) glomerulonephritis work group. KDIGO clinical practice guideline for glomerulonephritis. Kidney Int Suppl 2012;2(2):139-274.

13. Tumlin JA, Lohavichan V, Hennigar R. Crescentic, proliferative IgA nephropathy: Clinical and histological response to methylprednisolone and intravenous cyclophosphamide. Nephrol Dial Transplant 2003;18(7):1321-9.

16
Hematúria em histórico de doença renal familiar

Gabriela Cardoso Segura
Luiz Fernando Onuchic
Elieser Hitoshi Watanabe

Mulher de 28 anos. Paciente em exames de rotina teve a identificação de hematúria e proteinúria em exame de urina tipo I. Apresentava função renal normal e negava quaisquer sintomas. Os exames foram repetidos e as alterações confirmadas, sendo a paciente encaminhada para investigação com nefrologista. **Antecedentes pessoais e familiares:** paciente apresenta histórico de hipertensão arterial sistêmica (HAS) há cinco anos, negando perda de peso, fadiga, alterações cutâneas, queixas gastrointestinais ou quadro infeccioso recente/recorrente. Apresenta redução da acuidade visual há cerca de um ano. Histórico familiar positivo: mãe de 60 anos é hipertensa desde os 35 anos e portadora de doença renal crônica estágio 3A. Dois tios maternos evoluíram com doença renal dialítica antes dos 50 anos. Seu irmão, de 20 anos, apresenta doença renal crônica dialítica de etiologia não esclarecida desde os 18 anos, além de surdez.

Ao **exame físico** a paciente apresentava-se em bom estado geral, corada, hidratada, com exames cardíaco, pulmonar e abdominal sem alterações. Pressão arterial de 158×99 mmHg; frequência cardíaca 82 bpm, sem edemas nas extremidades.

Seus **exames complementares** estão descritos na Tabela 1.

Urina I: pH 6,0; densidade 1.015; hemácias 35/campo; proteínas ++; leucócitos ausentes. Dimorfismo eritrocitário positivo. Urina de 24 horas: volume 2,2 litros, proteinúria 0,55 g. Ultrassonografia de rins e vias urinárias sem alterações; sorologias negativas para HIV, hepatites e sífilis; exames de autoimunidade negativos.

Diagnóstico sindrômico: hematúria microscópica com proteinúria não nefrótica.

TABELA 1 Exames laboratoriais complementares

Hemoglobina (g/dL)	12,5
Creatinina (mg/dL)	0,73
Ureia (mg/dL)	36
MDRD (mL/min/1,73 m²)	100,8
Albumina (g/dL)	3,1
C3/C4	Normais

MDRD: *Modification of Diet in Renal Disease.*
Fonte: elaborada pelos autores.

Hipóteses diagnósticas:

1. **Doença da membrana basal glomerular**
   A. **síndrome de Alport: prós** – presença de hematúria, redução da acuidade visual e história familiar de doença renal e de surdez;
   B. **doença da membrana basal fina (DMBF): prós** – presença de hematúria, função renal normal e história familiar de doença renal; **contra** – presença de doença renal terminal e precoce e presença ou história familiar de manifestações sistêmicas.
2. **Nefropatia por IgA: prós** – presença de hematúria, sem perda de função renal; **contra:** história familiar de doença renal crônica dialítica e presença ou história familiar de manifestações oculares ou auditivas.
3. **Glomerulonefrite membranoproliferativa – glomerulopatia do C3: prós** – presença de hematúria e proteinúria subnefrótica; **contra:** complemento normal e presença ou história familiar de manifestações oculares ou auditivas.
4. **Glomeruloesclerose segmentar e focal: prós** – presença de hematúria e proteinúria subnefrótica; **contra:** presença ou história familiar de manifestações oculares ou auditivas.

Evolução:

Como prosseguimento à investigação diagnóstica foram indicadas biópsia renal e avaliações otológica e oftalmológica. A possibilidade de biópsia renal nos demais familiares afetados foi descartada. Os achados da biópsia renal encontram-se descritos na Tabela 2. A paciente não apresentou alterações à audiometria, entretanto sua avaliação oftalmológica identificou retinopatia periférica, redução da espessura da retina temporal e buraco macular.

TABELA 2   Achados da biópsia renal

Microscopia óptica

Compartimentos

Glomerular	Tubular	Intersticial	Arterial
16 glomérulos Celularidade: normal Membrana basal: preservada Capilar glomerular: preservado Cápsula de Bowman: preservada Espaço de Bowman: preservado Matriz mesangial: sem alterações	Túbulos sem alterações	Interstício: fibrose focal (menos de 1% do compartimento)	Artérias interlobulares sem alterações Arteríolas com hialinização de parede

Imunofluorescência

14 glomérulos
Antígenos: IgA, IgG, IgM, C1q, C3, fibrinogênio, kappa e lambda
Todos resultaram negativos.

Microscopia eletrônica

O exame ultraestrutural mostrou 7 glomérulos.
Todos apresentam adelgaçamento de membrana basal em alguns segmentos, conferindo aspecto irregular à membrana.
Celularidade dos tufos: preservada.
Ausência de depósitos eletrodensos com características de imunocomplexos nos diferentes espaços glomerulares.
Conclusão: síndrome de Alport e arterioloesclerose hialina leve

Fonte: elaborada pelos autores.

Tratamento

A paciente iniciou imediatamente tratamento com enalapril (inibidor da enzima conversora da angiotensina I – que bloqueia o sistema renina-angiotensina-aldosterona [SRAA]), para redução da proteinúria e da progressão da doença renal, tendo apresentado resposta adequada ao medicamento. Também foi submetida a controle apropriado da glicemia, peso e pressão arterial. A paciente manteve-se em acompanhamento nefrológico regular durante 5 anos, apresentando estabilidade dos parâmetros renais ao longo desse período.

SÍNDROME DE ALPORT

A síndrome de Alport (SA) consiste em doença hereditária primária da membrana basal glomerular (MBG), de caráter progressivo e heterogêneo.

Clinicamente é caracterizada por hematúria, definida como presença de > 3 eritrócitos/campo em exame de urina, além de proteinúria, declínio de função renal, surdez neurossensorial e anormalidades oculares. A SA é causada por mutações em genes que codificam cadeias do colágeno tipo IV, proteínas constituintes da membrana basal em vários órgãos e tecidos, principalmente rins, cóclea e olhos. Mutações patogênicas monogênicas em genes que codificam essas cadeias ocasionam, portanto, anormalidades em estruturas de tais órgãos.

Epidemiologia

A SA é uma doença rara, com prevalência estimada em 1:5000-10000[1], sendo responsável por cerca de 0,5% dos pacientes em doença renal crônica terminal (DRCT) nos Estados Unidos[2].

Etiologia e patogênese

A SA é causada por mutações em COL4A3, COL4A4 ou COL4A5, genes que codificam as cadeias α3, α4 e α5 do colágeno tipo IV. As cadeias α do colágeno IV formam o principal constituinte das membranas basais, representado por um heterotrímero com estrutura em tripla hélice (Figura 1). As múltiplas interligações entre esses trímeros dão origem a uma rede de colágeno IV, essencial para a estrutura e o funcionamento das membranas basais. A perda de apenas um tipo de cadeia α compromete a formação em tripla hélice dos protômeros de que participa, comprometendo a integridade da respectiva membrana basal[3,4]. Destacam-se três tipos de heterotrímeros do colágeno tipo IV: α1-α1-α2 (IV); α3-α4-α5 (IV) e α5-α5-α6 (IV). A rede de colágeno IV formada por α1-α1-α2 (IV) constitui o principal componente da MBG do rim em desenvolvimento, persistindo na porção subendotelial da MBG no rim maduro. Após esse período inicial, os protômeros α3-α4-α5 (IV) são depositados na porção subeptelial da MBG, tornando-se seu principal constituinte. α5-α5-α6 (IV), por sua vez, está presente em músculo liso, pulmão, esôfago e rins, apesar de não se expressar no glomérulo. As cadeias α1-α1-α2 (IV) são sintetizadas por células endoteliais, mesangiais e podócitos, enquanto as cadeias α3-α4-α5 (IV) são produzidas apenas pelos podócitos[5-6].

Mutações em COL4A3, COL4A4 e COL4A5, portanto, prejudicam a formação da rede de colágeno definitiva da MBG, levando à persistência de uma membrana imatura que se torna adelgaçada e fragmentada. Essa MBG defeituosa é acompanhada, além disso, de diversas alterações secundárias em sua estrutura e em células glomerulares. Nesse contexto, a MBG anormal associa--se a alterações de sinalização célula-matriz envolvendo receptores podocitá-

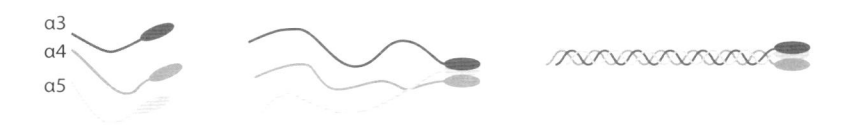

FIGURA 1   Esquema de formação do heterotrímero a partir das cadeias α3, α4 e α5 do colágeno.
Fonte: adaptada de Rheault MN et al., 2018[13].

rios, traduzidas em uma sensibilidade aumentada a estresse biomecânico, ativação de NF-κB (*nuclear factor* kappa B) e metaloproteinases. Em conjunto, essas alterações favorecem o desenvolvimento de inflamação local e fibrose túbulo-intersticial[4,5] e predispõem ao desenvolvimento de glomeruloesclerose progressiva, culminando em DRCT.

Como a rede de protômeros α3-α4-α5 (IV) desempenha papéis importantes nas membranas basais do olho e da cóclea, a perda dessa malha de colágeno IV também ocasiona surdez e alterações oculares, que, em conjunto com as alterações renais, caracterizam a SA. A SA apresenta quatro padrões de herança que variam de acordo com o gene mutado e o perfil de envolvimento alélico: ligada ao X, autossômica recessiva, autossômica dominante e digênica[1]. Os pacientes podem apresentar um amplo espectro fenotípico a depender do *locus* mutado e da natureza da mutação.

A SA apresenta herança ligada ao X na maioria dos casos. Essa forma abrange cerca de 80% dos casos em casuísticas mais antigas e contempla cerca de 60 a 65% deles em estudos recentes realizados com sequenciamento de nova geração[7]. Mutações patogênicas em COL4A5 são responsáveis pela doença nesses casos, perfazendo o primeiro padrão de herança identificado na SA. Por se tratar de um gene localizado no cromossomo X, mutações em COL4A5 determinam fenótipos de severidade e heterogeneidade distintas entre homens e mulheres. Pacientes do sexo masculino são hemizigotos para COL4A5, expressando somente o alelo mutado, o que se traduz em um fenótipo mais grave e precoce[8]. Mulheres portadoras de alelos patogênicos nesse gene, por sua vez, são heterozigotas para a mutação. Em nível celular, no entanto, um dos cromossomos X é inativado em um processo denominado lionização. Tal processo ocorre de forma aleatória, levando essas mulheres a apresentar o cromossomo X com o alelo patogênico ativo em aproximadamente 50% de suas células. Essa configuração de expressão em mosaico do alelo mutado faz com que a SA se apresente de forma mais leve em indivíduos do sexo feminino. Desvios aleatórios da lionização, no entanto, podem levar ao predomínio da inativação de um dos cromossomos X. Esse fenômeno está ligado à ampla variabilidade fenotípica observada em mulheres portadoras de mutações em COL4A5[1].

Cerca de 15% dos casos de SA apresentam herança autossômica recessiva, podendo ser causados por mutações em COL4A3 ou COL4A4. Nesses casos, mutações bialélicas anulam ou reduzem intensamente a função dos seus produtos gênicos, levando a um quadro clínico geralmente grave e precoce, semelhante ao observado nos indivíduos do sexo masculino com a forma ligada ao X. Vale notar que, por se tratar de herança autossômica, ambos os sexos são igualmente acometidos em frequência e gravidade[9]. Estudos clássicos relataram herança autossômica dominante em cerca de 5% dos casos. Estudos mais recentes, no entanto, reportam esse padrão de herança em 20 a 30% dos pacientes com SA[7,10]. A forma autossômica dominante decorre de mutações em heterozigose em COL4A3 ou COL4A4, afetando igualmente indivíduos do sexo masculino e feminino. Pacientes com essa forma da doença apresentam gravidade bastante variável, mas geralmente exibem quadro clínico mais tardio e brando quando comparados a indivíduos com a forma recessiva e a homens com a forma ligada ao X[11].

Quadro clínico

A apresentação e o curso clínico-laboratorial de homens com SA ligada ao X representam o quadro clássico dessa entidade: doença glomerular que progride para DRCT, alterações oculares e perda auditiva neurossensorial associadas a história familiar predominantemente masculina de doença renal e surdez[1,12]. Vale ressaltar, no entanto, que, na herança ligada ao X, 95% das mulheres portadoras da mutação apresentam algum grau de hematúria, 75% apresentam proteinúria, 40% exibem perda auditiva e a menor parte desenvolve insuficiência renal. De fato, o risco de DRCT entre essas mulheres é de ~15% aos 60 anos de idade. Nessa população feminina, os fatores de risco para progressão da doença renal consistem na presença de hematúria macroscópica, surdez, proteinúria e afilamento extenso da membrana basal glomerular[12]. Virtualmente todos os homens com essa forma da doença evoluem para necessidade de terapia renal substitutiva (TRS). Cabe salientar, no entanto, que parte significativa dos pacientes não apresentará a tríade clássica da SA e que até 45% deles apresenta padrões de herança autossômica[12]. Pacientes com SA possuem risco aumentado de retardo de crescimento e extremamente elevado de eventos cardiovasculares comparados à população geral[8].

Manifestações renais

Hematúria constitui a manifestação renal mais frequentemente observada na SA, consistindo na tradução laboratorial do afilamento e fragmentação da MBG. Esse achado geralmente ocorre nas primeiras duas décadas de vida, podendo se apresentar na forma de hematúria macroscópica, por vezes associada a infecção respiratória, ou hematúria microscópica persistente. Tal alteração é frequentemente detectada em exames não dirigidos à investigação de SA ou durante rastreio de indivíduos com história familiar positiva para a doença. Na SA ligada ao X, meninos usualmente apresentam hematúria precocemente. De fato, o diagnóstico de SA se torna improvável em meninos dessas famílias com ausência desse achado até os 10 anos[13].

Proteinúria também constitui achado comum na SA. Essa manifestação, geralmente ausente nas fases iniciais da doença, surge e se eleva progressivamente durante o curso dos indivíduos afetados, podendo atingir níveis nefróticos em alguns pacientes. O espectro de variabilidade das manifestações renais de acordo com padrão de herança e sexo encontra-se representado na Figura 2. A HAS, por sua vez, apresenta incidência crescente com a idade e se correlaciona com a gravidade do quadro renal. Conforme esperado, essa manifestação é mais frequente em homens que em mulheres na forma ligada ao X[13].

Enquanto virtualmente todos os homens com SA ligada ao X desenvolvem DRCT, mulheres acometidas por essa forma da doença apresentam doença renal de curso mais lento e mais brando, além de taxas mais baixas de evolução para DRCT. Quando esta se manifesta, ocorre mais tardiamente na vida[14]. Cabe destacar que pacientes com proteinúria, perda auditiva, lenticone e retinopatia apresentam maior risco de atingir precocemente doença renal dialítica[9].

Manifestações extrarrenais

Pacientes com SA apresentam frequentemente perda auditiva bilateral. Tal manifestação constitui a tradução clínica da anormalidade da membrana basal coclear decorrente da ausência da malha $\alpha3$-$\alpha4$-$\alpha5$ (IV)[15]. Pacientes com déficit auditivo são mais propensos a apresentar DRC dialítica, o que faz dessa alteração um importante marcador prognóstico da SA[8]. A perda de audição na SA não é congênita, surgindo geralmente próximo a ou na infância tardia/início da adolescência em meninos com mutação em COL4A5[15]. Nessas famílias, a surdez se manifesta em cerca de 50% dos indivíduos afetados do sexo masculino aos 15 anos e em 90% aos 40 anos[3]. Em pacientes do sexo feminino com a forma ligada ao X, contudo, o déficit auditivo é bem menos frequente, acometendo cerca de 10% das mulheres aos 40 anos[16]. O comprometimento auditivo inicial é detectável por audiometria, na qual se evidencia redução da sensibilidade de detecção de tons entre 2.000 a 8.000 Hz, frequência comum da voz humana[13].

Alterações oculares ocorrem em 30 a 40% dos homens e 15% das mulheres com SA associada à herança ligada ao X[14]. O achado de lenticone anterior (ectasia em forma de cone da face anterior do cristalino) geralmente é bilateral e patognomônico de SA. Lenticone é ausente ao nascimento, geralmente se desenvolve entre a segunda e a terceira décadas de vida e se associa a progressão rápida da DRC e a início de TRS próximo aos 30 anos[17]. A identificação das manifestações oculares é importante, porque estas são precoces em aproximadamente 40% dos pacientes, precedendo a proteinúria[8]. Alterações de retina, geralmente assintomáticas, e anormalidades em córnea também podem ser encontradas na SA[17].

Pacientes com SA ligada ao X apresentam raramente deleções envolvendo o gene COL4A5 e seu vizinho COL4A6. Essas mutações levam a uma síndrome de contiguidade, caracterizada por SA associada a leiomiomatose em trato gastrointestinal, vias respiratórias e/ou aparelho reprodutivo feminino[18]. Aneurismas de aorta torácica e/ou abdominal e/ou de pequenos vasos podem ocorrer em alguns pacientes[8].

Patologia renal[20,22]

A SA não apresenta lesão patognomônica à microscopia óptica (MO) ou imunofluorescência (IF). Em meninos menores de 5 anos e mulheres com

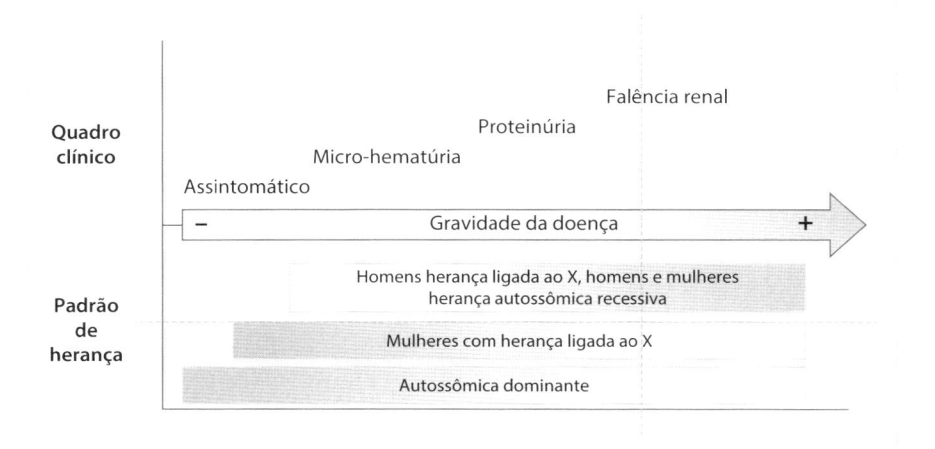

FIGURA 2 Manifestações renais e relação com os padrões de heranças genética e sexo.
Fonte: adaptada de Torra R et al., 2019[19].

doença ligada ao X, a MO mostra-se normal. Nos estágios mais adiantados da doença, entretanto, observam-se glomeruloesclerose não específica, fibrose intersticial e células espumosas intersticiais, tanto em homens com a forma ligada ao X como nos pacientes com doença de herança autossômica. Em mulheres, os achados da biópsia se correlacionam com a presença de proteinúria, enquanto a detecção clínica de hematúria isolada corresponde a pouca ou nenhuma alteração à MO.

A IF dirigida às cadeias de colágeno tipo IV pode ser útil ao diagnóstico de SA. Quando não voltada a esse fim, a IF padrão pode mostrar *trapping* de IgM. Na avaliação da biópsia renal, 70 a 80% dos homens com a doença ligada ao X apresentam ausência das cadeias α5 (IV), α4 (IV) e α3 (VI), uma vez que a ausência de α5 não permite a formação do heterotrímero. O mesmo ocorre nos casos de padrão de herança autossômico. Nesses casos, contudo, observa-se a presença de α5 (IV) na pele, visto que nesse tecido o heterotrímero é constituído por α5-α5-α6 (IV).

A microscopia eletrônica (ME) revela as alterações ultraestruturais renais características da doença: afilamento da MBG com multilamelação da lâmina densa e fibrilas finas e irregulares em padrão *basket weaving*. As alterações ultraestruturais, no entanto, não se correlacionam com o genótipo do paciente e podem estar ausentes em pacientes jovens com SA. De fato, a proporção de pacientes masculinos com a forma ligada ao X que apresenta delaminações na MBG varia de cerca de 30% aos 10 anos a mais de 90% aos 30 anos de idade.

Diagnóstico

Pacientes com hematúria microscópica persistente, em que alterações estruturais renais e de trato urinário foram excluídas, devem ser investigados quanto à possibilidade diagnóstica de SA[24]. A probabilidade de SA aumenta na presença de manifestações extrarrenais tipicamente associadas à doença e/ou história familiar de SA ou de DRCT. Esses pacientes devem ser submetidos a exames voltados à detecção de proteinúria, audiometria e avaliação oftalmológica. Aqueles com hematúria glomerular e história familiar da doença, perda auditiva ou presença de lenticone apresentam alta probabilidade de SA[22].

A investigação de famílias com hematúria deve priorizar a realização de biópsia renal em homens afetados com mais idade. Essa recomendação baseia-se no fato de pacientes masculinos e mais velhos com SA ligada ao X apresentarem maior probabilidade de detecção de alterações consistentes com SA. Caso o diagnóstico de SA seja confirmado, os demais familiares com hematúria devem ser avaliados com ultrassonografia de rins e vias urinárias apenas para exclusão de causas não glomerulares de hematúria. Critérios de alta probabilidade para o diagnóstico de SA encontram-se na Figura 3[22].

O diagnóstico de SA pode ser estabelecido por meio de teste molecular, biópsia renal ou biópsia de pele. A biópsia renal auxilia a definição diagnóstica na presença de achados típicos da SA, conforme mencionado na seção de patologia renal. A ausência ou alterações de distribuição das cadeias α3 (IV), α4 (IV) e/ou α5 (IV) no tecido renal confirmam o diagnóstico de SA em pacientes com hematúria, mesmo na ausência de alterações ultraestruturais da MBG[22]. Na biópsia de pele de indivíduos do sexo masculino, a ausência da cadeia α5 (IV) sugere o diagnóstico de SA ligada ao X, uma vez que a membrana basal da epiderme não possui as cadeias α3 (IV) e α4 (IV)[22].

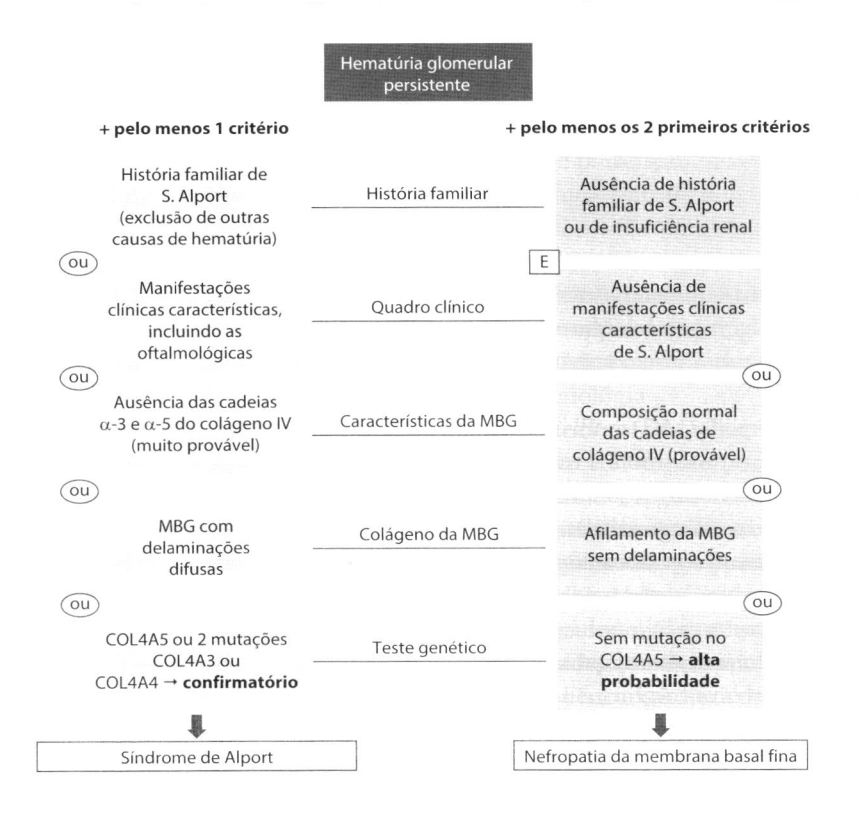

FIGURA 3 Fluxos diagnósticos para síndrome de Alport e nefropatia da membrana basal fina.
Fonte: adaptada de Savige J et al., 2013[22].

A identificação de mutações patogênicas em COL4A3, COL4A4 ou COL4A5 por teste genético molecular confirma o diagnóstico de SA. Vale notar que esse exame pode ser dirigido a uma mutação específica quando já identificada em algum membro da família do indivíduo investigado. Quando essa mutação não é conhecida ou na ausência de história familiar positiva para SA, a análise de um painel gênico específico com sequenciamento de nova geração constitui-se no teste molecular preferencial[23]. Os benefícios potenciais do diagnóstico molecular da SA encontram-se na Tabela 3.

TABELA 3 Indicações de teste genético molecular para a síndrome de Alport

1. Confirmar o diagnóstico de síndrome de Alport.
2. Identificar padrão de herança genética: avaliação potencial de risco da doença para membros da família.
3. Exclusão do diagnóstico de DMBF em pacientes com hematúria persistente.
4. Auxilia a predição de risco de doença renal dialítica em pacientes com a forma ligada ao X.

Fonte: adaptada de Savige J et al., 2013[22].

Diagnóstico diferencial

A SA é geralmente diferenciada de outras causas de hematúria glomerular persistente por meio da presença de história familiar de hematúria, surdez e doença renal. O diagnóstico diferencial de hematúria inclui a nefropatia por IgA, condição em que história familiar positiva é infrequente e que não cursa com surdez. Em estágio inicial, a SA pode ser indistinguível da DMBF. Essa entidade é caracterizada por hematúria familiar, proteinúria discreta e curso clínico tipicamente benigno. De forma interessante, mutações em heterozigose em COL4A3 ou COL4A4 têm sido associadas à DMBF em várias famílias, colocando essa entidade e a SA dentro do espectro de doenças associadas ao colágeno IV[3] (Figura 4).

Estudos recentes demonstraram casos de GESF não responsivos a tratamento imunossupressor e casos de GESF familiar associados a mutações em COL4A3-5 (Figura 4). Esses achados identificaram, portanto, uma base genética comum a essas três enfermidades, embora não aplicável a todos os casos de DMBF e aplicável a apenas uma minoria de pacientes com GESF[24].

Rastreio

O rastreio de SA para familiares de pacientes deve ser realizado por ao menos dois exames de urina, com o objetivo de detecção de hematúria, ou, sempre que possível, por meio de teste genético dirigido à pesquisa da mutação responsável pela SA na família em questão[25].

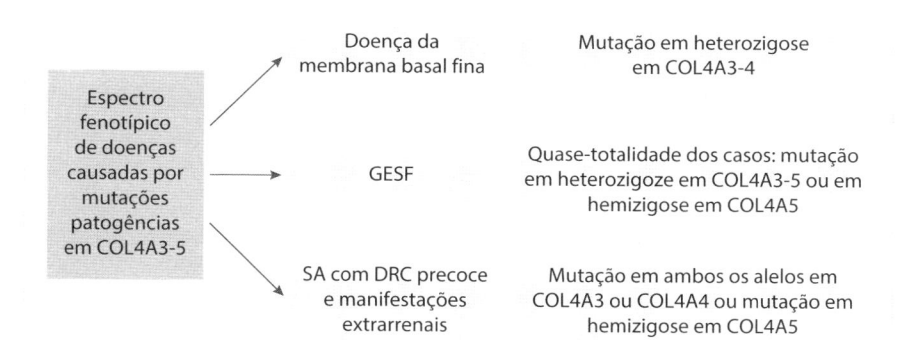

FIGURA 4   Espectro de doenças associadas ao colágeno tipo IV.
Fonte: adaptada de Stokman MF et al., 2016[24].

Tratamento e acompanhamento

O acompanhamento de pacientes com SA deve ser realizado por equipe multidisciplinar, incluindo nefrologista, oftalmologista e otorrinolaringologista. O tratamento inclui controle de fatores de risco tradicionais para progressão de doença renal, como HAS, dislipidemia e proteinúria.

Não há tratamento específico para a SA. Antagonistas do SRAA e ciclosporina constituem os principais medicamentos avaliados, ambos em estudos não controlados. Esses estudos demonstraram associação de inibidores da enzima conversora de angiotensina I (IECA) e bloqueadores do receptor da angiotensina II (BRA) com redução de proteinúria, menor velocidade de progressão da doença renal e retardo do início de terapia dialítica. A análise de dados observacionais coletados pelo *European Alport Registry* mostrou que o início precoce da terapia com IECA na presença de proteinúria retarda a progressão para TRS e aumenta a expectativa de vida em todas as formas de SA[19]. Estudos com inibidores da calcineurina em pacientes com SA, por sua vez, apresentaram resultados divergentes, não sendo indicados no tratamento da SA.

Com base em alguns estudos conduzidos em animais[25], o uso de paracalcitol pode se constituir em tratamento adicional em adultos com SA e hiperparatireoidismo incipiente, na tentativa de retardar a progressão da doença renal.

Visando retardar a evolução para DRCT, as recomendações atuais da *Alport Syndrome Research Collaborative* incluem: a) monitorizar anualmente microalbuminúria e proteinúria desde o diagnóstico; b) iniciar bloqueadores do SRAA em pacientes com proteinúria (relação proteína/creatinina urinária > 0,2 mg/

mg) e em pacientes do sexo masculino com SA ligada ao X com elevado risco de progressão para DRCT.

O acompanhamento oftalmológico inclui avaliações periódicas de acuidade visual e exames do cristalino e fundoscopia. Lenticone anterior pode ser tratado com instalação de lente intraocular, enquanto lesões graves de córnea podem demandar transplante dessa estrutura[17]. O manejo do comprometimento auditivo da SA inclui evitar exposição a drogas ototóxicas e utilização de aparelhos auditivos.

Transplante renal

Pacientes transplantados com SA ligada ao X cursam com boa sobrevida e sobrevida do enxerto, visto que o órgão recebido apresenta MBG normal[26]. Cabe lembrar que homens transplantados com SA ligada ao X apresentam risco de 3 a 5% de desenvolver doença de anticorpo anti-MBG, complicação acompanhada de perda rápida do enxerto geralmente no primeiro ano pós--transplante[22]. Essa complicação também foi descrita em pacientes com SA autossômica recessiva, incluindo mulheres. Apesar de os estudos sobre esse tema ainda serem limitados, pacientes submetidos a retransplante parecem enfrentar uma elevada taxa de recorrência de doença de anticorpo anti-MBG[27].

REFERÊNCIAS

1. Kashtan CE, Ding J, Garosi G, Heidet L, Massella L, Nakanishi K, et al. Alport syndrome: a unified classification of genetic disorders of collagen IV α345: a position paper of the Alport Syndrome Classification Working Group. Kidney Int 2018;93(5):1045-51.
2. Saran R, Li Y, Robinson B, Abbott KC, Agodoa LY, Ayanian J, et al. US renal data system 2015 Annual Data Report: Epidemiology of kidney disease in the United States. Am J Kidney Dis 2016;67(3):Svii, S1-305.
3. Plevová P, Gut J, Janda J. Familial hematuria: A review. Medicina (Kaunas) 2017;53(1):1-10.
4. Abrahamson DR, Hudson BG, Stroganova L, Borza DB, St John PL. Cellular origins of type IV collagen networks in developing glomeruli. J Am Soc Nephrol 2009;20(7):1471-9.
5. Cosgrove D, Liu S. Collagen IV diseases: A focus on the glomerular basement membrane in Alport syndrome. Matrix Biol 2017;57-58:45-54.
6. Hudson BG. The molecular basis of Goodpasture and Alport syndromes: beacons for the discovery of the collagen IV family. J Am Soc Nephrol 2004;15(10):2514-27.
7. Fallerini C, Dosa L, Tita R, Del Prete D, Feriozzi S, Gai G, et al. Unbiased next generation sequencing analysis confirms the existence of autosomal dominant Alport syndrome in a relevant fraction of cases. Clin Genet 2014;86(3):252-7.
8. Kruegel J, Rubel D, Gross O. Alport syndrome – insights from basic and clinical research. Nat Rev Nephrol 2013;9(3):170-8.
9. Storey H, Savige J, Sivakumar V, Abbs S, Flinter FA. COL4A3/COL4A4 mutationsand features in individuals with autosomal recessive Alport syndrome. J Am Soc Nephrol 2013;24(12):1945-54.

10. Savige J, Storey H, Il Cheong H, Gyung Kang H, Park E, Hilbert P, et al. X-linked and autosomal recessive Alport syndrome: Pathogenic variant features and further genotype-phenotype correlations. PLoS One 2016;11(9):e0161802.

11. Marcocci E, Uliana V, Bruttini M, Artuso R, Silengo MC, Zerial M, et al. Autosomal dominant Alport syndrome: molecular analysis of the COL4A4 gene and clinical outcome. Nephrol Dial Transplant 2009;24(5):1464-71.

12. Jais JP, Knebelmann B, Giatras I, De Marchi M, Rizzoni G, Renieri A, et al. X-linked Alport syndrome: natural history in 195 families and genotype- phenotype correlations in males. J Am Soc Nephrol 2000;11(4):649-57.

13. Rheault MN, Kashtan EC. Alport syndrome and other familial glomerular syndrmes. In: Freehally J et al. Comprehensive clinical nephrology. 6. ed. Elsevier; 2018 – Health Sciences Division, cap. 46, p. 560-73.

14. Rheault MN, Kren SM, Hartich LA, Wall M, Thomas W, Mesa HA, et al. X-inactivation modifies disease severity in female carriers of murine X-linked Alport syndrome. Nephrol Dial Transplant 2010;25(3):764-9.

15. Gettelfinger JD, Dahl JP. Syndromic hearing loss: A brief review of common presentations and genetics. J Pediatr Genet 2018;7(1):1-8.

16. Jais JP, Knebelmann B, Giatras I, De Marchi M, Rizzoni G, Renieri A, et al. X-linked Alport syndrome: natural history and genotype-phenotype correlations in girls and women belonging to 195 families: a "European Community Alport Syndrome Concerted Action" study. J Am Soc Nephrol 2003;14(10):2603-10.

17. Savige J, Sheth S, Leys A, Nicholson A, Mack HG, Colville D. Ocular features in Alport syndrome: pathogenesis and clinical significance. Clin J Am Soc Nephrol 2015;10(4):703-9.

18. Garcia-Torres R, Cruz D, Orozco L, Heidet L, Gubler MC. Alport syndrome and diffuse leiomyomatosis. Clinical aspects, pathology, molecular biology and extracellular matrix studies. A synthesis. Nephrologie 2000;21(1):9-12.

19. Torra R, Furlano M. New therapeutic options for Alport syndrome. Nephrol Dial Transplant 2019;34(8):1272-9.

20. Fogo A, Kashgarian M. Diagnostic Atlas of Renal Pathology. 3. ed. Elsevier; 2016.

21. Rhealt MN, Kashtan EC. Alport Syndrome and other familial glomerular syndromes. In: Freehally J, et al. Comprehensive clinical nephrology. 6. ed. Elsevier; 2018 – Health Sciences Division, cap. 46, p. 560-73.

22. Savige J, Gregory M, Gross O, Kashtan C, Ding J, Flinter F. Expert guidelines for the management of Alport syndrome and thin basement membrane nephropathy. J Am Soc Nephrol 2013;24(3):364-75.

23. Nozu K, Nakanishi K, Abe Y, Udagawa T, Okada S, Okamoto T, et al. A review of clinical characteristics and genetic backgrounds in Alport syndrome. Clin Exp Nephrol 2019;23(2):158-68.

24. Stokman MF, Renkema KY, Giles RH, Schaefer F, Knoers NV, van Eerde AM. The expanding phenotypic spectra of kidney diseases: insights from genetic studies. Nat Rev Nephrol 2016;12(8):472-83.

25. Rubel D, Stock J, Ciner A, Hiller H, Girgert R, Müller GA, et al. Antifibrotic, nephroprotective effects of paricalcitol versus calcitriol on top of ACE-inhibitor therapy in the COL4A3 knockout mouse model for progressive renal fibrosis. Nephrol Dial Transplant 2014;29(5):1012-9.

26. Temme J, Kramer A, Jager KJ, Lange K, Peters F, Müller GA, et al. Outcomes of male patients with Alport syndrome undergoing renal replacement therapy. Clin J Am Soc Nephrol 2012;7(12):1969-76.

27. Kashtan CE. Renal transplantation in patients with Alport syndrome: patient selection, outcomes, and donor evaluation. Int J Nephrol Renovasc Dis 2018;11:267-70.

17

Assistência de enfermagem ao paciente submetido ao procedimento de biópsia renal percutânea de rim nativo

Gillene Santos
Adriana Fernandes
Ligia Secco

A biópsia renal percutânea de rim nativo é um procedimento médico invasivo, que auxilia no diagnóstico e tratamento da doença renal. Quando não gerenciado de forma adequada pela equipe médica e de enfermagem, pode apresentar complicações. Baseado na complexidade do procedimento, foi desenvolvido o Protocolo médico e o Procedimento operacional padrão pela equipe de enfermagem, para padronizar e minimizar as ocorrências de incidentes de segurança.

Nosso perfil de pacientes inclui homens e mulheres de idade mínima de 12 anos, índice de massa corpórea (IMC) entre 30 a 46, de todas as culturas e crenças e procedentes do complexo do Hospital das Clínicas de São Paulo ou de outras instituições hospitalares. No caso de gestantes, admitimos para realização da biópsia renal grávidas entre 20 e 22 semanas.

A assistência de enfermagem começa nos parâmetros pré-biópsia, descritos abaixo:

- manter jejum mínimo de 4 horas;
- banho antes do procedimento com antisséptico degermante;
- administrado um medicamento ansiolítico, conforme prescrição médica (diazepam 10 mg via oral), 10 minutos antes do procedimento;
- aferição da pressão arterial (PA) (para liberação do procedimento a pressão arterial deve estar $< 140 \times 90$ mmHg);
- em paciente em terapia renal substitutiva (hemodiálise) ou paciente com alteração importante da filtração glomerular e alto risco de sangramento, utilizar o medicamento desmopressina pré-biópsia renal, na dose de 0,3 mcg/kg EV diluído em 100 mL de SF 0,9% (ampola 1 mL – 4 mcg), no

mínimo 30 minutos antes do procedimento. Para facilitar o cálculo, preconizamos dose padronizada por peso do paciente:

- **até 60 kg** – desmopressina 4 ampolas + 100 mL de SF 0,9% – correr 30 minutos antes do procedimento;
- **mais de 60 kg** – desmopressina 5 ampolas + 100 mL de SF 0,9% – correr 30 minutos antes do procedimento.

Critérios que contraindicam a biópsia renal temporária ou permanentemente no caso de irreversibilidade são:

- heparina não fracionada nas últimas 6 h;
- heparina de baixo peso molecular nas últimas 12 h;
- AAS e clopidogrel nos últimos 7 dias;
- anticoagulante oral (checar INR após retirada);
- última diálise (pelo menos 6 h de intervalo, mesmo se for sem heparina);
- paciente com INR ≥ 1,5, hemoglobina < 10 g/dL e hematócrito < 30%. Obs.: em casos selecionados pelo médico, que considerar o paciente de baixo risco para sangramento, será admitida hemoglobina até 9,0 g/dL para biópsia renal. Paciente de baixo risco para sangramento será o que apresenta o rim normal ao ultrassom e ureia menor que 140 mg/dL;
- ureia > 140 mg/dL deverá receber desmopressina ou realizar diálise;
- plaquetas < 100 mil/mm^3;
- tamanho renal ao ultrassom ≤ 8 cm.

Durante o procedimento e entrega do material a equipe de enfermagem deverá:

- aplicar a Meta 01, uma das metas internacionais de segurança do paciente, seguindo o critério de nome completo e a data de nascimento, conforme padronização da instituição hospitalar;
- conferir os dados de identificação do paciente no pedido;
- encaminhar o paciente para a sala de procedimentos, quando não realizado no leito;
- posicionar o paciente em decúbito ventral. Na impossibilidade dessa posição, colocá-lo em decúbito lateral;
- auxiliar a equipe médica durante o procedimento;
- registrar as atividades de enfermagem realizadas e/ou intercorrências durante o procedimento na anotação de enfermagem, no prontuário eletrônico ou meio físico, conforme preconizado na instituição;

- o enfermeiro deverá receber o material coletado pelo médico, realizando dupla checagem dos dados do paciente, juntamente com os impressos (citados abaixo), que deverão estar preenchidos e assinados;
- *check list*;
- requisição de anatomopatológico; microscopia óptica, microscopia eletrônica e imunofluorescência.

Após o procedimento, a equipe de enfermagem deverá:

- transportar o paciente para o leito em maca ou cadeira de rodas;
- posicionar o paciente em decúbito dorsal, com cabeceira elevada até no máximo 30 graus;
- aplicar a escala do protocolo de dor e medicar conforme prescrição médica;
- coletar 3 amostras de urina seriada, após cada micção espontânea, para identificar possível sangramento macroscópico após o exame;
- coletar 3 amostras de sangue para controle de hemoglobina/hematócrito, com intervalos de 6, 12 e 24 horas após o exame, conforme solicitação médica;
- monitorar a pressão arterial durante o repouso absoluto por 6 horas: nas primeiras 2 horas, de 15 em 15 minutos, nas 4 horas restantes, de 30 em 30 minutos, em que deverá manter PA $\geq 110 \times 70$ mmHg e $\leq 160 \times 90$ mmHg. Orientar o paciente a solicitar, ao término do repouso, que a enfermagem o auxilie a levantar do leito.

Pontos críticos/riscos e/ou recomendações

- Caso o paciente não compreenda as orientações, informar em linguagem clara e objetiva.
- Caso não realize o repouso durante 4 e/ou 6 horas após o exame, reforçar orientações ao paciente quanto aos riscos.
- Em paciente que estiver com o quadro de anúria, considerar as queixas álgicas na região lombar e alteração da pressão arterial como grande possibilidade de estar com alguma complicação pós-biópsia renal.
- Em mulheres que estão no período menstrual, verificar como estava o fluxo anteriormente, observando também as queixas álgicas na região lombar, alteração da pressão arterial, dificuldade para apresentar micção espontânea, disúria e piora de hematúria.
- Gestantes, atentar para queixas de cólica abdominal, dor lombar, dificuldade para apresentar micção espontânea, disúria e presença de hematúria.

Critérios de atendimento para urgência e emergência

- Apresentar sangramento/hematoma, pós-punção do órgão, visualizado ao ultrassom pelo médico no momento do procedimento.
- Se apresentar hematúria com presença de coágulos e relato de dificuldade para apresentar micção espontânea, após orientação e prescrição médica, deve-se realizar a sondagem vesical de demora com sonda de Foley de 3 vias e iniciar a irrigação contínua.
- Se PA > 160 × 90 mmHg, considerar analgesia em caso de dor ou hipotensor oral no paciente sem queixa álgica.
- Critério de urgência: se PA < 110 × 70 mmHg ou hemoglobina com queda maior que 1,0 mg/dL, no paciente sem instabilidade hemodinâmica, realizar novo ultrassom renal para o diagnóstico de hematoma ou fístula arteriovenosa.
- Se PA < 110 × 70 mmHg ou hemoglobina com queda maior que 1,0 mg/dL, em paciente hemodinamicamente instável ou com diagnóstico ao ultrassom de hematoma ou fístula arteriovenosa, solicitar avaliação no setor de hemodinâmica (radioinvertencionista) para embolização da artéria comprometida.

FORMULÁRIO *CHECK LIST*

Instrumento desenvolvido para minimizar as ocorrências e gerenciar todas as fases do procedimento, envolvendo a conferência dos documentos (termos de consentimento, formulários); parâmetros descritos nas fases pré e pós-biópsia renal, bem como os cuidados médicos e de enfermagem (ver formulário na página seguinte).

REFERÊNCIAS

1. Manual prático de procedimentos. Assistência segura para o paciente e para o profissional de saúde. Grupo de Controle de Infecção Hospitalar. Ed. Yends, 1.ed., 2013. p. 85.
2. Topham PS. Renal biopsy, Cap. 6. In: Feehally J, Floege J, Johnson RJ. Comprehensive clinical nephrology, 3.ed., 2003.

Médico

pré-biópsia

1. Impressos preenchidos, assinados e carimbados:
□ termo de esclarecimento
□ requisição para biópsia renal
□ requisição para microscopia eletrônica
□ requisição de exame anatomopatológico (2 vias)

2. Checar exames:

HB	_____	INR	_____
HT	_____	Plaquetas	_____
Ureia	_____		

Enfermagem   □
pré-biópsia
3. Material para realização da biópsia renal

4. Verificação da pressão arterial ____ x ____

5. Prescrito/administrado:
ansiolítico	□ sim □ não
desmopressina	□ sim □ não
Checar jejum de no mínimo 4 h	□ sim □ não

Médico – pós-biópsia

1. Entregar tubos com fragmentos para a enfermagem com horário da coleta:
□ imunofluorescência em tubo seco com SF 0,9% ou meio de Michael
□ microscopia óptica em tubo com Dubosq-Brasil
□ microscopia eletrônica com glutaraldeído

Médico
Checar exames pós-biópsia:

Após 6 h	Após 12 h	Após 18 h
HB_____	HB_____	HB_____
HT_____	HT_____	HT_____

Enfermagem

Pós-biópsia

1. Manter o paciente em repouso no leito durante 6 h
Data: _____
Início: _____
Término: _____

2. Orientar e anotar:
□ repouso absoluto no leito por 6 h
□ monitorização contínua
□ coleta de exame de sangue a cada 6 h
□ coleta das 3 primeiras amostras de urina

3. A 3. Aferir a pressão arterial durante 6 horas, nas primeiras 2 horas de 15 em 15 minutos, e as subsequentes de 30 em 30 minutos (preencher quadro ao lado).

Obs.:

Enfermagem – pós-biópsia

4. Coletar 3 amostras de urina em coletores separados e identificados. Observar, comunicar e anotar presença de hematúria e anormalidades de cada micção e comunicar qualquer intercorrência ao enfermeiro/ médico

Hematúria:
1ª □ sim □ não
2ª □ sim □ não
3ª □ sim □ não

□ anúrico
□ menstruada

5. Coletar amostra de sangue (HB/HT) conforme solicitação médica e horário, encaminhar ao laboratório central

□ após 6 h
□ após 12 h
□ após 18 h

6. Checar e anotar todos os procedimentos realizados, intercorrências e queixas gerais (dor no local da punção, disúria, hipotensão, aceitação alimentar)

M T N

7. Manter o curativo no local da punção da biópsia e retirá-lo somente no dia seguinte

M

	Horário	Pressão arterial
1ª	____:____h	...........x...........
2ª	____:____h	...........x...........
3ª	____:____h	...........x...........
4ª	____:____h	...........x...........
5ª	____:____h	...........x...........
6ª	____:____h	...........x...........
7ª	____:____h	...........x...........
8ª	____:____h	...........x...........
9ª	____:____h	...........x...........
10ª	____:____h	...........x...........
11ª	____:____h	...........x...........
12ª	____:____h	...........x...........
13ª	____:____h	...........x...........
14ª	____:____h	...........x...........
15ª	____:____h	...........x...........
16ª	____:____h	...........x...........
17ª	____:____h	...........x...........

18

Cuidado psicológico com o paciente com doença glomerular

Glauce Rejane dos Santos

A doença crônica sendo entendida como evolução lenta, progressiva e de longa duração apresenta maior risco de variadas intercorrências no seu curso, bem como associar-se ou provocar outras morbidades.

O sujeito que percebe o adoecimento de seu corpo sente ansiedade ao se deparar com a própria fragilidade e, ao evoluir para cronicidade, vive o drama de ver a vida mudar parcial ou completamente devido a sintomas, limitações e tratamentos impostos. Essa mudança se apresenta na identidade do indivíduo, que passa à condição de ser doente[1].

As glomerulopatias, comumente chamadas de glomerulonefrites, são doenças que acometem os glomérulos, estruturas constituídas por um tufo de capilares sanguíneos delimitados por uma cápsula responsáveis pela ultrafiltração do plasma. A doença pode apresentar-se de maneira isolada, acometendo somente os rins (chamada de primária), ou associada a doenças sistêmicas, como diabetes, hepatites e doenças autoimunes (conhecida como secundária a essas doenças)[2].

O diagnóstico precoce e a determinação do tipo de glomerulopatia são importantes para que se possa prescrever o tratamento adequado, pois a demora poderá implicar piora do quadro e progressão para insuficiência renal crônica, necessitando de terapia renal substitutiva: diálise ou transplante renal[2]. Na maioria dos casos, o tratamento mais indicado é o conservador, ou seja, manter periodicamente as consultas médicas e os exames laboratoriais, associados ao uso de medicamentos e à dieta alimentar restritiva. Esse tipo de tratamento é indicado quando a função renal está entre 50 e 10%.

Certamente há um impacto emocional quando se revela o diagnóstico da doença. O indivíduo se depara com uma realidade imutável e, a partir dela, precisa lidar com as implicações da doença em outros órgãos e membros, necessidade de enfrentar mudanças também nos aspectos social, familiar e profissional, além de sofrer alterações na imagem corporal, favorecendo a diminuição da autoestima.

Uma das doenças glomerulares que mais provoca alterações emocionais é o lúpus eritematoso sistêmico. Essa é uma doença autoimune de natureza inflamatória crônica, cujos fatores genéticos, hormonais, ambientais e emocionais favorecem o seu desenvolvimento[3]. Observa-se que o acometimento é predominante nas mulheres em idade fértil, dos 20 aos 40 anos[4,5].

As manifestações clínicas da doença incluem comprometimento cutâneo, alopecias (autoimagem em mulheres com LES), mialgia, além de acometimentos viscerais (fígado, pâncreas e mais comumente rins)[5]. No caso da nefrite lúpica (NL), os principais sintomas são hipertensão arterial, edema de membros inferiores e de face. O uso de corticosteroide em regime de pulsoterapia tem sido o tratamento mais eficaz até o momento, contudo há efeitos colaterais que interferem diretamente na qualidade de vida do doente, como síndrome de Cushing, estrias em várias partes do corpo, manchas no rosto e queda de cabelo, o que contribui com a ruptura de uma idealização de estética perfeita ou minimamente saudável.

Em estudo realizado sobre a autoimagem de mulheres lúpicas, observou-se que as principais manifestações corporais são resultado de tratamento medicamentoso. A relação com o corpo fica cada vez mais comprometida, com alterações na imagem corporal, na concepção de si mesma e na relação com o mundo[6]. O profissional de saúde, especialmente o psicólogo, precisa estar atento para um manejo acolhedor, que busque auxiliar o doente a identificar os próprios recursos emocionais com o objetivo de fortalecer a estrutura psicológica e identificar estratégias de enfrentamento da doença, possibilitando a reinserção social.

É fundamental levar em consideração aspectos subjetivos, como a formação prévia da personalidade e suas crenças pessoais, o que poderia impactar na adesão ao tratamento de alguma forma. Acredita-se que pacientes com uma vida social pobre, sem relações de muita intimidade ou proximidade afetiva, tendem a ter menos adesão ao tratamento[7]. Contudo, na prática, observa-se que essa condição não é absoluta, visto que justamente para manter uma vida social ativa, sem sofrer perdas ou críticas, o sujeito deixa de cumprir o tratamento, especialmente os mais jovens.

Considerando as ideias prévias sobre o funcionamento de seu organismo, as mudanças observadas em seu corpo, a doença, seu percurso e tratamento, a forma como o paciente interage com a doença vai depender do que é despertado nas fantasias sobre seu mundo interior e os mecanismos de defesa utilizados para lidar com elas[7]. Entre os mecanismos de defesa mais comuns, encontra-se a racionalização, mantendo a ansiedade controlada para permanecer organizado internamente.

Compreende-se então que, mesmo que haja uma orientação adequada e o paciente aparente estar ciente a respeito da doença, esta poderá ser uma condição muito mais ligada a um comportamento defensivo, do tipo racional, do que a uma verdadeira elaboração dos fatos que lhe são apresentados e do impacto em sua vida[7].

Outro sentimento que surge é o medo de depender de outras pessoas, o que poderá se revelar de forma a redefinir os papéis familiares. Um exemplo comum é o de uma família que é basicamente centralizada na mãe, aquela pessoa que está sempre pronta e disponível para auxiliar os membros no que for preciso, mas um dia ela adoece e passa a precisar do suporte dos outros, obrigando todos a encontrar uma forma de estabelecer o equilíbrio novamente. A tendência é procurar retornar cada um ao seu papel, porém nem sempre isso será possível, o que gera angústias e conflitos familiares.

Há o medo do sofrimento físico que a doença pode trazer e, não menos importante, o medo da morte, vivenciando um luto antecipatório. Este pode ser caracterizado por um conjunto de processos desencadeados pelo paciente e pela família a partir de uma vivência de ameaça de perda, seja ela qual for, podendo ser observado entre o diagnóstico de uma doença e a morte propriamente dita[8].

No caso das glomerulopatias, após tratar um quadro agudo, em determinado momento a vida poderá seguir seu curso relativamente normal, mas a ameaça de morte estará sempre presente. Prova disso são as limitações e as restrições associadas à doença, assim como as intercorrências ao longo do tempo, que podem deixar marcas por perdas sentidas como definitivas, representadas por uma privação no que tange ao funcionamento e ao prazer corporal.

Esses momentos favorecem os sentimentos de impulsividade, revolta, tristeza, inferioridade, impotência, vergonha, insegurança, decepção com a vida, chegando à necessidade de se isolar, podendo caracterizar um quadro de depressão.

Em inúmeras pesquisas, tem-se observado que ansiedade e depressão são os principais fatores psicológicos presentes nos doentes renais crônicos, o que nos revela a perda da confiança em si mesmo, na eficácia do tratamento e, muitas vezes, a falta de atenção com os cuidados pessoais, com risco de menor adesão, levando o paciente a não aceitar viver essas limitações, tendo como resultado, em médio ou longo prazo, a própria morte[9].

De acordo com a Organização Mundial da Saúde (OMS), a depressão é um transtorno mental frequente, caracterizada pela presença de sentimentos como tristeza, culpa, perda do desejo e interesse pelas coisas de forma geral, autoestima baixa, prejuízo na qualidade do sono e do apetite, sensação de cansaço e perda de concentração. A depressão crônica e recorrente prejudica as atividades laborais e o autocuidado diário, e sua forma mais grave pode conduzir o indivíduo ao suicídio[10].

É fundamental levar em consideração os aspectos abordados, a fim de desenvolver um processo de empatia com relação ao doente para auxiliá-lo nessa transição dolorosa, principalmente quanto ao autocuidado. Karam e Alvarenga[11] revelam como estratégia no cuidado com o paciente a questão da comunicação e de comportamentos que podem enriquecer o vínculo do profissional de saúde com esse paciente. Dentre esses comportamentos, a empatia se apresenta em primeiro lugar, não sendo possível estar diante do sofrimento do outro sem haver minimamente uma afeição, uma simpatia.

Muitas vezes a escuta do relato do paciente está carregada de estigmas que o próprio profissional tem a respeito da doença e dos doentes, impedindo que ouça com atenção o discurso. É preciso abrir mão da resistência ao que lhe é revelado, encorajar o paciente a perguntar, orientando de forma que ele e seus familiares se empenhem na adesão ao tratamento, bem como reforçar as habilidades identificadas e discutir os possíveis efeitos trazidos pela doença e pelo tratamento em sua vida.

Valorizar o paciente na sua singularidade, não o reduzindo ao sintoma da doença, mas olhando para o seu sofrimento emocional, possibilitará ao profissional de saúde uma maior aproximação da necessidade do seu paciente, que vai além dos cuidados médicos e contribuirá com a melhora da adesão ao tratamento e da qualidade de vida.

🎓 REFERÊNCIAS

1. Vasconcellos G, Macedo S. A importância da atuação psicanalítica junto a pacientes renais crônicos em hemodiálise. Pretextos. Revista da Graduação em Psicologia da PUC Minas 2019;4(8).
2. O que são glomerulopatias. SBN, 2020. Disponível em: <https://www.sbn.org.br>. Acesso em: 14.05.2020.
3. Lima NRLB, Timbó MH, Lima JS. O GAPlúpus, a psicossomática e os grupos de suporte. Relato de uma experiência. Trabalho apresentado na VIII Jornada de Psicanálise do GPAL, novembro de 2010. Disponível em: < http://www.gpal.com.br/wp-content/uploads/2015/03/topica_n7_o_gaplupus_a_psicossom%C3%A1tica.pdf>. Acesso em: 30.05.2020.
4. Sousa GA, Lima EC. Complicações do lúpus eritematoso sistêmico e o comprometimento da qualidade de vida. REFACI 2018;2(2). Disponível em: <http://revista.faciplac.edu.br/index.php/REFACI/article/view/584/218>. Acesso em: 30.05.2020.
5. Bevenides HY, Zamith LM, Moreira RJ, Demarque SS, Brito TS. Nefrite lúpica: clínica, diagnóstico e tratamento. Revista Caderno de Medicina 2018;1(1).

6. Silva EB, Lima RBO, Silva JS, Cabral CVS. O lúpus eritematoso sistêmico e a autoimagem da mulher portadora. Rev Enferm UFPI 2016;5(1):67-72.

7. Vieira V, Kirstajn GM, Tardivo LSLPC. A adesão de pacientes portadores de glomerulopatias ao tratamento da equipe multidisciplinar: uma contribuição da psicologia. Mudanças – Psicologia da Saúde 2005;13(2):309-19.

8. Fonseca JP. Luto antecipatório. As experiências pessoais, familiares e sociais diante de uma morte anunciada. PoloBooks. São Paulo; 2012.

9. Parcias SR, Pedrini A, Levone BR, Guimarães ACA, Rosário BP. Qualidade de vida e sintomas depressivos em pacientes renais crônicos submetidos à hemodiálise. Rev. Med. Minas Gerais 2014;24(1):16-20.

10. Lima AB. Estresse, depressão e suporte familiar em pacientes em diálise peritoneal e hemodiálise; 2016. Disponível em: <http://hdl.handle.net/11449/138927>. Acesso em: 30.05.2020.

11. Karam CH, Alvarenga MSG. Intervenção em pacientes crônicos. In: Andreoli PBA, Caiuby AVS, Lacerda SS (Coord.). Manuais de especialização: Psicologia hospitalar. Barueri-SP. Manole, 2013.

ÍNDICE REMISSIVO

ENCARTE – IMAGENS COLORIDAS

Capítulo 2

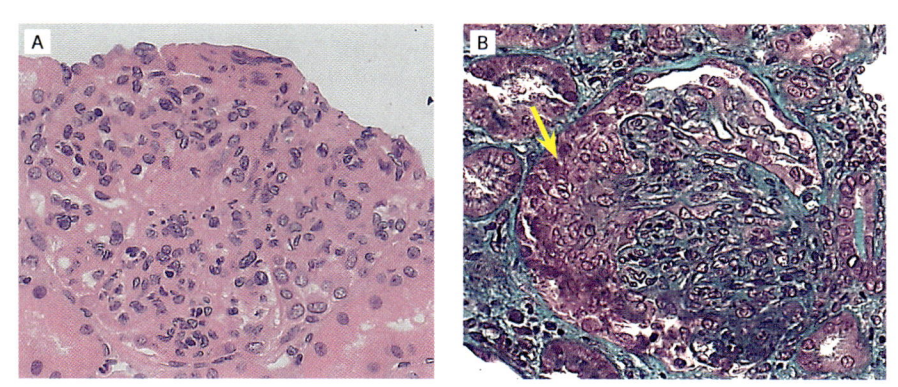

FIGURA 1 **A.** Glomérulo mostrando hipercelularidade mesangial e endocapilar global (HE, 400x). **B.** Crescente celular (seta) (Tricrômico de Masson, 400x).
Fonte: imagens de arquivo dos autores.

Capítulo 3

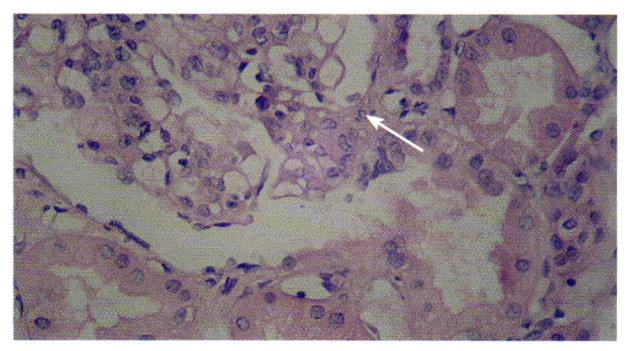

FIGURA 1 Glomeruloesclerose segmentar e focal variante apical (HE).
Fonte: imagem de arquivo dos autores.

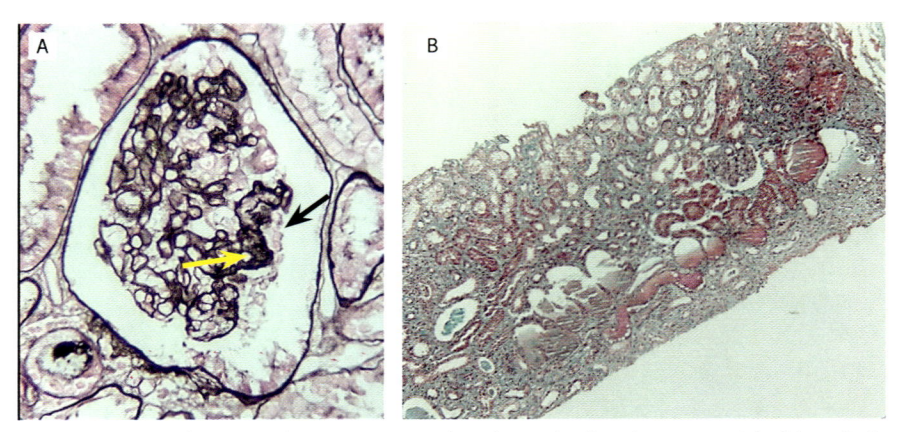

FIGURA 2   **A.** Coloração pela prata mostrando colapso de alças (seta amarela) e hiperplasia e hipertrofia de podócito (seta preta). **B.** Compartimento túbulo-intersticial mostrando dilatações microcísticas.
Fonte: imagens de arquivo dos autores.

Capítulo 5

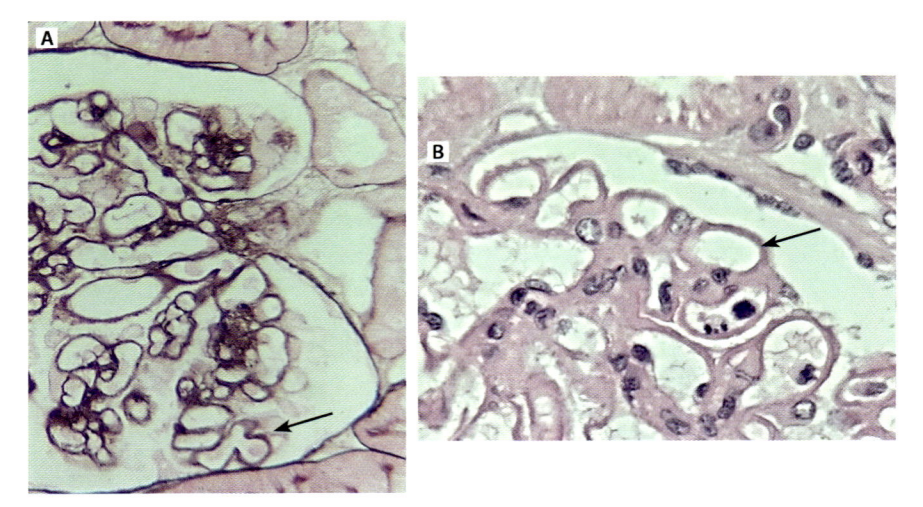

FIGURA 1   **A.** Coloração pela prata mostrando projeções na membrana basal (espículas). **B.** Espessamento da membrana basal (HE).
Fonte: imagens de arquivo dos autores.

Capítulo 6

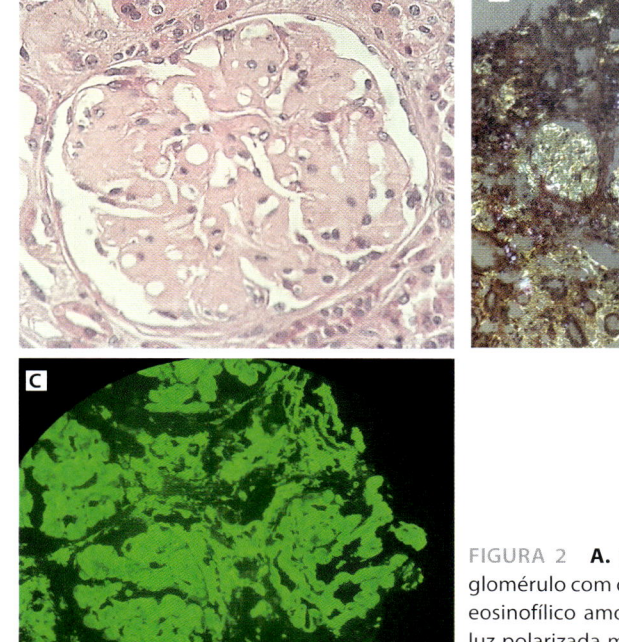

FIGURA 2 **A.** Hematoxilina e eosina com glomérulo com deposição global de material eosinofílico amorfo. **B.** Vermelho congo em luz polarizada mostrando birrefringência de coloração "verde-maçã" em depósitos glomerulares. **C.** Imunofluorescência com cadeia Kappa em mesângio.
Fonte: imagens de arquivo dos autores.

Capítulo 8

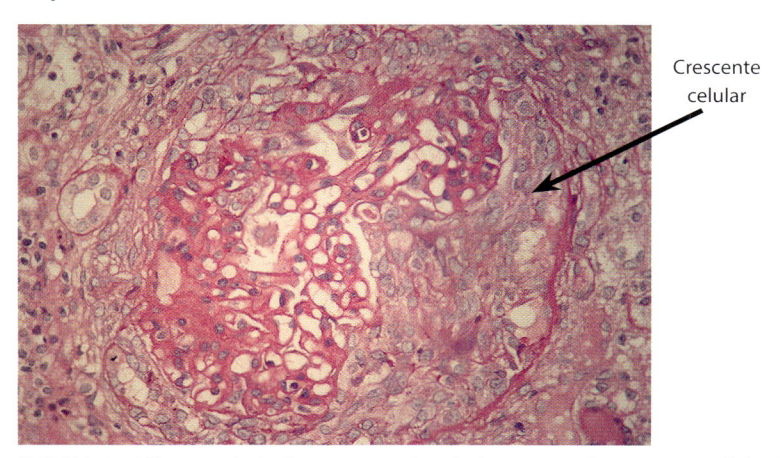

Crescente celular

FIGURA 2 Microscopia óptica com um glomérulo mostrando crescente celular (seta).
Fonte: imagem de arquivo dos autores.

Capítulo 9

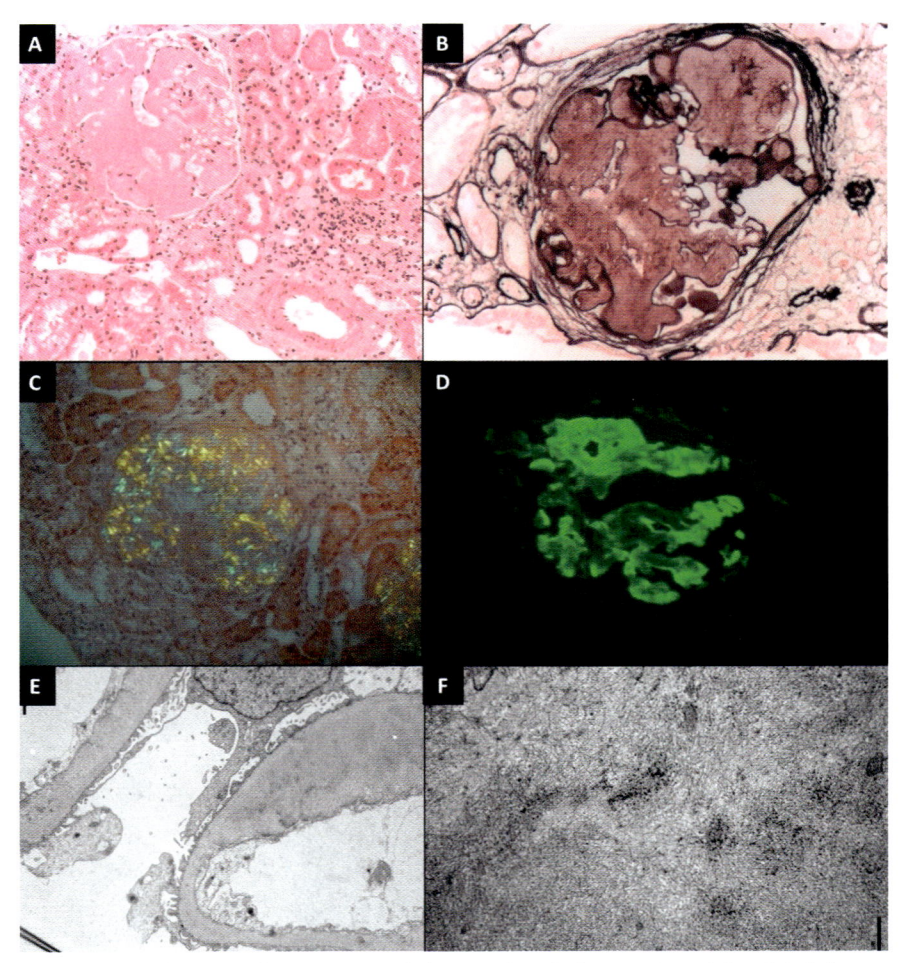

FIGURA 1 Biópsia renal. Microscopia de luz. **A.** Glomérulo com deposição global de material eosinofílico amorfo (hematoxilina e eosina; 200×). **B.** Depósitos glomerulares exibem pouca afinidade pela prata (PAMS; 400×). **C.** Birrefringência de coloração "verde-maçã" em depósitos glomerulares (vermelho congo em luz polarizada; 200×). **D.** Imunofluorescência direta. Glomérulos com depósitos intensamente positivos para fibrinogênio. Microscopia eletrônica de transmissão. **E.** Parte superior da parede capilar glomerular à direita da figura exibe acentuado espessamento por deposição de material mal definido a esse aumento (6.000x). **F.** Depósitos glomerulares constituídos por fibrilas extremamente delgadas em distribuição aleatória (60.000×).
Fonte: imagens cedidas pelas Dras. Denise Malheiros e Lívia Barreira.

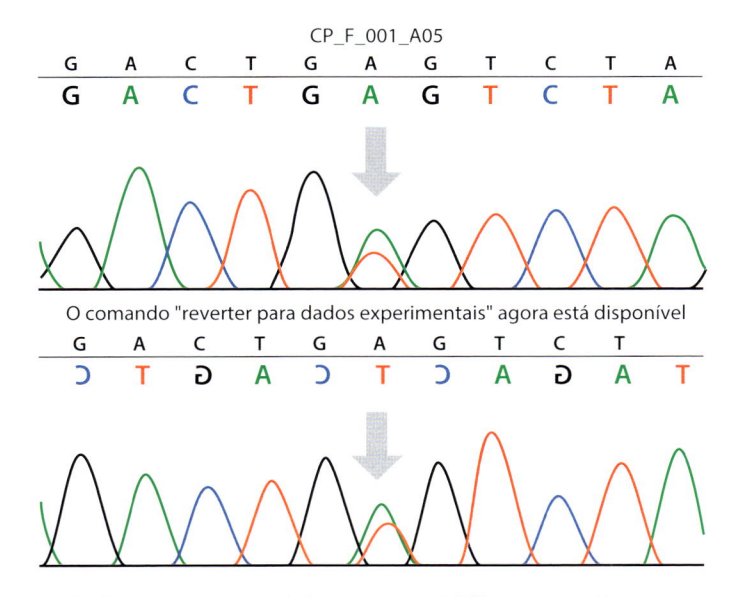

FIGURA 2 Cromatograma. Sequenciamento da região que compreende o *hot spot* no éxon 5 confirma a presença de mutação patogênica, NM_000508.3:c.1634A > T ou p.E526V em heterozigose (nas fitas *forward* e *reverse*).
Fonte: elaborada pelos autores.

Capítulo 10

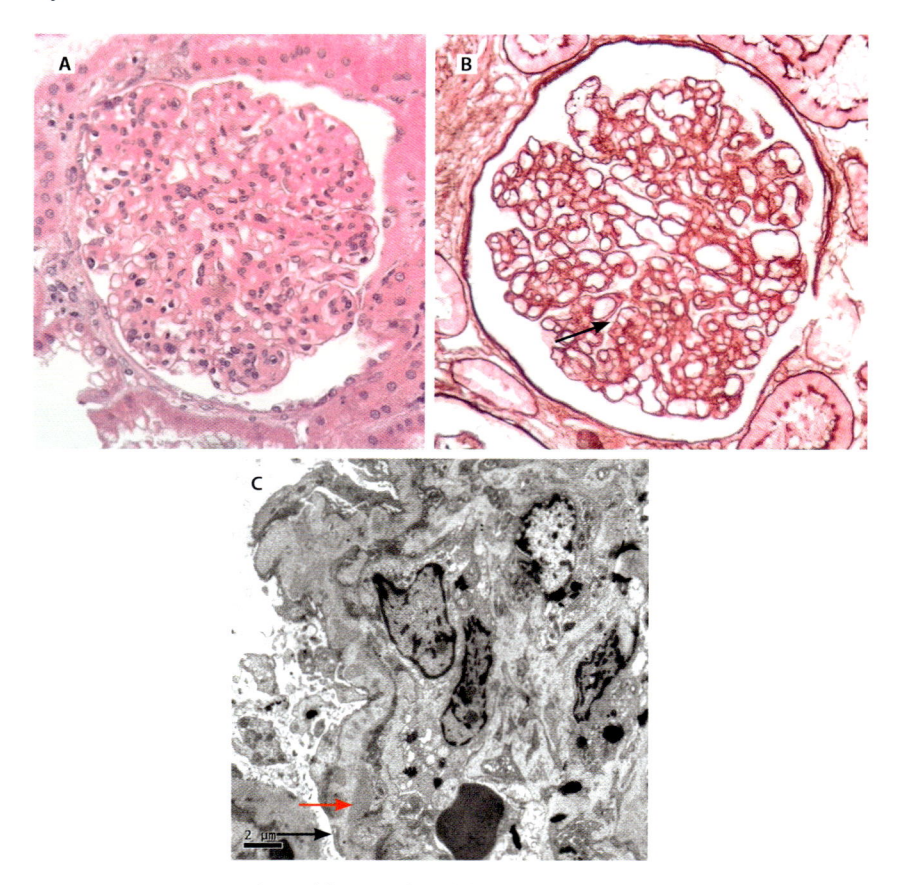

FIGURA 1   **A.** Destacando proliferação de células residentes (mesangiais e endoteliais). **B.** Duplo contorno (seta). **C.** Microscopia eletrônica com depósitos subepiteliais (seta preta) e endoteliais (seta vermelha).
Fonte: imagens de arquivo dos autores.

Capítulo 11

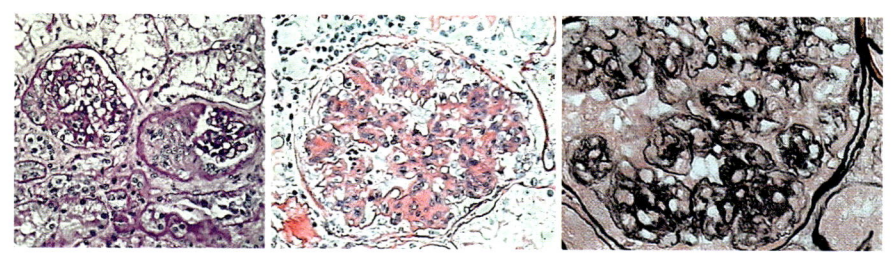

FIGURA 1 **A.** PAS – Crescentes celulares. **B.** Picrosírius – Hipercelularidade mesangial e expansão da matriz. **C.** PRATA – Presença de desdobramento da membrana basal.
Fonte: imagens de arquivo dos autores.

Capítulo 13

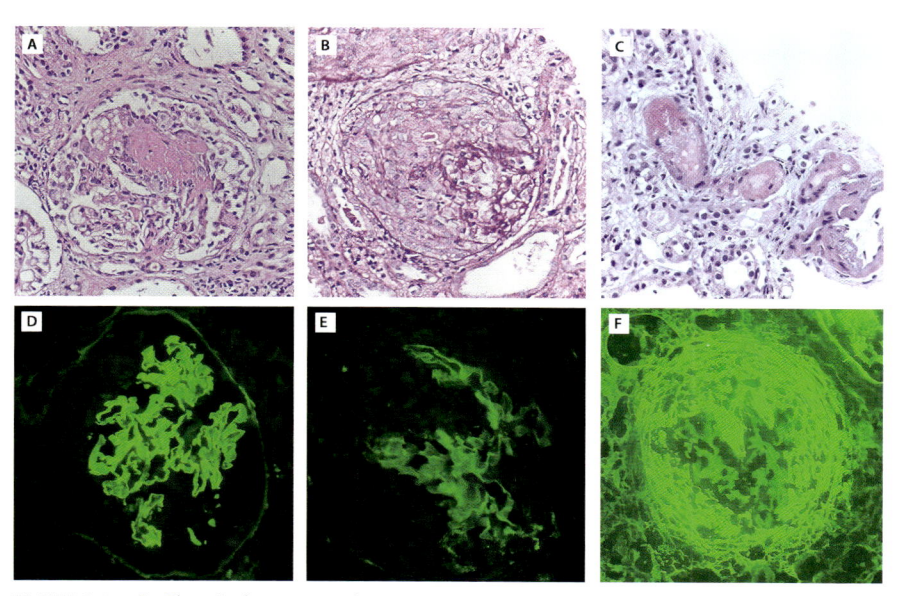

FIGURA 2 **A.** Glomérulo mostrando extensa necrose fibrinoide, crescente celular e alguns neutrófilos permeando a luz dos capilares (HE 200x). **B.** Crescente celular circunferencial, com ruptura da membrana basal glomerular (PAS 200x). **C.** Arteriolite necrotizante (HE, 400x). **D.** Depósito linear global de IgG em membrana basal glomerular (imunofluorescência, 200x). **E.** Depósito linear de C3 em padrão semelhante ao IgG, com intensidade mais fraca (imunofluorescência, 200x). **F.** Deposição de fibrinogênio em crescentes glomerulares (imunofluorescência, 100x).
Fonte: imagens de arquivo dos autores.

Capítulo 14

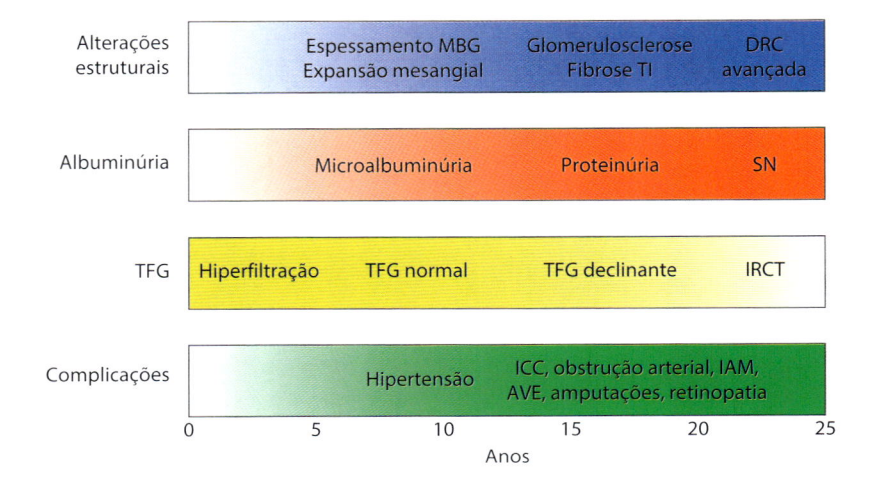

FIGURA 2 História natural da DRD. A gravidade das anormalidades está representada pela intensidade da respectiva cor.
AVE: acidente vascular encefálico; DRC: doença renal crônica; IAM: infarto agudo do miocárdio; ICC: insuficiência cardíaca congestiva; IRCT: insuficiência renal crônica terminal; MBG: membrana basal glomerular; SN: síndrome nefrótica; TFG: taxa de filtração glomerular; TI: túbulo-intersticial.
Fonte: elaborada pelos autores.

Capítulo 15

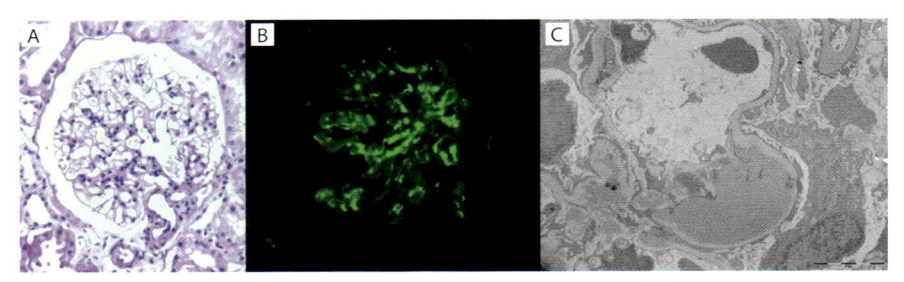

FIGURA 2 **A.** Glomérulo mostrando hipercelularidade mesangial leve, apresentação mais comum da NIgA (coloração PAS). **B.** Imunofluorescência para IgA demonstrando padrão mesangial. **C.** Eletromicrografia de paciente com NIgA exibindo depósitos mesangiais densos e volumosos.
Fonte: imagens de arquivo dos autores.